Pflege von alten Menschen

Esther Matolycz

Pflege von alten Menschen

2. Auflage

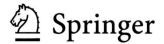 Springer

Esther Matolycz
Wien
Österreich

ISBN 978-3-662-48150-9   ISBN 978-3-662-48151-6 (eBook)
DOI 10.1007/978-3-662-48151-6

Die Deutsche Nationalbibliothek verzeichnet diese Publikation in der Deutschen Nationalbibliografie;
detaillierte bibliografische Daten sind im Internet über ▶ http://dnb.d-nb.de abrufbar.

© Springer-Verlag Berlin Heidelberg 2011, 2016
Das Werk einschließlich aller seiner Teile ist urheberrechtlich geschützt. Jede Verwertung, die nicht
ausdrücklich vom Urheberrechtsgesetz zugelassen ist, bedarf der vorherigen Zustimmung des Verlags.
Das gilt insbesondere für Vervielfältigungen, Bearbeitungen, Übersetzungen, Mikroverfilmungen und
die Einspeicherung und Verarbeitung in elektronischen Systemen.
Die Wiedergabe von Gebrauchsnamen, Handelsnamen, Warenbezeichnungen usw. in diesem Werk
berechtigt auch ohne besondere Kennzeichnung nicht zu der Annahme, dass solche Namen im Sinne
der Warenzeichen- und Markenschutz-Gesetzgebung als frei zu betrachten wären und daher von
jedermann benutzt werden dürften.
Der Verlag, die Autoren und die Herausgeber gehen davon aus, dass die Angaben und Informationen
in diesem Werk zum Zeitpunkt der Veröffentlichung vollständig und korrekt sind. Weder der Verlag
noch die Autoren oder die Herausgeber übernehmen, ausdrücklich oder implizit, Gewähr für den
Inhalt des Werkes, etwaige Fehler oder Äußerungen.

Umschlaggestaltung: deblik Berlin
Fotonachweis Umschlag: © fotolia.com
Satz: Crest Premedia Solutions (P) Ltd., Pune, India

Gedruckt auf säurefreiem und chlorfrei gebleichtem Papier

Springer-Verlag ist Teil der Fachverlagsgruppe Springer Science+Business Media
www.springer.com

Inhaltsverzeichnis

1   Einleitung 1
    Esther Matolycz

I   Alter und Gesellschaft

2   Zur Einführung: Pflege von älteren Menschen als eigene Disziplin 7
    Esther Matolycz
    Literatur.. 12

3   Der alte Mensch in der Gesellschaft: Alternstheorien
    und -modelle im Wandel und deren Bedeutung für die Pflege 13
    Esther Matolycz
3.1   Die psychosozialen Alternstheorien 14
3.1.1 Das Defizitmodell des Alterns 15
3.1.2 Die Disengagement-Theorie 15
3.1.3 Die Aktivitätstheorie.. 16
3.1.4 Die Kontinuitätsthese des Alterns (auch: Kontinuitätstheorie)........... 16
3.1.5 Das Kompetenzmodell 17
3.1.6 Der Begriff des qualitativen Verlaufsmodells und der Wachstumstheorie... 17
3.1.7 Der Begriff des biografisch orientierten Ansatzes...................... 18
3.2   Lebenserwartung, Lebensphase »Alter«................................... 19
3.2.1 Unterscheidungen der Lebensphase »Alter« nach Altersabschnitten 20
3.2.2 Unterscheidung nach der »Form« oder »Art« des Alterns: biografisch,
      biologisch, sozial bzw. primär und sekundär 20
3.2.3 Unterscheidungen nach dem Grad der Abhängigkeit oder der Einschränkung .. 21
3.3   Die Stufen des sozialen Abstiegs nach Kuypers und Bengtson............. 21
3.4   Altersstereotype 22
3.5   Erlernte Hilflosigkeit 22
      Literatur.. 23

4   Einrichtungen und Settings für die Pflege alter Menschen 25
    Esther Matolycz
4.1   Mobile Pflege- und Betreuungsformen.................................... 26
4.1.1 Heimhilfe 26
4.1.2 Hauskrankenpflege.. 27
4.1.3 Medizinische Hauskrankenpflege 27
4.1.4 Besuchsdienste 27
4.1.5 Reinigungsdienste 28
4.1.6 Personenbetreuung 28
4.2   Teilstationäre Pflege- und Betreuungsformen 29
4.2.1 Akutgeriatrie.. 29
4.2.2 Angebote aus dem Bereich der Kurzzeitpflege 30

VI Inhaltsverzeichnis

4.2.3 Formen des betreuten Wohnens 30

4.2.4 Tageszentren. 31

4.3 Stationäre Pflege- und Betreuungsformen 31

4.4 Neue Wohnformen (Wohngemeinschaften, Hausgemeinschaften) 33

4.5 Neue Wohnformen (Generationen-Wohnen). 34

Literatur. 35

5 Soziale Betreuung im Rahmen der geriatrischen Pflege 37
Esther Matolycz

5.1 Warum geriatrische Pflege auch geriatrische, Soziale Betreuung bedeutet 38

5.2 Interdisziplinarität und Skill-und Grade-Mix: wichtige Zugänge 39

Literatur. 40

II Alter und Altsein als Lebensbedingung

6 Die Lebensgeschichte alter Menschen und ihre Bedeutung für die pflegerische Interaktion 43
Esther Matolycz

6.1 Die Biografie – wichtige Begriffe. 44

6.2 Bedeutung und Funktionen der Biografiearbeit für die Pflege alter Menschen. 44

6.3 Methoden der Biografieerhebung in der Pflege älterer Menschen 46

6.4 Risiken, Gefahren und Grenzen der Biografiearbeit in der Pflege älterer Menschen 48

Literatur. 49

7 Arbeit mit Gruppen: ein Element der sozialen Betreuung Älterer 51
Esther Matolycz

7.1 Formen von Gruppen, Gruppenzusammensetzung, Gruppengröße 52

7.2 Hoch- und Niederschwelligkeit von Themen und Inhalten 53

7.3 Grundsätze der Arbeit mit Gruppen 53

Literatur. 54

8 Menschenbild und Pflegeverständnis in der Pflege älterer Menschen 55
Esther Matolycz

Literatur. 59

III Pflege älterer Menschen in Zusammenhang mit ausgewählten Erkrankungen

9 Pflege älterer Menschen mit demenziellen Erkrankungen 63
Esther Matolycz

9.1 Demenz: Formen, Abgrenzung von »normaler« Vergesslichkeit zur beginnenden Alzheimer-Demenz 64

9.2 Verlauf demenzieller Erkrankungen 67

9.3 Typische Symptome demenzieller Erkrankungen. 68

9.4 Pflegeinterventionen und Praxistipps 69

Literatur. 70

10 Die Pflege depressiver, älterer Menschen 73
Esther Matolycz
10.1 Depressionen in der geriatrischen Pflege 74
10.1.1 Grundsätzliches 74
10.1.2 Symptome von Depressionen 74
10.1.3 Schweregrade und Verlauf von Depressionen 75
10.1.4 Formen von Depressionen 75
10.1.5 Besonderheiten von Depressionen im Alter 76
10.2 Pflegeinterventionen und Praxistipps 77
Literatur 79

11 Die Pflege älterer Menschen, die unter wahnhaften Störungen leiden 81
Esther Matolycz
11.1 Wahn – worum es sich dabei handelt 82
11.2 Wahninhalte mit besonderer Bedeutung für die geriatrische Pflege 83
**11.3 Pflegeinterventionen in Zusammenhang mit wahnhaften Störungen
in der geriatrischen Pflege** 83
11.4 Praxistipps 84
Literatur 85

**IV Besonderheiten der Pflege und Betreuung älterer
Menschen in verschiedenen Settings**

12 Der Eintritt in eine Einrichtung zur Pflege und Betreuung 89
Esther Matolycz
**12.1 Der Eintritt: Auslöser und mögliche Folgen: Relokationssyndrom,
Reaktanz, erlernte Hilflosigkeit** 90
12.2 Die Phase des Einlebens: begreifen, verständigen, integrieren 91
12.3 Die besondere Bedeutung des Erhalts sozialer Rollen 93
12.4 Praxistipps 94
Literatur 95

13 Die Pflege älterer Menschen im Krankenhaus 97
Esther Matolycz
13.1 Alter und Krankheit, geriatrische Syndrome 98
13.2 Problemfelder in der Pflege geriatrischer Klienten im Krankenhaus 99
13.3 Pflegeinterventionen und Praxistipps 101
Literatur 102

14 Pflege älterer Menschen im mobilen Bereich 103
Esther Matolycz
14.1 Bedeutung und Besonderheiten mobiler, geriatrischer Pflege 104
14.2 Konfliktfelder in der mobilen, geriatrischen Pflege 104
14.2.1 Konflikte zwischen Pflegenden und Angehörigen des Klienten 104
14.2.2 Weitere mögliche Konfliktfelder 107
14.3 Praxistipps 108
Literatur 110

V   Pflegerische Interventionen in Zusammenhang mit ausgewählten Bedürfnissen und Ressourcen im Alter

15   **Lernen und Gedächtnis im Alter** 113
Esther Matolycz

15.1   **Adoleszenz-Maximum-Hypothese und Defizitmodell: Ein Rückblick auf überholtes Denken über Alter und Intelligenz** 114

15.2   **Speicher- und Ressourcen-Modell** 115

15.2.1   Gedächtnisspeicher auf zeitlicher Ebene 115

15.2.2   Gedächtnisspeicher auf inhaltlicher Ebene 116

15.3   **Lern- und Gedächtnisfunktion im Alter: Besonderheiten und beeinflussende Faktoren** 118

15.4   **Zur Notwendigkeit des Lernens im Alter** 121

15.5   **Praxistipps** 122

    Literatur 122

16   **Kommunikation mit älteren Menschen** 123
Esther Matolycz

16.1   **Die Bedeutung verschiedener Kommunikationsformen in der Pflege älterer Menschen** 124

16.2   **Die Frage der »Du«- oder »Sie«-Anrede und der so genannten Babysprache** 125

16.3   **Praxistipps – Verständigung mit demenziell erkrankten Menschen** 127

    Literatur 128

17   **Einschränkungen der Orientiertheit** 129
Esther Matolycz

17.1   **Einschränkungen der Orientiertheit und mögliche Ursachen** 130

17.2   **Wahrnehmung und Bewältigung von Einschränkungen der Orientiertheit durch die Betroffenen** 131

17.3   **Formen und Beschreibung von Einschränkungen der Orientiertheit** 132

17.4   **Pflegeinterventionen und Praxistipps in Zusammenhang mit Einschränkungen der Orientiertheit** 132

    Literatur 134

18   **Bewegung, Immobilität, Wandern und Sturzgefahr** 135
Esther Matolycz

18.1   **Bedeutung bzw. Ursachen von Mobilität und Immobilität für Betagte (bed is bad)** 136

18.1.1   Ursachen von Immobilität und eingeschränkter Bewegungsfähigkeit bei alten Menschen 136

18.1.2   Folgen von Immobilität und eingeschränkter Bewegungsfähigkeit 137

18.1.3   »Bed is bad« – alte Menschen, Mobilität und pflegerische Aufgaben 138

18.2   **Immobilität, eingeschränkte Bewegungsfähigkeit und ihre Auswirkungen auf verschiedene Lebensaktivitäten** 138

18.3   **Einfache Mobilitäts-Assessments in der geriatrischen Pflege** 139

18.3.1   Der »Timed ‚up and go'-Test« 139

18.3.2   Der Tinetti-Score 140

18.4   **Wandering, Checking, Trailing, Pottering: besondere Pflegephänomene in Zusammenhang mit der Bewegung bei alten Menschen** 141

18.5   **Sturz und Sturzprophylaxe** 142

18.5.1   Sturzfolgen 142

18.5.2   Sturz und Sturzursachen 143

18.5.3   Sturz in Krankenhäusern und Pflegeeinrichtungen 145

        Literatur 147

19   **Alt ist nicht gleich Breikost – Essen und Trinken** 149

        Esther Matolycz

19.1   **Die Bedeutung der Aktivität »Essen und Trinken«** 150

19.2   **Das Problem der Mangelernährung in der geriatrischen Pflege** 151

19.3   **Anorexie in der Pflege älterer Menschen** 152

19.4   **Schluckbeeinträchtigungen und Aspirationsgefahr** 155

19.5   **Beeinträchtigungen der Kauleistung und Xerostomie** 157

19.6   **Selbstversorgungsdefizit durch eingeschränkte körperliche bzw. motorische Fähigkeiten** 160

19.7   **Selbstversorgungsdefizit durch herabgesetzte kognitive Fähigkeiten (z. B. bei demenzieller Erkrankung)** 161

19.8   **Selbstversorgungsdefizit durch soziale oder psychische Probleme** 163

19.9   **Mangelhafte Verwertung der Nahrung und/oder Verdauungsschwierigkeiten bzw. allgemeine Schwäche** 164

19.10   **Die Unterstützung bei der Nahrungs- und Getränkeaufnahme (»Essen reichen«)** 165

        Literatur 166

20   **Harninkontinenz in der Pflege älterer Menschen** 167

        Esther Matolycz

20.1   **Formen der Harninkontinenz** 168

20.2   **Das Erleben von Inkontinenz** 169

20.3   **Pflegeinterventionen und Praxistipps in Zusammenhang mit der Harninkontinenz älterer Menschen** 170

20.3.1   Praxistipps in Zusammenhang mit der funktionalen Inkontinenz 171

20.3.2   Praxistipps in Zusammenhang mit der »erlernten« Inkontinenz 172

20.3.3   Praxistipps in Zusammenhang mit der durch psychosoziale Faktoren ausgelösten Inkontinenz 172

        Literatur und Quellen 173

21   **Schlaf und Schlafbedürfnis älterer Menschen** 175

        Esther Matolycz

21.1   **Schlaf und Schlafbedürfnis im Alter** 176

21.2   **Schlafstörungen und schlafstörende Faktoren in der geriatrischen Pflege** 177

21.2.1   Schlafstörungen 177

21.2.2   Faktoren, die den Schlaf stören 177

21.3   **Pflegeinterventionen und Praxistipps** 178

        Literatur 180

22   **Sexualität und Geschlechterrollen in der Pflege älterer Menschen** 181
      Esther Matolycz
22.1   **Sexualität und Alter** 182
22.2   **Alterssexualität in der Pflege Betagter** 183
22.3   **Sich als Mann oder Frau fühlen können und die Rolle der Pflege.** 184
      Literatur. 186

VI   Die Rolle der Angehörigen in der Pflege älterer Menschen

23   **Der Betagte, seine Familie und die Pflegenden** 189
      Esther Matolycz
23.1   **Die Bedeutung familiärer Beziehungen für den älteren Menschen und die Pflege** 190
23.2   **Geänderte Gesellschaftsstrukturen: Warum man nicht vom »Abschieben«**
      sprechen kann 191
      Literatur. 192

24   **Die Dritten im Bunde – der Weg zum Miteinander** 193
      Esther Matolycz
24.1   **Angehörige in der Pflege älterer Menschen und ihre Rolle beim Eintritt**
      des Betagten in eine Einrichtung zur Pflege und Betreuung 194
24.2   **Pflegende und die Angehörigen des Betagten.** 195
24.3   **Der Umgang mit inneren Widerständen und weitere Praxistipps** 196
24.4   **Praxistipps** 197
      Literatur. 198

VII   Phänomene und Verhaltensmuster in der Pflege
alter Menschen und wie damit umzugehen ist

25   **Desinteresse und Antriebslosigkeit** 201
      Esther Matolycz
25.1   **Desinteresse, Antriebslosigkeit, Passivität und Apathie.** 202
25.2   **Beobachtung dieser Verhaltensweisen** 202
25.3   **Pflegeinterventionen und Praxistipps** 203
      Literatur. 205

26   **Agitiertheit.** 207
      Esther Matolycz
26.1   **Agitiertheit.** 208
26.2   **Modelle zur theoretischen Erklärung unangemessenen bzw.**
      herausfordernden Verhaltens 209
26.3   **Grundsätzliche Überlegungen zum Umgang mit Agitiertheit.** 210
26.4   **Pflegeinterventionen bzw. Praxistipps** 211
      Literatur. 212

27   **Vokale Störungen.** 213
      Esther Matolycz
27.1   **Vokale Störungen in Zusammenhang mit vokalen Störungen** 214
27.2   **Pflegeinterventionen und Praxistipps** 215
      Literatur. 217

28   Bemerkungen zum Umgang mit BPSD... 219
        Esther Matolycz
28.1   Praxistipps 221
        Literatur... 222

29   Deprivation und psychischer Hospitalismus 223
        Esther Matolycz
29.1   Deprivation und psychischer Hospitalismus: Formen, Ursachen und
        gefährdende Faktoren in der geriatrischen Langzeitpflege 224
29.2   Symptome, Habituation und Autostimulation 225
29.3   Pflegeinterventionen und Praxistipps zur Deprivationsprophylaxe 226
        Literatur... 227

VIII   Pflege- und Behandlungsstrategien bzw. Interventionen

30   Realitätsorientierungstraining ROT................................... 231
        Esther Matolycz
30.1   Wurzeln, Ziele, Zielgruppen und Gefahren des ROT................................. 232
30.2   Methodik des ROT... 233
30.3   Verhältnis des ROT zu anderen Modellen 233
        Literatur... 234

31   Das Psychobiographische Pflegemodell nach Erwin Böhm 235
        Esther Matolycz
31.1   Das Problem: Warm-Satt-Sauber-Pflege 236
31.2   Die zentralen Forderungen Böhms 237
31.3   Aktivierung, Re-Aktivierung, Pflegeimpulse, Seelenpflege und Biografiearbeit....... 237
31.4   Emotionale Erreichbarkeits- oder Interaktionsstufen 238
        Literatur... 239

32   Validation und spezielle validierende Pflege 241
        Esther Matolycz
32.1   Validation: Methode und zentrale Annahmen 242
32.2   Stadien der Desorientierung in der Validation nach Naomi Feil 242
32.3   Validationstechniken... 243
32.4   Weitere Eckpfeiler des Modells 244
32.5   Spezielle validierende Pflege... 245
        Literatur... 246

33   Mäeutik... 247
        Esther Matolycz
33.1   Grundsätze des mäeutischen Pflegemodells.. 248
33.2   Zwei Gefühlswelten und ihre Wechselwirkung...................................... 248
33.3   Intuitives Wissen, die Rolle der Mäeutik und Pflegekultur 249
33.4   Bausteine und Schwerpunkte des Modells... 249
33.5   Methodenvielfalt und Abgrenzung zur Validation 250
        Literatur... 251

IX   Gewalt in der Pflege älterer Menschen

34   Gewalt in der Pflege 255
Esther Matolycz

34.1   **Formen der Gewalt in der Pflege** 256

34.2   **Zum Unterschied zwischen Aggression und Gewalt sowie vermeidbarer und unvermeidbarer Gewalt** 257

34.3   **Elemente der »Gewaltprophylaxe« in der geriatrischen Pflege** 258

Literatur 260

X   Professionelles Rollenverständnis

35   Ein professionelles Rollenverständnis in der geriatrischen Pflege 263
Esther Matolycz

Literatur 266

Serviceteil

Stichwortverzeichnis 268

Einleitung

Esther Matolycz

E. Matolycz, *Pflege von alten Menschen,*
DOI 10.1007/978-3-662-48151-6_1, © Springer-Verlag Berlin Heidelberg 2016

Das vorliegende Buch erscheint nun in der zweiten Auflage. Es möchte einen Beitrag zum Unterricht im Fach »Pflege alter Menschen« leisten, versteht sich also als Lehrbuch. Dabei richtet es sich an Auszubildende und Studierende sowohl im gehobenen Dienst für Gesundheits- und Krankenpflege als auch in den Pflegeassistenzberufen[1] und den Sozialfachbetreuungsberufen.

- **Was ist neu?**

Im Großen und Ganzen werden die Leserinnen und Leser das Buch so wiederfinden, wie sie es kennen, einiges wurde aber überarbeitet, erweitert, korrigiert und ergänzt. So wurden beispielsweise Fachbegriffe erklärt, neue Fachbegriffe eingeführt, einer Ausführung wurde ein zusammenfassender Überblick nachgestellt oder es wurde – wo erforderlich – auf neue Literatur zurückgegriffen. Andererseits wurden Erweiterungen vorgenommen, die vor dem Hintergrund des sich stets wandelnden Selbstverständnisses professioneller, geriatrischer Pflege und Betreuung erforderlich schienen. Besonders betrifft dies das Anliegen der Betreuung, das zunehmend auch sehr bewusst in den Fokus geriatrisch-pflegerischen Tuns gelangt. Nicht immer, aber an vielen Stellen wurde der Terminus »alte Menschen« durch »ältere Menschen« ersetzt. Dies soll zum Ausdruck bringen, dass es »den alten Menschen« nicht gibt, sondern dass der Prozess des Alterns individuell verläuft. Erweitert wurde das Lehrbuch in der zweiten Auflage um Folgendes:

- Das Kapitel 2 wurde überarbeitet und um Überlegungen zu den ethischen Kompetenzen im Rahmen geriatrischer Pflege erweitert.
- Das Kapitel 3.2 ist neu gestaltet, wobei unterschiedliche Gesichtspunkte der Unterscheidung der Lebensphase »Alter« Raum finden: Die Altersabschnitte, die »Formen« oder »Arten« des Alters und schließlich der Grad der Abhängigkeit, teilweise mit Ergänzungen, werden erläutert und die Entstehung der erlernten Hilflosigkeit nach Seligmann genauer dargestellt.
- Im – ebenfalls neuen – Kapitel 4.5 wird eine weitere, neue Wohnform vorgestellt: das Generationen-Wohnen.
- Das Kapitel 5 hat das Anliegen der Betreuung zum Inhalt und beschäftigt sich mit dem Verhältnis der geriatrischen Pflege zur sozialen Betreuung und hat die Ansätze der Interdisziplinarität und des Skill- und Grade-Mix und ihren Gewinn für die geriatrische Pflege und Betreuung zum Thema.
- Das Kapitel 7 beschäftigt sich (bezugnehmend auf die Rolle der Sozialen Betreuung auch in der geriatrischen Pflege) mit der Arbeit mit Gruppen.
- Die Kapitel 9 und 10 wurden um genauere Darstellung der unterschiedlichen Formen von demenziellen Erkrankungen bzw. Depressionen erweitert.
- Das Kapitel 12 wurde überarbeitet und um einige Begriffe rund um den Einzug in eine Einrichtung zur Pflege und Betreuung erweitert.
- Das Kapitel 13 wurde um die »geriatrischen Syndrome« ergänzt.
- Im Kapitel 15 wurde der Darstellung des Modells der Gedächtnisspeicher auf zeitlicher Ebene auch noch jene der Gedächtnisspeicher auf inhaltlicher Ebene angefügt.
- Das Kapitel 17 wurde um Ausführungen zum Phänomen „Verwirrtheit" ergänzt.
- Das Kapitel 18 wurde leicht überarbeitet und etwa um das Syndrom der Gebrechlichkeit (Frailty) und Dual- und Multitaskingsituationen in Zusammenhang mit Sturzgeschehen ergänzt.

---

1   Im vorliegenden Buch wird durchgängig die Berufsbezeichnung »Pflegeassistenz« verwendet, die vorgängige Bezeichnung war: »Pflegehilfe«.

- Das Kapitel 19 wurde um einige Interventionen rund um die Ernährung demenziell Erkrankter erweitert.
- Das Kapitel 33 wurde um eine genauere Darstellung der Bewohnerbesprechung ergänzt.
- Das Kapitel 34 wurde um praktische Beispiele für Gewalt in Pflegesituationen ergänzt.
Das – neue – Kapitel 35 stellt ein professionelles Rollenverständnis in der geriatrischen Pflege vor und beschäftigt sich dabei mit der Frage nach unterschiedlichen Beziehungsmodi.

Für Lehrende finden sich am Ende jedes Kapitels Vorschläge für Fragestellungen, die in den Unterricht eingebunden werden können und die entweder geeignet sind, Gelerntes zu vertiefen oder Auszubildende/Studierende in die Lage zu versetzen, weitere Bezüge zur Pflegepraxis herzustellen. Sie können in Form von Arbeitsaufträgen, Gruppendiskussionen oder in anderen Settings vertieft und reflektiert werden. Wo Kapitel ergänzt, erweitert oder hinzugefügt wurden, schlägt sich dies auch in den Fragestellungen, die ebenfalls ergänzt wurden, nieder.

Entlang des österreichischen Curriculums für Schulen für allgemeine Gesundheits- und Krankenpflege behandelt das vorliegende Buch – mit kleinen Einschränkungen – die wesentlichen Themenschwerpunkte. Bestimmten AEDLS (etwa: *Essen und Trinken, Sich bewegen*) wird besondere Aufmerksamkeit gewidmet.

Vorrangig habe ich mir zum Ziel gesetzt, in kurzer und verständlicher Form das darzustellen, was im Unterrichtsfach *Pflege von alten Menschen* vermittelt werden soll – und selbstverständlich kann und soll das durch Zusatzmaterial ergänzt werden, das prinzipiell in Fülle vorhanden ist. Das Lehrbuch allerdings soll das Grundgerüst bieten. Daher finden auch viele Interventionsformen (z. B. Tiere als Therapie, sensorische Aktivierung) keine direkte Erwähnung, sondern das Lehrbuch beschränkt sich auf die im Curriculum vorgeschlagenen Modelle und Interventionsformen – was keinesfalls als Wertung zu verstehen ist.

Je nach Erfordernis des jeweiligen Inhalts werden – in unterschiedlichem Umfang – auch ganz praktische Tipps für die Pflege gegeben. Insofern ist der Aufbau der einzelnen Kapitel nicht ganz homogen: Alternstheorien oder die Darstellung eines Modells sind diesbezüglich ja anders zu handhaben als etwa Ausführungen zur Pflege in Zusammenhang mit demenziellen Erkrankungen.

- **Was findet sich nun im vorliegenden Lehrbuch?**
Im Kapitel *Alter und Gesellschaft* wird (wie im gesamten Buch in Form weiterer Unterkapitel) nach der Pflege alter Menschen als eigene Disziplin gefragt und einführend werden Alternstheorien und -modelle und ihre Bedeutung für die Pflege erklärt. Ein weiteres Thema ist die Vorstellung von Einrichtungen und Settings für die Pflege alter Menschen, was auch den Wandel der diesbezüglichen Leitbilder einschließt.

Unter dem Überbegriff *Alter und Altsein als Lebensbedingung* wird ein erster Blick auf die Bedeutung der Biografie in der Pflege alter Menschen geworfen und überlegt, was Menschenbild und Pflegeverständnis miteinander zu tun haben. Entsprechend dem – zunehmend an Bedeutung gewinnenden – Anliegen der Betreuung Älterer ist hier nun auch ein Unterkapitel zur Arbeit mit Gruppen in unterschiedlichen Settings enthalten.

Die *Pflege alter Menschen in Zusammenhang mit ausgewählten Erkrankungen* behandelt Demenzen, Depression und wahnhafte Störungen, wobei die jeweiligen Krankheitsbilder nur kurz beschrieben sind, den pflegerischen Interventionen hingegen viel Raum gegeben ist.

In Zusammenhang mit *Bedürfnissen und Ressourcen im Alter* werden einerseits grundsätzliche Überlegungen etwa zu Lernfähigkeit und Gedächtnisleistung im Alter, andererseits verschiedene Aktivitäten des Lebens thematisiert.

Ein weiteres Kapitel hat die *Rolle der Angehörigen* in der Pflege Betagter zum Inhalt; im Anschluss finden sich Ausführungen zu unterschiedlichen *Phänomenen und Verhaltensweisen*, mit denen man es in der geriatrischen Pflege zu tun bekommen kann.

Dem schließt sich die Vorstellung unterschiedlicher pflegerischer *Behandlungsstrategien und -interventionen* an: Neben dem prominenten Pflegemodell Erwin Böhms und Naomi Feils Kommunikationsmethode der Validation (und ihrer Adaption für die Pflege durch Brigitte Scharb) haben auch das – durch die berühmte R.O.T. Tafel – in der Praxis bekannte Realitätsorientierungstraining und das in vielen Einrichtungen bereits eingeführte mäeutische Pflegemodell Platz. Den Ausführungen zur *Gewalt in der Pflege alter Menschen* und ihrer Vermeidung folgt – abschließend – ein Kapitel, das sich mit dem professionellen Rollenverständnis in der geriatrischen Pflege und Betreuung beschäftigt.

Eine Anmerkung zur Rolle, die Auszubildende und Studierende bei der Entstehung dieses Lehrbuchs gespielt haben: Ihr Herantreten an bestimmte Fragestellungen, ihre Darstellung eigenen Erlebens der Pflegepraxis und auch ihre Einwände bieten immer wieder die Möglichkeit, neue Perspektiven einzunehmen. Der oft unvoreingenommene, unverstellte Blick auf das, was geriatrische Pflege ausmacht, kann als wertvolle Ressource für deren Zukunft verstanden werden. Es gilt diese Ressource zu nutzen und es bleibt zu hoffen, dass sie nicht mit der Zeit hinter Routinen und die fraglos oft schwierigen Umstände gestellt wird, unter denen geriatrische Pflege zu leisten ist.

Insofern ist das vorliegende Buch nicht nur *für*, sondern durchaus *mit* den Lernenden entstanden, wofür ich ihnen herzlich danke.

Ich danke darüber hinaus Frau Renate Eichhorn vom Springer-Verlag für die gute Zusammenarbeit, Frau Ute Villwock für das umsichtige Lektorat, allen Betagten, die ich bislang kennen lernen durfte, den Auszubildenden, die ihre Gedanken und Ideen mit mir geteilt haben und teilen, meinen Kolleginnen und Kollegen an den verschiedensten Orten, und ganz besonders Adam und Barbara Matolycz, meinen Eltern, und Siegmar.

Esther Matolycz
Wien, im Mai 2015

Alter und Gesellschaft

Kapitel 2   Zur Einführung: Pflege von älteren Menschen als
             eigene Disziplin – 7

Kapitel 3   Der alte Mensch in der Gesellschaft: Alternstheorien
             und -modelle im Wandel und deren Bedeutung für
             die Pflege – 13

Kapitel 4   Einrichtungen und Settings für die Pflege alter
             Menschen – 25

Kapitel 5   Soziale Betreuung im Rahmen der geriatrischen
             Pflege – 37

Zur Einführung: Pflege von älteren Menschen als eigene Disziplin

Esther Matolycz

E. Matolycz, *Pflege von alten Menschen*,
DOI 10.1007/978-3-662-48151-6_2, © Springer-Verlag Berlin Heidelberg 2016

In diesem Kapitel wird erklärt, warum die erfolgte Etablierung geriatrischer Pflege als eigene Disziplin erforderlich ist. Dies geschieht einerseits vor dem Hintergrund der geänderten Bedürfnisse älterer Menschen (die vorgestellt werden), andererseits vor dem Hintergrund der komplexen Anforderungen, die mit der institutionalisierten Pflege und Betreuung Älterer verbunden sind. Ethische Prinzipien, die dabei orientierend sein können, werden vorstellt, und Fachbegriffe rund um die geriatrische Pflege erklärt.

Wer Pflege professionell ausübt, egal ob im Krankenhaus – und dort in so gut wie allen Disziplinen –, in der mobilen Pflege oder in Einrichtungen für Menschen mit Behinderung, kommt mit Älteren in Berührung. Die Gründe dafür, dass der **geriatrischen Pflege**, also der Pflege alter Menschen, immer mehr Bedeutung zukommt, liegen scheinbar auf der Hand: Sie haben zunächst schlicht damit zu tun, dass dieser Pflegebereich zunimmt – und zwar quantitativ. Das wieder ist bekanntermaßen auf die demografische Entwicklung zurückzuführen. In Zusammenhang mit dem Umstand, dass der Anteil alter Menschen in der Bevölkerung stetig steigt, spricht die Psychologin Ursula Lehr von der »ergrauenden Welt« (Lehr 2003, S. 30); laut Statistik Austria (2013) liegt die durchschnittliche Lebenserwartung derzeit bei 81,1 Jahren (▶ Kap. 3).

Das allein mag Grund genug sein, sich näher mit der Pflege Betagter auseinanderzusetzen, aber natürlich muss man sich fragen, was diese Art der Pflege besonders macht. Einmal abgesehen davon, dass in der Bundesrepublik Deutschland[1] die Berufsausbildungen Alten- und Krankenpflege auf zwei parallelen Schienen laufen und sich die dort Pflegenden jeweils als eigene Berufsgruppe verstehen – warum kann und soll die Pflege alter Menschen überhaupt als eigene Disziplin begriffen und immer eingehender reflektiert, auch beforscht werden?

■   Im Alter können sich Bedürfnisse ändern

Einerseits können ältere Menschen andere **Bedürfnisse** haben, als jüngere, andererseits können die **Pflegesituationen**, innerhalb derer sie betreut werden, besondere Anforderungen an Pflegende und Betreuende stellen.

Die Bedürfnisse können sich mit zunehmendem Lebensalter also ändern, und zwar schließt das

- soziale Bedürfnisse (z. B. Gefahr der Isolation im Alter oder aber gewollter Rückzug),
- psychische Bedürfnisse (z. B. geändertes Lernverhalten, bestimmte Bewältigungsstrategien),
- physische Bedürfnisse (z. B. alternsbedingte Erkrankungen und Veränderungen, gleichzeitiges Vorliegen mehrerer Erkrankungen = Multimorbidität, Frailty; ▶ Abschn. 18.1) und
- spirituelle Bedürfnisse (z. B. die Beschäftigung mit der Endlichkeit des Lebens, die Rechtfertigung des gelebten Lebens) ein.

Die geänderten Bedürfnisse können mit den so genannten **geriatrischen Syndromen** (▶ Kap. 13) in Zusammenhang stehen. Dies kommt sowohl dann zum Tragen, wenn ältere Klienten demenziell erkrankt und damit vielfach nicht mehr orientiert sind, also nicht um die zeitlichen, örtlichen und situativen Gegebenheiten, im Extremfall auch nicht mehr um die eigene Person wissen, als auch dann, wenn dies nicht der Fall ist.

---

1   In Österreich wird für Gesundheits- und Krankenpflege und die Pflege alter Menschen *nicht* gesondert ausgebildet, wohl aber wird Letztere im Rahmen eigener Unterrichtsfächer gelehrt und hat auch in der praktischen Aus- sowie in der Fort- und Weiterbildung ihren »eigenen« Platz. Sozialfachbetreuerinnen und Sozialfachbetreuer können sich auf die Arbeit mit alten Menschen spezialisieren.

Der Prozess des Alterns ist sowohl von sozialen und psychischen als auch von physischen Veränderungen begleitet, so dass eine jüngere Pflegeperson, die mit Betagten in eine Pflegebeziehung eintritt, sich häufig Menschen gegenüber findet, deren Fertigkeiten, Fähigkeiten, Ansichten, Bewertungen, Normen und individuelle Möglichkeiten sich von den ihren deutlich unterscheiden.

Das hat mit lebensgeschichtlichen, also sozialen und psychischen, ebenso aber mit physischen Faktoren zu tun und schließlich mit der Gesamtsituation, in der sich der alte Mensch befindet. Er kann etwa sturzgefährdet sein, Verluste im Bereich der Sensorik und/oder (Psycho-)Motorik hinnehmen müssen, unter Rollen- und Sinnverlusten sowie sozialer Isolation leiden, ein verändertes Schlafbedürfnis, andere Bedürfnisse in Zusammenhang mit der Ernährung, der Sexualität oder auch der Ausscheidung haben, anders lernen, anders kommunizieren u.v.m., sich insgesamt anders verhalten als junge Menschen; und schließlich ist er auch stärker und unmittelbarer mit der Endlichkeit seines Lebens konfrontiert als diese.

Diese bruchstückhafte Wiedergabe einzelner Teilbereiche, in denen *Erleben* und *Verhalten* alter Menschen sich von dem jüngerer unterscheiden können, zeigt schon, dass manches davon zwar auch auf jüngere Klientinnen und Klienten der Akutpflege zutreffen kann – wie etwa Verluste im Bereich der Sensorik oder (Psycho-) Motorik. Eine einfache Adaption der Pflege alter Menschen an das, was Akut- oder auch Langzeitpflege vielleicht jüngerer Menschen ausmacht, ist jedoch *nicht* möglich.

- **Institutionalisierte, geriatrische Pflege und Betreuung: komplex und anspruchsvoll**

In der Pflege älterer Menschen bewegen wir uns zu einem großen Teil im Bereich der Langzeitpflege[2] oder der mobilen Pflege. Das bedeutet, dass die zu Pflegenden in der Einrichtung *zu Hause* sind (oder aber in ihrer Wohnumgebung leben und dort versorgt werden). Im Vordergrund steht *nicht* (oder nicht allein) – wie das in der Akutpflege der Fall ist –, innerhalb eines bestimmten Zeitrahmens quasi den pflegerischen Part der kurativen Bemühungen sicherzustellen, sondern vielmehr, den Betagten ein Altwerden in Würde, überhaupt ein gut lebbares Altsein zu ermöglichen.

Pflegende und ältere Menschen leben somit ein Stück miteinander und gerade wo es zeitlich, personell und auch in Zusammenhang mit anderen (räumlichen, evtl. materiellen) Ressourcen im wahrsten Sinn des Wortes *eng* wird, sind persönliche Kompetenzen von besonderer Bedeutung. In Zusammenhang mit **Pflegesituationen** im Rahmen institutionalisierter Pflege und Betreuung älterer Menschen kann es zu unterschiedlichen Problemen kommen:

Der deutsche Pädagoge Erich Schützendorf sagt über seine Erfahrungen in deutschen Alten- und Pflegeheimen:

» Pflegestationen mit ihrer Ansammlung alter Menschen, die sich nicht mehr an die Regeln der Plan- und Berechenbarkeit, Nützlichkeit, Funktionalität, Ökonomie, Leistung und des Erfolges halten können, sind geradezu ein Ort des Leidens und des Leidenlassens (…). Wem diese Behauptung übertrieben vorkommt, der möge mich auf die Pflegestation eines durchschnittlichen Alten- und Pflegeheimes begleiten. (Schützendorf 2008, S. 80 f.)

Der Schweizer Pflegewissenschaftler Stefan Scheydt (2015) führt (▶ Kap. 34) Beispiele für den Missbrauch von Macht durch Pflegende aus, die »sich im Rahmen der alltäglichen Pflege in

---

2   Selbstverständlich findet in diesem Buch auch die Pflege alter Menschen im Krankenhaus Berücksichtigung, fast alle Ausführungen und Pflegeinterventionen sind außerdem auf die dortige Situation übertragbar.

bestimmten Pflegesituationen entwickeln können« (Scheydt 2015, S. 31). Die erwähnten Probleme können *einerseits* zum Teil dadurch verringert oder gelöst werden, dass Pflegende über eine bestimmte Art der Expertise verfügen. *Andererseits* kommt es auch auf die Ressourcen Pflegender sowie letztlich auch auf Rahmenbedingungen an, unter denen Pflege geleistet wird, so ist eine Reduktion psychischer Belastungen vor allem auch durch die Institution beeinflusst (Scheydt 2013, S. 32; Matolycz 2013).

Nun sind die Bedingungen, unter denen geriatrische Pflege stattfindet, oft schwierig: Es sind viele Klientinnen und Klienten bei oft wenig personellen Ressourcen zu betreuen und es sind die unterschiedlichsten Bedürfnisse zu beachten, oft unter Zeitdruck. Das darf allerdings nicht zu einem Fehlschluss verleiten, der etwa so klingen könnte: »Was nützt die größtmögliche Pflegeexpertise, wenn die Rahmenbedingungen zu ihrer Umsetzung nicht gegeben sind?« *Gerade* wenn schwierige Rahmenbedingungen vorliegen, sind Professionalität und Expertise von Bedeutung, denn mögliche Frustrationen Pflegender (die sich wiederum ungünstig auf Pflegesituationen auswirken können) können »durch einen adäquaten und fachlich-professionellen Umgang mit herausfordernden Situationen minimiert werden« (Scheydt 2015, S. 33). Somit ist es naheliegend, eine Haltung, die Pflegenden einen stetigen, gedanklichen Perspektivenwechsel ermöglicht, nicht nur als Ressource, die für Betagte letztlich zu größtmöglicher Lebensqualität führen kann, sondern auch als Gewaltprophylaxe zu begreifen. Das scheint ebenfalls im wahrsten Sinn des Wortes *notwendig*, folgt man nochmals den Ausführungen Erich Schützendorfs:

» (…) Pfleger(innen[3]) richten feste Regeln und Ordnungen auf, damit nichts aus dem Ruder läuft. Sie zurren die Zügel fest, damit keine Zügellosigkeit auftritt. Ihre Vorschriften, Regeln und starren Abläufe im Umgang mit alten Menschen sichern sie ab, indem sie ihr Handeln auf unveränderbare Sachzwänge zurückführen. Sachzwänge, geben sie zu bedenken, könne man eben nicht ändern, selbst wenn sie wollten. (Schützendorf 2008, S. 65)

Menschliches Miteinander soll möglichst gut gelingen, auch und gerade unter schwierigen Randbedingungen. Die Gefahr in Letzteren liegt u. a. darin, dass sie mitunter als Begründung für reglementierendes, unterdrückendes, letztlich gewaltvolles Interagieren mit alten Menschen ins Feld geführt werden. Der Grund hierfür mag zum einen zumindest fallweise in Überforderung von Pflegenden im geriatrischen Bereich liegen, zum anderen aber in nicht reflektiertem Handeln und einem nicht reflektierten Menschenbild, das in ▶ Kap. 8 Thema ist.

Für die professionelle Pflege alter Menschen ist also der Erwerb von Kompetenzen, seien es fachlich-methodische, soziale, persönliche und hier vor allem jene der Reflexion komplexer zwischenmenschlicher Interaktion (ein Ansatz dazu wird in ▶ Kap. 35 vorgestellt), unabdingbar. Besonders bedeutsam sind im Rahmen geriatrischer Pflege und Betreuung aber auch ethische Kompetenzen, zu denen hier einige Überlegungen folgen: Es gibt unterschiedliche Überlegungen darüber, welche **ethischen Prinzipien** für medizinische und pflegerische Berufe gelten sollen (Lay 2012). Für die geriatrische Pflege und Betreuung nennt Scheydt eine Möglichkeit der Orientierung, die auf ein »klassisch« medizinethisches Denkmodell[4] (Lay 2012, S. 133) zurückgeht[5]:

---

3   Zugunsten leichterer Lesbarkeit wird – mit Ausnahme wörtlicher Zitate – auf jede Form der geschlechtsneutralen Schreibweise verzichtet. Selbstverständlich sind aber jeweils beide Geschlechter gemeint.
4   und zwar das der Medizinethiker Beauchamp und Childress
5   und auch vom Schweizerischen Berufsverband der Pflegefachfrauen und Pflegefachmänner beschrieben wird

- **Autonomie** (respect for autonomy) = bemüht zu sein, die Autonomie des Klienten zu wahren
- **Gutes tun** (beneficience) = bemüht zu sein, (ihm) Gutes zu tun
- **Nicht schaden** (nonmaleficence) = bemüht zu sein, ihm nicht zu schaden
- **Gerechtigkeit** (justice) = sich um Gerechtigkeit bemühen

Pflegehandeln unter Einbeziehung sowohl fachlich-methodischer als auch sozialer und persönlicher sowie ethischer Kompetenzen (auf Grundlage von Prinzipien) führt zu einer Arbeitsweise, die am Klienten orientiert ist, ihn informiert, ihn in Entscheidungen einbezieht und sich an seinen Ressourcen orientiert (Scheydt 2015).

Vor dem Hintergrund des eben Besprochenen lässt sich über die geriatrische Pflege Folgendes sagen:

- Die Pflege alter Menschen, die quantitativ stets im Steigen begriffen ist, soll sich auch *qualitativ* laufend verbessern.
- Die Pflege alter Menschen findet vielfach im Bereich der Langzeitpflege und dort wiederum im – wie auch immer gearteten – Wohnbereich statt. In diesem Rahmen ist Pflege auch als *Lebensbegleitung* und als *Hilfe zur Lebensbewältigung* zu verstehen. Dadurch werden im Vergleich zur Akutpflege – die sozusagen den pflegerischen Part kurativer Bemühungen übernimmt und meist zeitlich begrenzt ist – andere Kompetenzen erforderlich.
- Der Umstand, dass die *Rahmenbedingungen* geriatrischer Langzeitpflege oft nicht deren Erfordernissen entsprechen, soll zum einen bewusst gemacht, zum anderen *reflektiert* und *kommuniziert* werden können, ohne dass es zu gefährlichen Vermengungen kommt: Sachzwänge sollen als solche wahrgenommen werden, *ohne* dass der alte Mensch ihnen durch Pflegende unreflektiert untergeordnet wird.

Vielmehr sollen Pflegende
- eine *Haltung* entwickeln können, die sie eigene Grenzen wahrnehmen, formulieren und kommunizieren, zugleich womöglich zumindest »kleine« Lösungen finden lässt. Dies alles soll auf Grundlage eines Menschenbildes und Pflegeverständnisses geschehen können, das *zum einen* den gefährlichen Bereich der Gewalt in der Pflege alter Menschen immer wieder neu reflektiert und ihm somit prophylaktisch entgegenwirkt, *zum anderen* eine *sinnvolle Planung individueller Pflegeziele* mitbegründen kann.

Und schließlich:
- Das geänderte *Erleben* und *Verhalten* alter Menschen soll von den Pflegenden in Beziehung zu den sich im Prozess des Alterns verändernden *sozialen, psychischen* und *physischen Bedürfnissen* gesetzt werden können – was die Betrachtung von *Bedürfnissen* und *Ressourcen* alter Menschen erfordert, ebenso
- die Kenntnis verschiedener *Phänomene* und *Verhaltensmuster*, mit denen man es in der Pflege alter Menschen zu tun bekommen kann, sowie ein tiefgehendes Verständnis für ihre Entstehung.
- Darüber hinaus besteht die Notwendigkeit der Kenntnis und kritischen Reflexion verschiedener gängiger *Strategien* sowie *Betreuungskonzepte* und *Modelle* in der Pflege alter Menschen sowie
- die Fähigkeit zur kritischen Betrachtung und Reflexion verschiedener Phänomene in Zusammenhang mit *Kommunikation und Interaktion* mit alten Menschen und schließlich und *immer auch* die *Reflexion des eigenen Erlebens und Verhaltens durch die Pflegenden.*

Abschließend noch einige Fachbegriffe rund um die geriatrische Pflege:

Geriatrie   Die Lehre von den Krankheiten des alten oder älter werdenden Menschen. Die Geriatrie ist ein medizinisches Fachgebiet, das sich besonders mit Erkrankungen beschäftigt, die alte/ältere Menschen betreffen.

Geriatrische Pflege   Die Pflege alter/älterer Menschen. Sie beschäftigt sich unter anderem damit, wie Menschen, die unter geriatrischen Erkrankungen leiden, pflegerisch zu versorgen und betreuen sind. Eine weitere Aufgabe geriatrischer Pflege ist der Erhalt von Fähigkeiten, Fertigkeiten und Ressourcen (bei gesunden und erkrankten alten Menschen) beziehungsweise die Unterstützung bei der Wiedererlangung von Fähigkeiten und Fertigkeiten auf Grundlage vorhandener Ressourcen.

Gerontologie   Sie beschäftigt sich mit der Erforschung der Vorgänge des Alterns selbst, also zum Beispiel damit, was es bedeutet, zu altern, was dabei im Körper des Menschen geschieht und wie er das erlebt.

Gerontopsychiatrie   Ein Teilgebiet der Geriatrie. Sie beschäftigt sich mit psychischen Erkrankungen, die im Alter häufig zu finden sind. Das können zum Beispiel Depressionen oder demenzielle Erkrankungen sein.

 Nennen Sie Gründe, warum die geriatrische Pflege ein eigenes Fach ist, und geben Sie Beispiele für sich im Alter ändernde Bedürfnisse!
Erklären Sie, warum in der geriatrischen Pflege auch ethische Kompetenzen von Bedeutung sind!

Literatur

Lay R (2012) Ethik in der Pflege. Ein Lehrbuch für die Aus-, Fort- und Weiterbildung. Schlütersche Verlagsgesellschaft, Hannover, 2., aktualisierte Auflage
Lehr U (2003) Psychologie des Alterns. Quelle & Meyer, Wiebelsheim, 10. korrigierte Auflage
Matolycz E (2013) Fallverstehen in der Pflege von alten Menschen. Springer, Wien
Scheydt, S (2015) Gewalt als Machtmissbrauch in der stationären Pflege. Theoretischer Hintergrund und Ansätze zu praktisch umsetzbaren Prävention. – In: NovAcura. Das Fachmagazin für Pflege und Betreuung 2/2015. S. 30–38
Schützendorf E (2008) Das Recht der Alten auf Eigensinn. Ein notwendiges Lesebuch für Angehörige und Pflegende. Ernst Reinhardt Verlag, München, 4. Auflage
Zeyfang A et al (2013): Basiswissen Medizin des Alterns und des alten Menschen. Springer, Berlin Heidelberg, 2. Auflage, S. 33–42
▶ http://www.wienkav.at/kav/gzw/ [Zugriff: 30.4. 2015]
▶ http://www.statistik.at/web_de/presse/076763 [Zugriff: 30.4.2015]

Der alte Mensch in der Gesellschaft: Alternstheorien und -modelle im Wandel und deren Bedeutung für die Pflege

Esther Matolycz

3.1   Die psychosozialen Alternstheorien – 14
3.1.1   Das Defizitmodell des Alterns – 15
3.1.2   Die Disengagement-Theorie – 15
3.1.3   Die Aktivitätstheorie – 16
3.1.4   Die Kontinuitätsthese des Alterns (auch: Kontinuitätstheorie) – 16
3.1.5   Das Kompetenzmodell – 17
3.1.6   Der Begriff des qualitativen Verlaufsmodells und der Wachstumstheorie – 17
3.1.7   Der Begriff des biografisch orientierten Ansatzes – 18

3.2   Lebenserwartung, Lebensphase »Alter« – 19
3.2.1   Unterscheidungen der Lebensphase »Alter« nach Altersabschnitten – 20
3.2.2   Unterscheidung nach der »Form« oder »Art« des Alterns: biografisch, biologisch, sozial bzw. primär und sekundär – 20
3.2.3   Unterscheidungen nach dem Grad der Abhängigkeit oder der Einschränkung – 21

3.3   Die Stufen des sozialen Abstiegs nach Kuypers und Bengtson – 21

3.4   Altersstereotype – 22

3.5   Erlernte Hilflosigkeit – 22

        Literatur – 23

E. Matolycz, *Pflege von alten Menschen*,
DOI 10.1007/978-3-662-48151-6_3, © Springer-Verlag Berlin Heidelberg 2016

In diesem Kapitel werden die psychosozialen Alterstheorien vorgestellt, dem folgen kurze Angaben zur sich steigernden Lebenserwartung und der Lebensphase »Alter«. Es wird weiter gezeigt, wie die Lebensphase »Alter« nach Altersabschnitten, der »Form« oder »Art« des Alters beziehungsweise dem Grad der Abhängigkeit oder Einschränkung betrachtet werden kann. Die Stufen des sozialen Abstiegs nach Kuypers und Bengtson werden vorgestellt, ebenso Altersstereotype und die »erlernte Hilflosigkeit« nach Seligmann. Die vorgestellten Theorien und Begriffe werden in ihrer Bedeutung für die geriatrische Pflege in Zusammenhang gebracht

Der Vorgang nicht nur des körperlichen, sondern auch des psychischen bzw. sozialen Alterns war und ist Gegenstand von Forschung. Sie wurde und wird von Medizin, Soziologie, Psychologie und Biologie geleistet, wobei man letztlich versucht, Theorien und Modelle des Alterns zu entwickeln.

Für die Pflege ist das deshalb von Bedeutung, da Pflegeinterventionen genau genommen erst vor dem Hintergrund derartiger Annahmen geplant werden können. Häufig herrschen allerdings nicht nur in der Gesellschaft, sondern auch in der Pflege (Pflegende sind schließlich Teil davon) teils bewusste, teils unbewusste Anschauungen betreffend den Alternsprozess vor, die etwa dem Defizitmodell entstammen und die sich somit ungünstig auf die gesamte Interaktion mit Betagten auswirken können, da ihnen die Überzeugung eingeschrieben ist, Altern sei notwendig vom Abbau kognitiver oder sozialer Fähigkeiten begleitet.

Zunächst soll hier ein Überblick zu den verschiedenen Alternstheorien gegeben werden, indem gezeigt wird, wofür sie stehen und was sie ausmacht. Darüber hinaus soll zwischen kalendarischem, biologischem und sozialem Alter unterschieden und die der angloamerikanischen Medizin entstammende, eher zweckmäßige Begrifflichkeit der so genannten Go-gos, Slow-gos und No-gos vorgestellt werden. Schließlich soll versucht werden, aus dem Beschriebenen herauszustellen, was für die Pflege von besonderer Bedeutung ist; dies soll unter Bezugnahme auf das soziale Abstiegsmodell nach Kuypers und Bengtson von 1984 geschehen. Dies und Überlegungen zum Begriff des Altersstereotyps sollen schließlich Grundlage zur Reflexion bieten.

Vorweg: Einen Überblick über die Alternstheorien zu geben ist schon deshalb schwierig, weil sie teils auf unterschiedliche Wissenschaften rekurrieren, zu unterschiedlichen Zeiten entstanden sind und jeweils eigene Schwerpunkte haben. Zudem werden die Alternstheorien in der Literatur völlig unterschiedlich klassifiziert bzw. verschiedenen Überbegriffen zugeordnet.

Im Folgenden soll eine solche Zuordnung nicht getroffen werden (das wäre etwa nach den Wissenschaften denkbar, denen die Ansätze entstammen). Sondern: In knapper Form sollen Modelle und Theorien, deren Bezugswissenschaften Psychologie und Soziologie sind – die also als psychosoziale Alternstheorien bezeichnet werden können –, sowie zwei weitere zentrale Begriffe dargestellt werden.

3.1   Die psychosozialen Alternstheorien

1. Defizitmodell des Alterns
2. Disengagement-Theorie
3. Aktivitätstheorie
4. Kontinuitätsthese des Alterns
5. Kompetenzmodell
6. Qualitatives Verlaufsmodell und Wachstumstheorie
7. Biografisch orientierter Ansatz

3.1.1 Das Defizitmodell des Alterns

Dieses Modell fußt auf Untersuchungen, die auf der Grundlage der experimentellen Psychologie zu Beginn des zwanzigsten Jahrhunderts in den USA durchgeführt wurden und zum Ergebnis hatten, dass das Altern des Menschen notwendig und irreversibel mit Verlusten auf dem Gebiet vor allem kognitiver Fähigkeiten (das sind solche, die die geistige Leistungsfähigkeit betreffen) verbunden sei (▶ Kap. 15, Lernprozesse im Alter).

Man kam auf Basis verschiedener Intelligenztestungen zu dieser Annahme, die schließlich Wegbereiter der so genannten Adoleszenz-Maximum-Hypothese war. Diese wieder steht dafür, dass der Gipfel der intellektuellen Leistungsfähigkeit im jungen Erwachsenenalter liegt (um das zwanzigste bis dreißigste Lebensjahr) und danach mit dem fortgesetzten Verlust kognitiver Fähigkeiten zu rechnen ist. Diese Ergebnisse wurden in der Folge auch auf soziale oder emotionale Faktoren wie etwa die Motivation übertragen.

Sowohl das Defizitmodell als auch die Adoleszenz-Maximum-Hypothese gelten heute als überholt, was einerseits bestimmten Messfehlern in Zusammenhang mit der Testung, andererseits der Außerachtlassung wesentlich zur Leistungsfähigkeit beitragender Faktoren geschuldet ist. Es sind dies beispielsweise: Schulbildung, berufliche Situation, »Trainiertheit« mit Blick auf die Aufgabenstellung, Krankheit, Motivation, mangelnde Lebensnähe der getesteten Fähigkeiten oder die grundsätzliche Individualität des Alterns.

3.1.2 Die Disengagement-Theorie

Die Disengagement-Theorie entstand – ebenfalls in den USA – in den sechziger Jahren des zwanzigsten Jahrhunderts und besagt, dass Alternde sich in gewisser Weise absichtlich von ihrer Umwelt zurückziehen würden. Dies sei quasi eine natürliche Folge des Alterungsprozesses und bedeute letztlich auch Freiheit von einengenden Normen. Dieses Denken geht von einem biologisch begründeten Prozess des Abbaus aus, der sich auch im Rückzug aus sozialen Kontakten und Funktionen zeige.

Damit bildete die Disengagement-Theorie nicht nur einen Gegenpol zur – etwa zeitgleich entwickelten – Aktivitätstheorie (▶ Abschn. 3.1.3), sondern stellte sich zugleich gegen alle aktivierenden Ansätze in der Arbeit mit alten Menschen. Dies wird etwa damit begründet, dass Alternde, die sich eigentlich zurückziehen wollen, durch Aufforderung zu sozialer Teilhabe in Konflikte gebracht würden, da dies ihrem eigentlichen Interesse, nämlich dem schrittweisen Rückzug aus dem Leben, entgegenstünde.

Die Theorie wurde erst modifiziert, indem weniger eine quantitative Abnahme der Sozialkontakte, als »nur« eine grundsätzliche Änderung der Intensität der Anteilnahme vermutet wurde, oder indem überlegt wurde, ob das Disengagement nicht auf die gesamte Phase des zunehmenden Alterns zu beziehen, sondern eher als zeitweilige Reaktion auf beispielsweise die Pensionierung zu verstehen sei. Kurz: Man stellte die Disengagement-Theorie zunehmend in Frage.

Mit Einwänden bedacht bzw. empirisch widerlegt wurde sie schließlich dahingehend, dass man einerseits aus evtl. vorhandenem Rückzug nicht auf diesbezügliche Wünsche schließen könne und dass andererseits auch bedacht werden müsse, dass Menschen das Disengagement auch aus anderen Gründen (geringe ökonomische Möglichkeiten, negatives öffentliches Alters-Bild) als adäquate Reaktion erschienen sein könnte. Schließlich wurden auch empirisch gezeigt, dass soziale Aktivität und positive Stimmungslage durchaus korrelieren können (Lehr

2003, S. 63). Die Disengagement-Theorie kann als Vertreterin des Defizitmodells verstanden werden.

3.1.3 Die Aktivitätstheorie

Die Aktivitätstheorie stellt gewissermaßen das Gegenstück zur Disengagement-Theorie dar. Im Gegensatz zum Rückzug stehen darin nämlich noch vorhandene Potenziale des Menschen im Zentrum, wobei für ein Altern in Zufriedenheit gerade Aktivität als zentrales Moment ausgemacht wird: Wer demnach eine Funktion innehat, sich gebraucht fühlt und wer der Reduktion sozialer Kontakte entgegenwirkt, fühlt sich wohl – so die Annahme. Es gelte, die Gewohnheiten so weit wie möglich aufrechtzuerhalten und ggf. die berufliche Tätigkeit durch anderes zu ersetzen. Viele soziale Rollen innezuhaben beeinflusst das Selbstbild positiv, so die Aussage der Aktivitätstheorie, die ebenfalls durch Studien gestützt wurde (Lehr 2003, S. 58). Als »ideal« gilt in dieser Theorie somit der aktive Mensch in den mittleren Lebensjahren, und dies wird auch für das Alter angestrebt.

Der Rückzug, von dem in der Disengagement-Theorie die Rede ist, gilt somit nicht als Wunsch des Alternden, sondern als mehr oder weniger notgedrungene Reaktion auf den fortschreitenden Verlust bzw. die Veränderung sozialer Rollen (z. B. berufliche Rolle, Elternrolle, Partnerrolle).

Entwickelt wurde die Theorie ebenfalls in den sechziger Jahren des zwanzigsten Jahrhunderts. Kritisch wurde ihr entgegengehalten, dass es nicht immer möglich ist, sich »Ersatz« für etwa den verstorbenen Lebenspartner zu suchen, überhaupt, dass sie – ebenso wenig wie die Disengagement-Theorie – auf alle Lebenslagen anwendbar sei (Lehr 2003) und dass schließlich nicht die Quantität der sozialen Kontakte, sondern deren Güte von Bedeutung sei, während die Aktivitätstheorie ja möglichst vielfältige soziale Kontakte als zentral erachte; sie »propagiert den aktiven Alten, der u. a. im ‚Grauen Panther' sein Klischee gefunden hat« (Meyer 1998, S. 34).

3.1.4 Die Kontinuitätsthese des Alterns (auch: Kontinuitätstheorie)

Die Kontinuitätstheorie besagt, dass die Anpassung an das Alter umso besser gelingt, je mehr Kontinuität zwischen der Lebenssituation im mittleren und höheren Lebensalter besteht. Die Zufriedenheit sei also umso höher, je mehr die Lebensbedingungen in den Lebensabschnitten einander ähneln. Es wird dabei zwischen innerer und äußerer Kontinuität unterschieden, wobei mit innerer Kontinuität verschiedene Einstellungen und Haltungen oder Ideen gemeint sind: Sie sollen fortgesetzt werden können. Die äußere Kontinuität steht für Lebensumstände wie die Umgebung, bekannte Handlungen oder anderweitig Vertrautes. Insgesamt sollen »Strukturen, Beziehungen und Ereignisse als kontinuierlich wahrgenommen werden« (Lehr 2003, S. 65).

Die Kontinuitätsthese des Alterns entstammt der Soziologie, wurde allerdings um entwicklungspsychologische Elemente erweitert und ist zeitlich nach der Entstehung von Disengagement- und Aktivitätstheorie einzuordnen. Grundsätzlich geht sie also vom Bedürfnis des Alternden nach Stabilität aus und relativiert somit sowohl die Aktivitäts- als auch die Disengagement-Theorie, denn sie »berücksichtigt das unterschiedliche Anspruchsniveau einzelner Personen, das sich im Lebenslauf sehr unterschiedlich entwickelt haben kann« (Backes und Clemens 2008, S. 133), ebenso natürlich geschlechtsspezifische Unterschiede.

Kritisch könnte man der Kontinuitätsthese nun entgegenhalten, dass die Lebensbedingungen heute Hochaltriger in jungen Jahren bzw. im mittleren Alter häufig schwierig waren und dass Kontinuität nicht immer gewünscht sein muss.

Das Psychobiographische Pflegemodell nach Erwin Böhm (▸ Abschn. 30.2) basiert im Wesentlichen auf der Kontinuitätsthese, wobei eben eine Annahme zentral ist, nämlich, dass der alte Mensch so leben möchte, wie er es im mittleren Erwachsenenalter getan hat. Sie ist mit der starken Aufforderung zum Tätigsein verbunden (und beinhaltet also auch Teile der Aktivitätstheorie). In diesem Zusammenhang wird immer auch zu betrachten sein, inwieweit der Anspruch, sich nach einem arbeitsintensiven Leben im Alter »auszuruhen«, seine Berechtigung hat.

3.1.5 Das Kompetenzmodell

Das Kompetenzmodell ist ein im Rahmen der Debatte um die Alternstheorien entstandener Versuch, dem negativen Bild vom Altern, das vor allem im Defizitmodell verankert ist, eine Denkart entgegenzusetzen, die – wiederum – Fähigkeiten und Potenziale des Betagten ins Zentrum stellt. Das geschieht (auch), indem die Lernfähigkeit, die Fähigkeit, neue Kompetenzen zu erwerben, Belastbarkeit bis ins höhere Alter, ebenso aber ein (gesellschaftlicher) Nutzen des Wissens, der Lebenserfahrung und der Reife (mitunter ist von »Weisheit« die Rede) betont wird.

Nun kann nicht in Abrede gestellt werden, dass der Prozess des Alterns, der für sich schon individuell verläuft, auch so gestaltet sein kann, dass viele Fähigkeiten und Fertigkeiten verbleiben, sich auch neue Fähigkeiten und Fertigkeiten entwickeln, etwa die, mit Einschränkungen zurechtzukommen. Selbstverständlich kann von Lebenserfahrung und Reife in vielerlei Hinsicht profitiert werden.

Zu diesem Modell finden sich allerdings auch kritische Einwände: Damit sei die Gefahr verbunden, von einem negativen Stereotyp des Alters in ein positives Altersstereotyp zu verfallen, wenn undifferenziert generalisiert würde (Meyer 1998, S. 35; Backes und Clemens 2008, S. 58). Schließlich sei das (hohe) Alter letztlich trotz allem häufig mit Verlust oder Hilfsbedürftigkeit verbunden.

Der Erhalt von Kompetenzen bzw. die Fähigkeit zur Kompensation diesbezüglicher Verluste schließlich sei »in erheblichem Maß von Umgebungsbedingungen und der individuellen Lebensform abhängig« (Meyer 1998, S. 35).

3.1.6 Der Begriff des qualitativen Verlaufsmodells und der Wachstumstheorie

Diese Theorien gehen von qualitativen Veränderungen aus, die sich demnach dort zeigen sollen, wo der Mensch vom mittleren ins höhere Lebensalter übergeht. Als klassisches Beispiel gilt das Modell der **Lebensphasen und -aufgaben** nach Erik Erikson, dessen sich auch Naomi Feil für ihr Konzept der Validation bedient (▸ Abschn. 31.3). Im qualitativen Verlaufsmodell beschäftigt man sich mit diesen Veränderungen. Erikson zufolge muss in jeder Lebensphase eine bestimmte Aufgabe bewältigt werden und dabei ist dann für das hohe Alter die »Erlangung von ‚Ich-Integrität‘ die wichtigste Aufgabe, die dem Menschen gestellt ist« (Lehr 2003, S. 53). Damit ist – vereinfacht gesagt – gemeint, dass der Mensch im Alter alle seine Persönlichkeitsanteile und Lebensereignisse, ebenso die Veränderungen, die das Altern mit sich bringt, akzeptieren und bejahen kann.

Ursula Lehr drückt das aus, indem sie von der »Ich-Integrität« als von einem »Leitbild, an dessen ‚Erreichen‘ oder ‚Nicht-Erreichen‘ jede erwachsene Persönlichkeit gemessen wird« spricht. Sie betrachtet dies durchaus kritisch: Es ginge dabei nämlich »(…) Biographik in Ethik über und normative Aspekte gewinnen über deskriptive die Oberhand« (Lehr 2003, S. 53). Das bedeutet, dass in dieser Denkart eine bestimmte Art der Reifung bzw. ihr Unterbleiben (moralisch) bewertet wird und dass anstatt einer *Be*schreibung sozusagen die *Fest*schreibung eines Idealzustandes erfolgt (hier muss angemerkt werden, dass Naomi Feils Konzept, das auf Eriksons Theorie fußt, beides nicht tut, mehr dazu aber in ▶ Abschn. 32.3).

Ein ähnliches Denken findet sich in den so genannten **Wachstumstheorien des Alterns**, in denen davon ausgegangen wird, dass sich das Alter durch besondere Reife auszeichnet, welche die menschliche Entwicklung abschließt. Lars Tornstams Theorie der **Gerotranszendenz** ist ihnen zuzurechnen und beschreibt ebenfalls eine Art der »späten Persönlichkeitsentwicklung« (Lehr 2003, S. 69), die sich letztlich durch besondere Fähigkeiten zeige (etwa: weniger selbstbezogenes, sondern ein gewissermaßen offeneres Denken und das, was im Verständnis Eriksons als »Ich-Integrität« bezeichnet wird).

3.1.7   Der Begriff des biografisch orientierten Ansatzes

Der Umstand, dass seit knapp drei Jahrzehnten die Arbeit mit Biografien verstärkt Einzug in die (qualitative) sozialwissenschaftliche Forschung hält, schlägt sich auch im Denken innerhalb der Gerontologie und der geriatrischen Pflege nieder. Zunächst werden hier zwei alternstheoretische Ansätze vorgestellt, die die Soziologin Cornelia Schneider in diesem Zusammenhang bespricht:

Die so genannte **kognitive Alternstheorie** geht im Wesentlichen davon aus, dass »nicht so sehr die ‚objektiven‘ Gegebenheiten, sondern vielmehr die subjektive individuelle Wahrnehmung und Deutung dieser objektiven Umstände, also die Tatsache, wie Letztere intrapsychisch repräsentiert sind (= Repräsentanz), für die Reaktionen des Individuums auf die entsprechenden Gegebenheiten verantwortlich sind« (Schneider 2007, S. 82).

Das bedeutet, dass zum Verständnis einer Lebensgeschichte vorrangig ergründet werden muss, *wie* jemand etwas empfunden und welche *Bedeutung* es für ihn gehabt hat, da dies seine Art sich zu verhalten bestimmt. Umgekehrt sind in Zusammenhang mit möglichen Interventionen dann ebenfalls jene Bedürfnisse von Bedeutung, die sich aus dem individuellen Erleben ergeben haben.

Das **Lebenslagenkonzept** beschäftigt sich einerseits mit der aktuellen Lebenssituation Alternder und damit, wodurch sie vorrangig beeinflusst wird. Andererseits wird in diesem Zusammenhang überlegt, wie sie ggf. beeinflusst werden können. Auch der Erinnerung alter Menschen kommt dabei Bedeutung zu, da sie ja die gegenwärtige Situation jeweils vor ihrem persönlichen Hintergrund erleben.

Mit Blick darauf wird allerdings auch die Überlegung ins Feld geführt, dass es vielfach zu Identitätskrisen Betagter kommen kann, da vieles des Erlebten heute keine Bedeutung mehr zu haben scheint, es also etwa bestimmte Berufe nicht mehr gibt, bestimmte Fähigkeiten nicht mehr gefragt sind und sich die Lebensformen (was besonders die Familie betrifft) gewandelt haben und weiter wandeln werden. Es wird also einerseits die Lebensgeschichte eines Menschen, andererseits das aktuell Gegebene betrachtet und zueinander in Beziehung gesetzt.

Cornelia Schneider führt aus, dass gerade dieses Konzept in Zukunft in Zusammenhang mit der psychogerontologischen Pflege von Interesse sein könnte, denn: »(…) ist es doch schon vom Grundsatz her darum bemüht, die Ebene sozialer Strukturanalyse mit individuell-biografischen Fragestellungen zu verknüpfen, was im Hinblick auf psychische Alterserkrankungen ein vielversprechendes Unterfangen wäre. Denn aus der Pflegepraxis weiß man seit Langem, dass demenzielle und depressive Krankheitsbilder nur im biografischen Kontext erklärbar und behandelbar werden« (Schneider 2007, S. 85), weshalb »die biografischen Zusammenhänge nicht losgelöst von sozioökonomischen Besonderheiten und/oder schichtspezifischen Lebenslaufmustern« gesehen werden könnten (Schneider 2007, S. 86).

Die ausgeführten Theorien und Modelle zum Altern sind teilweise widerlegt (das gilt besonders für das Defizitmodell und die Disengagement-Theorie), widersprechen einander (etwa: Aktivitätstheorie und Disengagement-Theorie) oder lassen sich miteinander in Einklang bringen (etwa: Wachstumstheorien und Kompetenzmodell). Auch können sie, solange sie nicht als widerlegt gelten, nicht einfach als »richtig« oder »falsch« bezeichnet werden, da es sich jeweils um unterschiedliche Arten handelt, über das Altern nachzudenken. Es lohnt sich jedoch, das eigene Pflegehandeln daraufhin zu überprüfen, ob man es vielleicht unbewusst gemäß einer oder mehrerer dieser Perspektiven ausrichtet.

So ist etwa das Defizitmodell noch immer in vielfacher Hinsicht im Blick auf Alter und Altern verankert. Man denke nur an die Angst, die Alter und Altern in einer Gesellschaft des Jugendkults auslösen können. Bestimmt es allerdings pflegerisches Tun (und sei es unbewusst), laufen Pflegende Gefahr, die Pflege wenig ressourcenorientiert zu gestalten und den Abbau verschiedener Fähigkeiten als gegeben hinzunehmen (Schneider 2007, S. 77 f.).

In jedem Fall lohnt es sich also, einerseits das eigene Denken über Alter, Altsein und Altern zu reflektieren, andererseits ist es auch interessant, Pflegemodelle und -konzeptionen auf das ihnen zugrunde liegende diesbezügliche Bild zu überprüfen. Wie die neuere Sicht auf den Vorgang des Alterns auch nahelegt, ist es sinnvoll, zwischen verschiedenen Arten des Alters zu unterscheiden. Sie werden im Folgenden ausgeführt.

3.2   Lebenserwartung, Lebensphase »Alter«

Laut Statistik Austria (2013) beträgt die durchschnittliche Lebenserwartung für einen Österreicher ungefähr 78,5 Jahre und für eine Österreicherin 83,6 Jahre, liegt im Durchschnitt somit bei 81,1 Jahren. Damit hat sich nicht nur die Lebensdauer insgesamt verlängert, sondern auch die Zeit, die Menschen gesund und weitgehend beschwerdefrei in der Lebensphase des älter bzw. Altseins verbringen können.

Nun gibt es nicht »das« Alter oder »das« Altern, vielmehr deuten Forschungsergebnisse darauf hin, dass es etwas wie ein »normales« (im Sinne von: einer Norm entsprechendes) Altern gar nicht gibt (Fürstler und Hausmann 2000, S. 196). Es geschieht auf unterschiedlichen Ebenen und wird unterschiedlich erlebt (»differenzielles Altern«), wobei zum Beispiel der Lebensstil, die gemachten Erfahrungen oder die Möglichkeiten des Einzelnen, mit geänderten Situationen umzugehen, eine Rolle spielen. Es ist daher auch möglich, dass es zwar einerseits zu unterschiedlichen Veränderungen kommt, dass diese aber andererseits sehr gut kompensiert (also: ausgeglichen) werden können.

Es gibt nun mehrere Möglichkeiten, die Lebensphase »Alter« zu betrachten:
Man kann nach
- Altersabschnitten (junges, mittleres und hohes Alter),

 ▬ Form oder Art des Alterns (biografisches, biologisches, soziales bzw. primäres und
   sekundäres Altern) und
 ▬ Grad der Abhängigkeit oder Einschränkung (Go-Gos, Slow-Gos, No-Gos bzw. drittes
   und viertes Alter/Lebensalter) unterscheiden.

Diese Betrachtungsmöglichkeiten werden im Folgenden erklärt.

3.2.1   Unterscheidungen der Lebensphase »Alter« nach Altersabschnitten

Vielfach wird nach dem Lebensalter (bzw. nach Altersabschnitten) unterschieden – im Englischen etwa zwischen young old, old und very old, also etwa die »jungen Alten«, die »(mittleren) Alten« und die »alten Alten« (auch: hohes bzw. sehr hohes Alter). Die Grenzen sind unterschiedlich und werden sich zunehmend nach oben verschieben (siehe die steigende Lebenserwartung). Randwerte sind, dass die »jungen Alten« oft ab dem sechzigsten Lebensjahr, die »alten Alten« ab dem achtzigsten Lebensjahr gesehen werden.

3.2.2   Unterscheidung nach der »Form« oder »Art« des Alterns: biografisch, biologisch, sozial bzw. primär und sekundär

▪ **Biografisches, biologisches und biologisches Altern**

Das biografische (auch: kalendarische) Alter bezeichnet das sozusagen »am Kalender ablesbare« Alter eines Menschen. Das biologische Alter ist ein Schätzwert für die gegenwärtige gesundheitliche Situation und Belastbarkeit eines Menschen und muss nicht mit dessen biografischem Alter korrelieren, d. h., die beiden müssen einander nicht bedingen und nicht miteinander in Wechselbeziehung stehen.

Das »soziale Altern« bezeichnet besonders den Verlust sozialer Kompetenzen und Aktionsmöglichkeiten (Kommerell et al. 2014, S. 147). Die Ursache dafür liegt oft darin, dass es im Alter häufig zu Isolation und/oder Vereinsamung kommt. Eine ungünstige (kaum mehr vorhandene) soziale Umgebung begünstigt also das Altern. Soziales Altern hat wesentlich damit zu tun, wie der Betroffene sich einschätzt und damit, wie er von anderen gesehen und wahrgenommen wird (Marwedel 2013, S. 21f).

▪ **Primäres und sekundäres Altern:**

Der Vorgang des Alterns ist ein – zunächst – biologischer Prozess, der zwar individuell (Peters 2006, S. 3f) und auf unterschiedlichen Ebenen verläuft, grundsätzlich aber mit körperlichem Abbau (bzw. körperlichen Veränderungen) verbunden ist. Für den biologischen Prozess des Alterns (also: auf physischer Ebene) können zwei Formen unterschieden werden:
 ▬ Das primäre Altern (= »normales« Altern)
 ▬ Das sekundäre Altern (= »pathologisches« Altern)

Primäres Altern ist durch körperliche Veränderungsprozesse, die – früher oder später – jeden betreffen, bedingt. Sekundäres Altern ist durch Umwelteinflüsse, die schädigende Wirkung haben, oder durch Erkrankungen bedingt (Schmithüsen 2015, S. 281).

3.2.3 Unterscheidungen nach dem Grad der Abhängigkeit oder der Einschränkung

■ **Go-Gos, Slow-Gos und No-Gos**

Im angelsächsischen Raum sprechen Mediziner von **Go-gos, Slow-gos und No-gos.** Diese recht pragmatische Differenzierung hat mit dem Allgemeinzustand der Betagten und dabei insbesondere mit ihrer Mobilität zu tun.

— Go-gos sind demnach selbstständige, unabhängige alte Menschen.

— Slow-gos sind eingeschränkt selbstständig und teilweise von Unterstützung abhängig.

— No-gos benötigen dauerhaft Unterstützung und Betreuung.

■ **Drittes und viertes (Lebens-)Alter**

Mit dem dritten Lebensalter ist die aktive Lebensphase gemeint, in der noch keine altersbedingten Einschränkungen vorliegen und die eventuell als besonders erfüllend empfunden werden kann. Im so genannten vierten Lebensalter leidet der Mensch unter altersbedingten Einschränkungen und Behinderungen (Laslett 1995), wobei diese zunächst – in Abhängigkeit von kulturellen bzw. sozialen Ressourcen – kompensiert werden können, was aber mit zunehmendem Alter immer schwieriger wird (Martin und Kliegel 2014, S. 48). Es bleibt nun zu fragen, was die unterschiedlichen Benennungen und Differenzierungen der Pflege zu sagen haben.

Milisen et al. (2004) weisen darauf hin, dass es unbedingt Ziel der Pflege alter Menschen sein muss, ihnen ein Altern und Leben in möglichst hoher Lebensqualität zu ermöglichen. Dabei wird von den Autoren auch die Notwendigkeit diverser Präventivmaßnahmen betont, die mitwirken sollen, dass Menschen möglichst gesund alt werden. Dies allerdings nicht primär, denn: Eine »eher erreichbare Zielsetzung der Pflege von älteren Menschen« sei die möglichst lange Erhaltung von Aktivität und Selbstständigkeit (Milisen et al. 2004 unter Bezugnahme auf andere Autoren, S. 6 ff.).

Aktivität und Selbstständigkeit Betagter ist allerdings etwas, das – wie die Autoren weiter zeigen – durchaus in Wechselbeziehung zur diesbezüglichen Wahrnehmung ihrer Umwelt bzw. ihres sozialen Umfeldes steht: Sie stellen das soziale Abstiegsmodell nach Kuypers und Bengtson (1984) vor, wonach ältere Menschen in einen Teufelskreis hineingeraten können, der sie in eine »erlernte Hilflosigkeit« (▶ Abschn. 3.5) bringt.

3.3 Die Stufen des sozialen Abstiegs nach Kuypers und Bengtson

Die Stufen des sozialen Abstiegs älterer Menschen nach Kuypers und Bengtson gestalten sich wie folgt:

1. **Anfälligkeit**: Sie ergibt sich aus der Diskriminierung alter Menschen bzw. des Alters, der gesellschaftlichen Erwartung von Produktivität und auftretenden Verlusten.
2. **Abhängigkeit von äußeren Erwartungen**: Einerseits sind die Normen unklar, andererseits treten Zweifel an früheren Kompetenzen auf.
3. **Der Betagte wird als inkompetent eingeschätzt**: Die soziale Umgebung empfindet ihn als »unfähig«.
4. **Erworbene Abhängigkeit**: Der alte Mensch wird langsam in die Rolle des »Kranken« hineingeführt.

5. Diese Art der erlernten Hilflosigkeit (▶ Kap. 12 und ▶ Kap. 13) führt schließlich tatsächlich zum **Verlust früherer Fähigkeiten**.
6. Die sich anschließende Selbsteinschätzung lässt den Betagten **sich selbst als »unfähig« sehen und betrachten** (Milisen et al. 2004, S. 12):

Dies setzt sich ständig fort; so führt die Selbstwahrnehmung von Stufe 6 wieder zu einer erhöhten Anfälligkeit (Stufe 1) und der Kreislauf beginnt von Neuem.

Daher kann nicht oft genug betont werden, dass die Wahrnehmung Betagter durch professionell Pflegende (die ja auch Teil deren sozialen Umfelds sind, oft ein sehr bedeutsamer) der laufenden Reflexion bedarf, da diese Außenwahrnehmung sein Erleben und schließlich Verhalten beeinflussen kann. Sie muss also auf – vielleicht unbewusst getätigte oder übernommene – Vorurteile und Pauschalisierungen überprüft werden. In diesem Zusammenhang sei der Begriff des Altersstereotyps erwähnt und vorgestellt.

3.4   Altersstereotype

Altersstereotype sind gleichartige Zuschreibungen, die in Zusammenhang mit dem Alter oder mit alten Menschen immer wieder getätigt werden (Backers 2008, S. 57 f.), häufig sind sie negativ. Alte Menschen werden z. B. als langsam, verschroben oder hilfsbedürftig begriffen. Positive Altersstereotype wären im Gegenteil Zuschreibungen von besonders viel Lebenserfahrung oder etwa der Altersweisheit.

Professionelle Pflege alter Menschen bedarf der differenzierten Wahrnehmung von Fähigkeiten, Fertigkeiten und Ressourcen Betagter – überhaupt dessen, was sich über ihr Erleben vermuten und in ihrem Verhalten beobachten lässt. Hier haben weder positive noch negative Stereotype Platz, sondern die Situation ist jeweils gesondert einzuschätzen und es ist demgemäß zu agieren. Sowohl negative als auch positive Altersstereotype, denen man im Rahmen von Pflege und Betreuung – bewusst oder unbewusst – folgt, bringen die Gefahr der erlernten Hilflosigkeit (▶ Abschn. 3.5) mit sich.

Negative Altersstereotype deshalb, weil dem älteren Menschen zu wenig zugetraut wird, während positive Altersstereotype, die nicht reflektiert sind, zur Überforderung führen können. Und sowohl Unter- als auch Überforderung können das Entstehen der erlernten Hilflosigkeit begünstigen.

3.5   Erlernte Hilflosigkeit

Erlernte Hilflosigkeit entsteht nach Martin E. P. Seligmann folgendermaßen:
-   Jemand erlebt, dass das, was er tut, keine Auswirkungen hat, also »folgenlos« bleibt,
-   und schließt daraus, dass sein Handeln keinen Einfluss auf das Geschehen hat, dass er die Sache, um die es dabei geht, nicht »kann«,
-   er gibt es daher auf, »mitzumachen« oder etwas Bestimmtes zu tun und »verlernt« es mit der Zeit tatsächlich (Seligmann 1983, Hornung und Lächler 2006)

Damit es dazu nicht kommt, ist es günstig, wenn
-   der ältere Mensch das Gefühl hat, dass das, was er tut, Einfluss auf das Geschehen hat,
-   der ältere Mensch Erfolgserlebnisse bzw. das Gefühl, dass etwas gelingt, hat,
-   aktiv am (Pflege-)geschehen beteiligt ist.

Praktisch bedeutet das, dass

— die Adaptionszeit (▶ Kap. 30) beachtet werden muss,

— Klienten in Entscheidungen einbezogen werden sollen, wobei es in Abhängigkeit von Orientiertheit, kognitiven Möglichkeiten und Gesamtsituation des Klienten erforderlich sein kann, das Angebot überschaubar zu halten (z. B. zwischen zwei Alternativen aussuchen lassen) (▶ Abschn. 12.2),

— Klienten ins (Pflege-)Geschehen einbezogen werden sollen,

— Klienten weder über- noch unterfordert werden sollen und

— es hilfreich sein kann, das, was gut gelungen ist, hervorzuheben (nicht übertrieben, nicht verkindlichend).

? Wie und warum könnte die Haltung einer Pflegeperson, die mit ausschließlich positiven Altersstereotypen an Betagte herantritt, sich für diese letztlich nachteilig auswirken?
Wie könnte die Haltung einer Pflegeperson, die das Defizitmodell des Alterns verinnerlicht hat, aussehen und welche Folgen hätte das möglicherweise langfristig für die Fähigkeiten bzw. die psychische Situation geriatrischer Klienten?
Wie könnte die Haltung einer Pflegeperson, die die Aktivitätstheorie des Alterns verinnerlicht hat, aussehen und welche Folgen hätte das möglicherweise langfristig für die Fähigkeiten bzw. die psychische Situation geriatrischer Klienten?
Erklären Sie die Stufen des sozialen Abstiegs nach Kuypers und Bengtson anhand eines praktischen Beispiels – denken Sie sich also eine Geschichte dazu aus!

Literatur

Backes G M, Clemens W (2008) Lebensphase Alter. Eine Einführung in die sozialwissenschaftliche Alternsforschung. Juventa, Weinheim und München

Fürstler, G. Hausmann, C (2000) Psychologie und Sozialwissenschaft für Pflegeberufe 1. Grundlagen der Psychologie – Entwicklungspsychologie – Pädagogik – Sozialhygiene. Facultas WUV, Wien

Hornung R/Lächler J (2006) Psychologisches und soziologisches Grundwissen für Gesundheits- und Krankenpflegeberufe. Beltz, Weinheim und Basel, 9., vollständig überarbeitete und aktualisierte Auflage

Köther I (Hg) (2005) Altenpflege. Zeitgemäß und zukunftsweisend. Thieme, Stuttgart

Kommerell et al. (2014) Lebensphasen. In: Menche N (2014) (Hg) Pflege Heute. Lehrbuch für Pflegeberufe. Elsevier, Urban&Fischer, München, 6., vollständig überarbeitete Auflage, S.109-149)

Laslett P (1995) Das Dritte Alter. Historische Soziologie des Alterns. Juventa, Weinheim, München

Lehr U (2003) Psychologie des Alterns. Quelle & Meyer, Wiebelsheim

Martin M, Kliegel M (2014) Psychologische Grundlagen der Gerontologie. Kohlhammer, Stuttgart, 4., durchgesehene und aktualisierte Auflage

Marwedel U (2013) Gerontologie und Gerontopsychiatrie lernfeldorientiert. Verlag Europa Lehrmittel – Nourney, Vollmer GmbH & Co KG, Haan-Gruiten, 5. aktualisierte Auflage

Matolycz E (2015) Altenarbeit. Ein Lehrbuch für Sozialbetreuungsberufe. Facultas, Wien

Meyer M (1998) Gewalt gegen alte Menschen in Pflegeeinrichtungen. Verlag Hans Huber, Bern

Milisen et al. (Hg) (2004) Die Pflege alter Menschen in speziellen Lebenssituationen: modern – wissenschaftlich – praktisch. Springer, Heidelberg

Peters M (2006) Psychosoziale Beratung und Psychotherapie im Alter. Vandenhoeck & Ruprecht, Göttingen

Schneider C (2007) Pflege und Betreuung bei psychischen Alterserkrankungen. Eine gerontosoziologisch-pflegewissenschaftliche Analyse. Facultas, Wien

Schmithüsen F (Hg) (2015) Lernskript Psychologie. Die Grundlagenfächer kompakt. Springer, Berlin Heidelberg

Seligmann M E P (1983) Erlernte Hilflosigkeit. Müller, Salzburg

▶ http://www.nhlinfo.de/eXEc/start?site=/infopool/329.htm&check=0 [Zugriff: 30. 4. 2015]

▶ http://www.statistik.at/web_de/presse/076763 [Zugriff: 30.4.2015]

Einrichtungen und Settings für die Pflege alter Menschen

Esther Matolycz

4.1   Mobile Pflege- und Betreuungsformen – 26
4.1.1   Heimhilfe – 26
4.1.2   Hauskrankenpflege – 27
4.1.3   Medizinische Hauskrankenpflege – 27
4.1.4   Besuchsdienste – 27
4.1.5   Reinigungsdienste – 28
4.1.6   Personenbetreuung – 28

4.2   Teilstationäre Pflege- und Betreuungsformen – 29
4.2.1   Akutgeriatrie – 29
4.2.2   Angebote aus dem Bereich der Kurzzeitpflege – 30
4.2.3   Formen des betreuten Wohnens – 30
4.2.4   Tageszentren – 31

4.3   Stationäre Pflege- und Betreuungsformen – 31

4.4   Neue Wohnformen (Wohngemeinschaften,
           Hausgemeinschaften) – 33

4.5   Neue Wohnformen (Generationen-Wohnen) – 34

           Literatur – 35

E. Matolycz, *Pflege von alten Menschen*,
DOI 10.1007/978-3-662-48151-6_4, © Springer-Verlag Berlin Heidelberg 2016

In diesem Kapitel werden die mobilen Pflege- und Betreuungsformen, die teilstationären Pflege- und Betreuungsformen sowie die stationären Pflege- und Betreuungsformen in ihren Anliegen vorgestellt, zu den stationären Pflege- und Betreuungsformen wird ein Rückblick auf ihre Entwicklung gegeben. Dem schließen sich die Vorstellung neuer Wohnformen (einerseits Wohn- bzw. Hausgemeinschaften, andererseits das Konzept des Generationenwohnens) an.

Mit der steigenden Anzahl alter Menschen und dem steigenden Bedarf an Pflege und Betreuung ändern sich auch die Formen, in denen beides angeboten wird. Das vorliegende Kapitel möchte einen Überblick darüber geben, dann besprechen, wodurch sich die unterschiedlichen **Settings** und **Einrichtungen** auszeichnen. Unter »Settings« sind dabei Lebensumwelten mit ihren sozialen Zusammenhängen zu verstehen, in denen sich alte Menschen befinden; sie können völlig unterschiedlich gestaltet sein und die Bandbreite bewegt sich vom eigenen häuslichen Umfeld über verschiedene Formen der Unterstützung bis hin zur stationären Pflegeeinheit.

Grundsätzlich kann wie folgt unterschieden werden: mobile, teilstationäre oder stationäre Pflege- und Betreuungsformen sowie die neuen Wohnformen der Wohngemeinschaften und Hausgemeinschaften sowie das Generationenwohnen.

4.1   Mobile Pflege- und Betreuungsformen

Den mobilen Pflege- und Betreuungsformen sind die so genannten mobilen Dienste zugeordnet. Sie umfassen eine Summe unterschiedlicher Leistungsangebote für die Pflege und Betreuung alter Menschen in deren eigener Wohnung. Sie werden auch als ambulante oder mobile Dienste, soziale Dienste, Gesundheitsdienste oder spitalsexterne Dienste bezeichnet und beinhalten im Wesentlichen die Heimhilfe, die Hauskrankenpflege und die medizinische Hauskrankenpflege, Besuchs- und Reinigungsdienste sowie die (24-Stunden-) Personen-Betreuung.

4.1.1   Heimhilfe

Die Aufgabengebiete der Heimhilfe sind im Wesentlichen die Hilfestellung bei Hausarbeiten – was bestimmte leichte Reinigungsarbeiten (wie die Reinigung in Bad und WC, Staubsaugen, Bodenkehren oder Bettenmachen) inkludiert –, die Wäscheversorgung, die Reinigung von Geschirr und das Vorbereiten von Mahlzeiten, aber auch die Besorgung des Einheizens, die Erledigung von Einkäufen und Besorgung von Medikamenten, die Versorgung von Haustieren, die Förderung von Sozialkontakten und die Unterstützung bei der Basisversorgung. Diese umfasst eine unterstützende Versorgung in Zusammenhang mit Körperpflege und Bewegung, dem Ausscheiden, beim An- und Auskleiden sowie beim Essen und Trinken, ebenso die Assistenz bei der Einnahme von oralen Medikamenten bzw. das Erinnern an die Einnahme, ebenso z. B. die Applikation von verordneten Salben, Cremes oder Pflegeprodukten.

Anzumerken ist hier, dass die Unterstützung bei der Basisversorgung (einschließlich der Unterstützung bei der Einnahme und Anwendung von Arzneimitteln) nur unter Anleitung und Aufsicht von Angehörigen der Gesundheitsberufe durchgeführt werden darf.

4.1.2 Hauskrankenpflege

Die Hauskrankenpflege wird – mit unterschiedlichen Tätigkeitsbereichen – von Pflegeassistenten und von Angehörigen des gehobenen Dienstes für Gesundheits- und Krankenpflege durchgeführt, wobei die Pflegeassistenten unter Anordnung und Aufsicht des gehobenen Dienstes arbeiten. Sie umfasst pflegerische Maßnahmen wie Körper-, Haut-, Haar- und Zahnpflege sowie in Zusammenhang mit Ernährung, Mobilisation und Lagerung, Inkontinenzversorgung und einfacher Wundversorgung, ebenso die Krankenbeobachtung und prophylaktische Pflegemaßnahmen (etwa das Anlegen von Bandagen) und schließlich die Pflege, Reinigung und Desinfektion verwendeter Pflegebehelfe. Der gehobene Dienst führt neben den Tätigkeiten der medizinischen Hauskrankenpflege (▶ Abschn. 4.1.3) beispielsweise auch die Erhebung des Pflege- und Betreuungsbedarfs durch, erstellt Pflege- und Betreuungspläne, ist für die Überwachung, Koordination und Evaluierung des Pflege- bzw. Betreuungsprozesses verantwortlich, leitet außerdem Klienten oder deren Angehörige an oder schult sie, wenn erforderlich und möglich, in der Durchführung bestimmter Tätigkeiten ein.

4.1.3 Medizinische Hauskrankenpflege

Die medizinische Hauskrankenpflege ist eine Leistung, die den Aufenthalt in einem Krankenhaus ersetzen bzw. verkürzen soll. Sie erfolgt ausschließlich durch Angehörige des gehobenen Dienstes für Gesundheits- und Krankenpflege und umfasst besondere Pflegeleistungen. Dies sind jene, die im so genannten »mitverantwortlichen Bereich« liegen, was bedeutet, dass auf ärztliche Anordnung bei therapeutischen und diagnostischen Maßnahmen mitgewirkt wird. Dabei handelt es sich etwa um Vorbereitung und Verabreichung von Medikamenten und Injektionen (zumeist subkutan und intramuskulär), das Setzen von transurethralen Blasenkathetern, die Blutentnahme aus Venen und Kapillaren, die Durchführung von Darmeinläufen, Wundmanagement bzw. Versorgung von Wunden, Durchführung von Verbandswechseln, die Versorgung von Sonden und die Durchführung von Sondenernährung oder die Stomaversorgung.

Die medizinische Hauskrankenpflege ist zunächst auf eine Dauer von vier Wochen beschränkt und muss danach chefärztlich bewilligt werden. Für den Klienten ist sie kostenfrei, während für die nichtmedizinische Hauskrankenpflege das Pflegegeld vorgesehen ist.

4.1.4 Besuchsdienste

Das Tätigkeitsgebiet von Besuchsdiensten liegt hauptsächlich in der Förderung und im Angebot sozialer Kontakte sowie in der Erledigung von Einkäufen und Botengängen bzw. der Begleitung dabei. Es kommen also Spaziergänge, die Begleitung zu Terminen aller Art (Arzt, Behördengänge, kulturelle Veranstaltungen, Ambulanzen oder Fußpflege etc.) in Frage.

Besuchsdienste können auch die Pflege von Blumen, Zimmerpflanzen und Tieren übernehmen, die Angehörigen von zu betreuenden Personen unterstützen und etwa die Post bei sehbehinderten Klienten erledigen. Ein weiteres wichtiges Aufgabengebiet ist die Beschäftigung mit der zu betreuenden Person durch Spiele, Gespräche oder Ähnliches.

4.1.5   Reinigungsdienste

Angehörige dieser Dienste führen Reinigungs- und Aufräumarbeiten durch, wozu etwa die Reinigung von Böden und Fenstern, Türen und sanitären Bereichen gehört. Auch die Pflege von Möbeln, das Waschen und Wechseln von Vorhängen ist ihrem Tätigkeitsbereich zuzurechnen, während die Heimhilfe beispielsweise Staub saugt, kleinere Reinigungsarbeiten durchführt oder Geschirr wäscht.

4.1.6   Personenbetreuung

Die Personenbetreuung ermöglicht Betreuung unter Einbeziehung einzelner leichter pflegerischer Leistungen an betreuungsbedürftigen Menschen, wobei das Tätigkeitsgebiet wie folgt aufgeteilt ist:
- Haushaltsnahe Tätigkeiten (von Botengängen über die Wäscheversorgung bis zur Reinigung)
- Tätigkeiten in Zusammenhang mit der Förderung sozialer Kontakte (z. B. auch gemeinsame Freizeitgestaltung)
- Tätigkeiten, die bei der Lebensführung unterstützen sollen

Zu Letzteren zählen die Unterstützung bei der oralen Nahrungs-, Flüssigkeits- und Medikamenteneinnahme, die Unterstützung bei der Körperpflege sowie beim An- und Auskleiden, der Ausscheidung (Wechsel von Inkontinenzversorgungsartikeln und Benutzung von Toilette oder Toilettenstuhl) und schließlich die Unterstützung bei Bewegungsabläufen wie Aufstehen, Gehen oder Niederlegen (BGBl. I – ausgegeben am 9. April 2008 – Nr. 57, S. 5).

Personenbetreuer arbeiten, gemäß §3b des Gesundheits- und Krankenpflegegesetzes in den Belangen der Unterstützung bei der oralen Nahrungs- und Flüssigkeitsaufnahme sowie der Arzneimittelaufnahme, der Unterstützung bei der Körperpflege, der Unterstützung beim An- und Auskleiden, der Unterstützung beim Benutzen von Toilette bzw. Toilettenstuhl oder dem Wechsel von Inkontinenzprodukten sowie der Unterstützung beim Aufstehen, Niederlegen, Niedersetzen und Gehen, unter Anleitung und Aufsicht des gehobenen Dienstes für Gesundheits- und Krankenpflege, und zwar nach Unterweisung im erforderlichen Ausmaß.[1]

Die Bedingungen, unter denen sie tätig werden können, sind im so genannten Hausbetreuungsgesetz geregelt (BGBl. I Nr. 33/2007, in der Fassung BGBl. I Nr. 57/2008): Betreuungskräfte müssen demnach das 18. Lebensjahr vollendet haben. Sie müssen zumindest 48 Stunden in der Woche beschäftigt sein und dürfen längstens eine Periode von durchgehender 14-tägiger Arbeit leisten – anschließend ist ihnen eine ununterbrochene Freizeit von zumindest der gleichen Dauer zu gewähren.

Für die Arbeitsperiode ist die betreuende Person in die Hausgemeinschaft der zu betreuenden Person aufzunehmen. Die Arbeitszeit (inklusive Arbeitsbereitschaft) darf in zwei aufeinanderfolgenden Wochen 128 Stunden nicht überschreiten; die Personenbetreuer haben außerdem gesetzlichen Anspruch darauf, dass die tägliche Arbeitszeit durch Ruhepausen von insgesamt mindestens drei Stunden zu unterbrechen ist, ebenso sind zwei durchgehende Pausen von 30 Minuten zu gewähren. Sie dürfen auch in einem Zeitintervall von 24 Stunden zehn

---

1   Übernahme fast wörtlich von ▶ http://www.jusline.at/3b_Personenbetreuung_GuKG.html

Stunden nicht beansprucht werden (BGBl. I Nr. 33/2007, in der Fassung BGBl. I Nr. 57/2008, S. 2).

Die Betreuungskräfte sind verpflichtet, mit den Angehörigen anderer Berufsgruppen zusammenzuarbeiten, die in Versorgung, Pflege und Betreuung (etwa: mobile Dienste) eingebunden sind.

4.2 Teilstationäre Pflege- und Betreuungsformen

Teilstationären Pflege- und Betreuungsformen ist gemeinsam, dass der alte Mensch dort nicht sein ganzes Leben verbringen soll, sondern sich nur teilweise dort aufhält, bzw. dass (wie etwa beim betreuten Wohnen) Pflege und Betreuung nicht rund um die Uhr, sondern nur punktuell stattfinden. Ihnen können wiederum

- Akutgeriatrien,
- Angebote aus dem Bereich der Kurzzeitpflege,
- Formen des betreuten Wohnens und
- Tageszentren zugerechnet werden.

4.2.1 Akutgeriatrie

Akutgeriatrien sind Abteilungen in Akutkrankenhäusern, die die medizinische und pflegerische – disziplinübergreifende – Primärversorgung geriatrischer Klienten sicherstellen sollen. Desweiteren dienen sie der Weiterversorgung und -behandlung geriatrischer Klienten aus anderen Bereichen.

Die Versorgung in Akutgeratrien erfolgt durch Angehörige verschiedener Berufsgruppen, die für die Arbeit mit geriatrischen Klienten qualifiziert sind. Wesentlich dabei ist das Handeln im interdisziplinären Team, das mit interdisziplinären, also fachübergreifenden Fallbesprechungen einhergeht: Die Bedürfnisse der einzelnen Klienten werden aus ärztlicher, pflegerischer und therapeutischer Sicht besprochen und die Ressourcen der einzelnen Berufsgruppen aufeinander abgestimmt. Dies geschieht vor dem Hintergrund eines breiten Angebots an Behandlungs- und Betreuungsmöglichkeiten, was schließlich gewährleisten soll, dass den Interessen und Bedürfnissen betagter Patienten nachgekommen wird.

Wesentliche Aufgabe der Akutgeriatrie ist auch die Re-Mobilisation, also die Wiederherstellung von Mobilität und Selbstständigkeit, soweit dies möglich ist – manche Abteilungen haben den Terminus »Re-Mobilisation« daher ebenfalls in ihre Bezeichnung aufgenommen.

Die Zielgruppen von akutgeriatrischen Abteilungen sind also Klienten, bei denen folgende Kriterien vorliegen:

- »Somatische oder psychische Multimorbidität, die eine stationäre Akutbehandlung erforderlich macht.
- Einschränkung oder Bedrohung der Selbstständigkeit durch den Verlust funktioneller und ggf. kognitiver Fähigkeiten oder durch psychische Probleme im Rahmen einer Erkrankung.
- Bedarf an funktionsfördernden, funktionserhaltenden oder re-integrierenden Maßnahmen« (Thür 2004, S. 117 f.).

4.2.2 Angebote aus dem Bereich der Kurzzeitpflege

Kurzzeitpflege steht zunächst für die zeitlich befristete Unterbringung in einer Einrichtung für die geriatrische Pflege und findet zumeist aus drei Gründen statt:

- Kurzzeitpflege nach einem Spitalsaufenthalt,
- Urlaubsbetreuung pflegebedürftiger Klienten zur Entlastung pflegender Angehöriger oder
- vorübergehende Unterbringung in einem Wohn- oder Pflegeheim aufgrund zeitweilig erhöhten Pflegebedarfs.

Eine Sonderform der Kurzzeitpflege stellt das Probewohnen dar.

Die **Kurzzeitpflege nach einem Spitalsaufenthalt** dient der Vorbereitung auf ein selbstständiges Leben zu Hause, wobei an der Wiederherstellung von Fertigkeiten und Fähigkeiten gearbeitet wird, die für die weitgehend selbstständige Alltagsbewältigung erforderlich sind. Der Klient kann medizinische, pflegerische und therapeutische Angebote wahrnehmen und für die Dauer des Aufenthaltes bei Bedarf darauf zurückgreifen; ebenso können seine Angehörigen beraten und die Entlassung nach Hause strukturiert vorbereitet werden (beispielsweise durch einen Besuch in der eigenen Wohnung). Voraussetzung dafür ist ein lediglich vorübergehend hoher Pflegebedarf und die voraussichtlich weitgehende Wiederherstellung der Selbstständigkeit, geistige Klarheit des Betroffenen und natürlich dessen Bereitschaft, aktiv an der Wiederherstellung der Selbstständigkeit mitzuarbeiten. Meist gibt es für Kurzzeitpflege-Aufenthalte eine zeitliche Begrenzung (für die Wiener Geriatriezentren sind dies beispielsweise drei Monate).

Die **Urlaubsbetreuung** dient der Entlastung pflegender Angehöriger. Der pflegebedürftige Klient wird für einen bestimmten Zeitraum (üblich ist für die Wiener Geriatriezentren ein Rahmen von maximal fünf Wochen) in die Pflegeeinrichtung aufgenommen und dort nach seinem Bedarf versorgt und betreut.

Bei der **vorübergehenden Unterbringung in einem Wohn- oder Pflegeheim aufgrund zeitweilig erhöhten Pflegebedarfs** handelt es sich begriffsgemäß ebenfalls um eine zeitlich befristete Aufnahme in ein Wohn- oder Pflegeheim. Je nachdem, um welche Form es sich handelt, kann der Betagte ein kleines Appartement beziehen und bei Bedarf Pflegeleistungen in Anspruch nehmen (wie beim betreuten Wohnen), oder er wird in einer Pflegeeinrichtung untergebracht, in der Versorgung, Betreuung, Pflege und somit Kontrolle rund um die Uhr stattfinden. Gründe dafür sind etwa der Umbau der eigenen Wohnung, der durch erhöhten Pflegeaufwand notwendig geworden ist, vorübergehender erhöhter Pflegeaufwand oder ebenfalls die Entlastung pflegender Angehöriger. Derartige Formen der Kurzzeitpflege werden zumeist von privaten Pflegeeinrichtungen angeboten.

Das **Probewohnen** bei vorwiegend privaten Anbietern ermöglicht es alten Menschen, sich die Einrichtung, in die sie vielleicht einmal einzuziehen beabsichtigen, im Rahmen eines »Probewohnens« anzusehen.

4.2.3 Formen des betreuten Wohnens

Beim **betreuten** (manchmal auch **betreubaren**) **Wohnen** sind zwei Leistungen miteinander gekoppelt. Die eine umfasst ein Wohnumfeld mit weitgehend barrierefreier Bewegungsmöglichkeit, die andere verschiedene Pflege- und Betreuungsleistungen. Die Angebote sind höchst unterschiedlich und enthalten verschiedene Leistungsspektren. Gemeinsam ist ihnen, dass die Klienten weitgehend unabhängig und selbstbestimmt in Wohnungen oder Appartements

4

leben und dann Hilfe in Anspruch nehmen können, wenn sie nötig ist. Dies bietet die Kombination von Unabhängigkeit und Sicherheit und stellt eine Alternative zum Umzug in ein Pflegeheim dar.

Am einfachsten ist das betreute/betreubare Wohnen für ältere Menschen mit leichtem Bedarf an Pflege bzw. Betreuung umsetzbar. Durch Rufanlagen zu Pflegestützpunkten bzw. Notrufanlagen zu Rettungsdiensten werden die erforderlichen Leistungen sichergestellt, wobei im Bedarfsfall Pflege- oder Betreuungspersonen gerufen werden können, manchmal kommen diese auch regelmäßig zu vereinbarten Fixzeitpunkten. Die Klienten können entweder im eigenen Wohnumfeld kochen oder auf Dienste zurückgreifen (und sich etwa der Möglichkeit bedienen, mit Mahlzeiten versorgt zu werden). Betreutes Wohnen wird in Form eigener Wohnhäuser oder an Pflegeheime angeschlossen angeboten.

4.2.4 Tageszentren

Tageszentren für Senioren bieten die Möglichkeit der individuellen Betreuung tagsüber, meist an Wochentagen im Zeitraum von 8 bis 17 Uhr. Üblicherweise kann auch ein nur tageweiser Besuch erfolgen. Voraussetzung für den Besuch eines Tageszentrums seitens des Klienten ist lediglich, dass er nicht bettlägerig ist. Pflege und Betreuung können auf ein eventuelles Krankheitsbild abgestimmt erfolgen (z. B. Insult, Parkinson-Erkrankung, demenzielle Erkrankung).

Abholung und Transport nach Hause erfolgen in der Regel durch Fahrtendienste, deren Organisation wiederum durch das Tageszentrum durchgeführt wird. Im Rahmen der dort angebotenen Pflegeleistungen können auch Unterstützung bei der Inkontinenzversorgung, Kontrollen und evtl. erforderliche weitere pflegerische Tätigkeiten – in manchen Einrichtungen sogar Körperpflege bis hin zum Vollbad – erfolgen, ebenso Beratungen durch Sozialarbeiter bzw. Beratung von Angehörigen.

Besondere Schwerpunkte in Tageszentren sind aber die bedarfsgerechte Animation und Beschäftigung (Gedächtnistraining, Bastel- und Werkgruppen, Musikgruppen, Feste, Feiern und Ausflüge), Bewegungstraining oder Therapien zur Wiederherstellung der Alltagsfertigkeiten. Auch im Tageszentrum wird interdisziplinär gearbeitet, Pflegende (Pflegeassistenten und der gehobene Dienst), Ergotherapeuten, Physiotherapeuten, Animateure sowie Sozialarbeiter sind um die gemeinsame Pflege, Förderung und Betreuung der Klienten bemüht.

Ziele der Betreuung und Versorgung in Tageszentren sind die Integration in die Gemeinschaft und Gesellschaft, die Wiederherstellung verschiedener Fähigkeiten, die Förderung von Ressourcen und die Vermeidung von Isolation.

4.3 Stationäre Pflege- und Betreuungsformen

Kann der Pflegebedarf im häuslichen Umfeld auch durch 24-Stunden-Betreuung bzw. andere Dienste nicht mehr ausreichend sichergestellt werden, ist die Unterbringung in einer Pflegeeinrichtung möglich. Der Umzug dorthin wird vielfach als besonders belastend erlebt und bedarf einer strukturierten Planung und professionellen Gestaltung der Eingewöhnungsphase (▶ Kap. 12). Da der Einzug in die Pflegeeinrichtung häufig als bedrückend und beängstigend erlebt wird, geht er oft mit einer (vorübergehenden) Einbuße an Fähigkeiten und Fertigkeiten einher.

Pflege- und Wohnheime sind unterschiedlich gestaltet. Dabei wird heute versucht, die Bettenanzahl in den Zimmern möglichst gering zu halten. Vier Betten stellen in neu gebauten

Einrichtungen das Maximum dar, angestrebt werden aber Einzel- bzw. Zweibettzimmer. Auf-nahmen ins Pflegeheim sind nur dann möglich, wenn der Betagte selbst zustimmt bzw. sein gesetzlicher Vertreter dies tut. Der Aufenthalt wird in der Regel vom gesetzlichen Pflegegeld bezahlt, wobei ein bestimmter Prozentsatz davon zur freien Verfügung bleiben muss.

Pflegeeinrichtungen für alte Menschen unterlagen in den vergangenen Jahrzehnten mehr-fach Änderungen in ihren Zielsetzungen; man kann dabei von **vier Generationen** von Ein-richtungen zur Pflege alter Menschen sprechen (Köther 2005, S. 709 nach KDA 1988).

- Einrichtungen der so genannten ersten Generation
  - Einrichtungen der ersten Generation sind zeitlich von den 40er-Jahren bis zu Anfang der 60er-Jahre des 20. Jahrhunderts einzuordnen.
  - Vor dem Hintergrund hohen Bedarfs und zugleich schlechter wirtschaftlicher Be-dingungen wurden Betagte vorwiegend in einfachster Weise versorgt.
  - In diesen Einrichtungen fand unter Bedingungen räumlicher Enge, hoher Belegungs-dichte und einfachster technischer Ausstattung Pflege unter insgesamt schwierigen Voraussetzungen statt.
  - Einrichtungen dieser Generation hatten die **Versorgung Betagter** zum Hauptziel.

- Einrichtungen der so genannten zweiten Generation
  - Einrichtungen der zweiten Generation sind zeitlich den 60er- und 70er-Jahren des zwan-zigsten Jahrhunderts zuzuordnen.
  - Im Gegensatz zu den bis dahin üblichen Einrichtungen war die technische Ausstattung für damalige Verhältnisse höchst modern, die Räume waren stereotyp, also gleichförmig angelegt und eingerichtet.
  - Die Pflege war reaktiv, man »reagierte« also vorwiegend auf sich zeigende körperliche und/oder kognitive Einschränkungen, die zudem als gegeben hingenommen wurden.
  - Rehabilitative Maßnahmen erfolgten außerhalb der Einrichtung.
  - Einrichtungen dieser Generation hatten als »**Leitbild« das Krankenhaus**.

- Einrichtungen der so genannten dritten Generation
  - Einrichtungen der dritten Generation sind zeitlich ab den 80er-Jahren des zwanzigsten Jahrhunderts einzuordnen.
  - Im Gegensatz zu den bis dahin üblichen Einrichtungen stand hier nicht mehr das Krankenhaus, sondern die häusliche Wohnsituation Modell. Man versuchte, das Bedürf-nis nach einer wohnlichen Umgebung mit den Erfordernissen von Pflege in Einklang zu bringen. Das technische Angebot sollte diskreter sein (und der Wohnbereich nicht mehr ans Krankenhaus erinnern).
  - Pflegerisch stand die Motivation der Betagten zu mehr Selbstständigkeit und Aktivierung, Kommunikation und Individualität im Zentrum der Aufmerksamkeit.
  - Einrichtungen dieser Generation waren vom **Leitbild »Wohnheim«** getragen.

- Einrichtungen der so genannten vierten Generation
  - Neue Konzepte orientieren sich heute daran, dass möglichst viel Nähe zur Lebensnorma-lität und zu Gewohntem hergestellt werden soll (Köther 2005, S. 709).
  - Der Institutions-, überhaupt der »Pflegeheim«-Charakter gilt nicht mehr als optimal und soll reduziert werden. Diese Strukturen werden, so die Idealvorstellung, aufgelöst und an ihre Stelle sollen kleinere Wohn- und Hausgemeinschaften treten.

- Die Bewohner sollen einerseits ihren privaten Wohn- und Schlafbereich haben, dem auch ein Nassraum/Bad angehört, anderseits sind diese um ein gemeinsames Wohnzimmer bzw. eine Wohnküche gruppiert.
- Dieses Konzept erinnert an Wohngemeinschaften, und Einrichtungen dieser Generation sind am **Leitbild »Familie«** orientiert.

Während der Fokus bis zur Mitte des zwanzigsten Jahrhunderts also noch vorwiegend auf der Versorgung lag, ist heute die Förderung, Erhaltung und der (Wieder-)Erwerb eigener Ressourcen der Betagten ein großes Anliegen. Auch sollen Pflegende und zu Pflegende sowie deren Angehörige dort ein Stück weit gemeinsam leben, wobei versucht wird, den Klienten – die nun eben »Klienten« oder »Bewohner« (und keinesfalls mehr »Patienten«) heißen – trotz Pflegebedarfs ein Leben in größtmöglicher Autonomie und Selbstbestimmtheit zu ermöglichen.

Einrichtungen der »vierten Generation« sind den **neuen Wohnformen** zuzurechnen und werden im Folgenden besprochen.

4.4 Neue Wohnformen (Wohngemeinschaften, Hausgemeinschaften)

Abgesehen davon, dass Betagte sich natürlich (wie jüngere Menschen auch) in Wohngemeinschaften zusammenfinden und diese Wohn- und Lebensform grundsätzlich auch völlig autonom organisieren können, wird sie auch in Form **betreuter Wohngemeinschaften** angeboten (z. B. Caritas Socialis, Wiener Hilfswerk, Wiener Sozialdienste Alten- und Pflegedienste GmbH oder Kuratorium Wiener Pensionistenhäuser, Hausgemeinschaften der Caritas »Casa« oder der Diakonie).

- Es handelt es sich dabei um Einrichtungen, in denen Betagte leben, die aus unterschiedlichen Gründen (seien sie nun psychischer, sozialer oder auch physischer Natur) nicht allein leben können oder möchten.
- Wie für die neueren Wohnformen typisch, hat jeder Bewohner ein eigenes Zimmer, während gemeinsame Bereiche wie Küche und Wohnzimmer von allen Bewohnern genutzt werden können.
- Je nach Größe der Wohnung leben zwischen vier und acht alte Menschen in einer solchen Wohngemeinschaft.
- Es besteht die Möglichkeit, verschiedene soziale Dienste (Heimhilfe, Hauskrankenpflege, Essen auf Rädern etc., ▶ Abschn. 4.1.1, ▶ Abschn. 4.1.2) zu nutzen, allerdings (derzeit) ohne Betreuung in der Nacht.

Letzteres trifft jedoch nicht auf Wohngemeinschaften zu, in denen demenziell erkrankte Betagte betreut werden. 2008 wurde von der Caritas Socialis die erste rund um die Uhr betreute Wohngemeinschaft für demenzkranke Menschen eröffnet. Dieses besondere Wohnkonzept zeichnet sich neben den Vorteilen, die die neuen Wohnformen haben, durch besondere Leistungen aus:

- Gerade demenziell Erkrankte können davon profitieren, dass in dieser Lebensform einerseits Alltagsnähe (und damit die Nähe zu Vertrautem) und andererseits professionelle Pflege und Betreuung zugleich möglich sind.
- Das mäeutische Pflegekonzept (▶ Kap. 32) rückt gerade die psychische Betreuung der Betagten ins Zentrum des Interesses.
- Die Gemeinschaft ermöglicht das Gefühl von Geborgenheit und lässt Individualität zu.

4.5   Neue Wohnformen (Generationen-Wohnen)

Die Idee des **Generationen-Wohnens** ist es, ein Miteinander von Jungen und Älteren zu schaffen, das allen zugutekommt. Grundsätzlich kann es auch als Versuch verstanden werden, eine Atmosphäre bzw. Lebensstruktur, die jener der Großfamilie (die es heute meist nicht mehr gibt) ähnelt, entstehen zu lassen.

Umgesetzt wird das Generationen-Wohnen zumeist als »Wohnen unter einem Dach«, wobei dann Wohneinheiten oder Zimmer von Menschen unterschiedlichen Alters bezogen werden. Der Pflegebedarf wird in der Regel durch mobile Dienste abgedeckt, wobei es auch möglich ist, dass diese Wohnform an größere, klassische Pflegeeinrichtungen angebunden ist.

Das Wiener Wiener ÖJAB-Haus Neumargareten hat bietet dieses Wohnkonzept seit 2013 an, Im Dachgeschoss des Hauses leben Menschen unterschiedlichen Alters in eigenen Apartments und in einem Umfeld, das familienähnliche Atmosphäre bietet, wofür unter anderem Gemeinschaftsräume und eine gemeinsame Küche sorgen. Bereits 2009 wurde das ÖJAB-Haus für seine **Generationen-Wohngemeinschaft** ausgezeichnet.

Dieses Konzept ist ebenfalls darauf ausgerichtet, Generationen miteinander zu verbinden. Zielgruppen sind junge und alte Menschen, wobei es sich bei den jungen um Studierende handelt (meist gehen sie einem sozialen Studium nach). Die älteren Bewohnerinnen und Bewohner benötigen nicht das Angebot eines Wohn- und Pflegeheims, können oder wollen aber nicht mehr allein wohnen. Im gemeinsamen Lebensraum werden die einzelnen Zimmer von Studierenden und eben auch Seniorinnen und Senioren bewohnt und können nach dem persönlichen Geschmack der Einzelnen gestaltet werden, die Haltung von Haustieren ist möglich. Der gemeinsame Wohnbereich ist einerseits ein Wohnzimmer, andererseits eine Wohnküche, und beides dient der Begegnung und dem Miteinander.

Betreuung und Pflege wird durch einen mobilen Dienst geleistet, ebenso die Betreuung tagsüber, wobei die Einsätze so geplant werden, dass über eine möglichst lange Phase Betreuende vor Ort sind. Im Bedarfsfall kann auch Unterstützung durch Zivildienstleistende erfolgen. Betreuung in den Nacht- oder Abendstunden erfolgt in Form von Bereitschaftsdiensten, die durch die Studierenden, welche dafür professionell geschult sind und psychologisch und fachlich begleitet werden, wobei deren Einsatz stundenweise abgerechnet wird. Außerdem können von den Bewohnerinnen bei Bedarf zusätzliche (z. B. therapeutische oder ärztliche) Dienste in Anspruch genommen werden (Rab/Mahel 2009).

Ebenfalls der Idee des Generationen-Wohnens folgt in Wien unter dem Motto **Generationen in Gemeinschaft** das Kolpinghaus »Gemeinsam leben« in Wien, in dessen Einrichtungen einerseits Seniorinnen und Senioren, andererseits alleinerziehende Mütter, die vorübergehend Unterkunft bzw. Betreuung benötigen, mit ihren Kindern wohnen. Die Pflege bzw. Betreuung und Versorgung erfolgt durch professionelle Teams. Ein breites Angebot an Aktivitäten ermöglicht es unter anderem, dass die Generationen aufeinander zugehen und Zeit miteinander verbringen.

> ❓ Stellen Sie sich den Tagesablauf eines Klienten in einer Einrichtung, die am Leitbild »Krankenhaus« orientiert war, vor und überlegen Sie anhand der einzelnen Aktivitäten des Lebens, wie er z. B. aussehen könnte! (Und wenn schon verschiedene Pflegemodelle bekannt sind: Vergleichen Sie das mit dem Tagesablauf eines Klienten in einer Einrichtung, in der nach dem psychobiographischen Pflegemodell nach Erwin Böhm gepflegt wird.)
> Nennen Sie Nachteile des Leitbildes »Krankenhaus« bei Einrichtungen für die geriatrische Langzeitpflege und überlegen Sie, zu welcher Alternstheorie dieses Leitbild passt!
> Erklären Sie, worum es sich beim Konzept des Generationen-Wohnens handelt!

Literatur

Köther I (2005) Altenpflege. Zeitgemäß und zukunftsweisend. Thieme, Stuttgart

Schmid N J Verlagsges. m. b. H. in Zusammenarbeit mit der Stadt Wien (Hg) (2009) Perspektiven. Das Wiener Geriatriekonzept. Sondernummer 2009, Wien

Rab C, Mahel D (2009) ÖJAB Generationen Wohngemeinschaft. ÖJAB Generationen-Wohngemeinschaft Neumargareten Hanauskagasse 4/!A 1120 Wien. Konzept Version 2, 15.6.2009. Dokument abrufbar auf: ▶ http://www.oejab.at/site/de/seniorinnen/generationenwohnen/generationenwgneu/konzept [Zugriff: 4.5.2015]

Thür G (2004) Teilstationäre Betreuung. In: Thür G (2004) (Hg): Professionelle Altenpflege. Ein praxisorientiertes Handbuch. Springer, Wien, 117–118

Zenneck H U (Hg) (2013) Altenpflege in Lernfeldern. Unterstützung bei der Lebensgestaltung, Verlag Dr. Felix Büchner, Hamburg, 3., überarbeitete und aktualisierte Auflage

▶ http://www.caresystems.at [Zugriff: 3.5.2015]

▶ http://www.casa.or.at/home/casa-kagran/angebot/langzeitpflege/ [Zugriff: 4.5.2015]

▶ http://www.diakoniewerk-wien.at/de/hausgemeinschaften-erdbergstrasse-seniorenarbeit-wien/ [Zugriff: 4.5.2015]

▶ http://www.jusline.at/3b_Personenbetreuung_GuKG.html [Zugriff: 30.4. 2015]

▶ https://www.jusline.at/Gesundheits-_und_Krankenpflegegesetz_%28GuKG%29.html [Zugriff: 29.11.2015]

▶ http://www.oejab.at/site/de/seniorinnen/generationenwohnen/generationenwgneu/konzept [Zugriff: 4.5.2015]

▶ http://pflege.fsw.at/tagesbetreuung/tageszentren [Zugriff: 30.4. 2015]

▶ http://pflege.fsw.at/wohnformen_pflege/seniorenwg/ [Zugriff: 3.5.2015]

▶ http://www.kolping.at/kolpinghaus-gemeinsam-leben-wien-favoriten.html [Zugriff: 4.5.2015]

▶ http://www.kolping.at/kolpinghaus-gemeinsam-leben-wien-leopoldstadt.html [Zugriff: 4.5.2015]

▶ https://www.ris.bka.gv.at/GeltendeFassung/Bundesnormen/20005362/HBeG%2c%20Fassung%20vom%20 03.05.2015.pdf [Zugriff: 2.5.2015]

▶ https://www.ris.bka.gv.at/GeltendeFassung/LrOO/20000373/Vereinbarung%20%C3%BCber%20Sozialbetreuungsberufe%2c%20Fassung%20vom%2003.05.2015.pdf [Zugriff: 2.5.2015]

▶ http://www.sozialversicherung.at [Zugriff: 3.5.2015]

▶ http://www.wienkav.at/kav/ZeigeText.asp?ID=1399 [Zugriff: 3.5.2015]

Soziale Betreuung im Rahmen der geriatrischen Pflege

Esther Matolycz

5.1   Warum geriatrische Pflege auch geriatrische, Soziale Betreuung bedeutet – 38

5.2   Interdisziplinarität und Skill-und Grade-Mix: wichtige Zugänge – 39

        Literatur – 40

E. Matolycz, *Pflege von alten Menschen*,
DOI 10.1007/978-3-662-48151-6_5, © Springer-Verlag Berlin Heidelberg 2016

In diesem Kapitel wird die Bedeutung der Sozialen Betreuung Älterer auch im Rahmen der geriatrischen Pflege skizziert, weiter wird die Bedeutung von Skill- und Grade-Mix in diesem Zusammenhang gezeigt.

Mit der Vereinbarung über die Sozialbetreuungsberufe (2005), deren Absolventen auch in der Pflege und Betreuung tätig sind, ist der Terminus der Betreuung stärker ins Zentrum der Aufmerksamkeit gerückt. Besonders viele Schnittstellen mit pflegerischem Tun zeigen sich aber in Zusammenhang mit den Fach-Sozialbetreuungsberufen im Schwerpunkt »Altenarbeit«.

5.1   Warum geriatrische Pflege auch geriatrische, Soziale Betreuung bedeutet

Professionelle, geriatrische Pflege hat die Bedürfnisse des älteren Menschen – im Sinne ihrer ganzheitlichen Ausrichtung – in physischer, aber eben auch in psychischer, sozialer und spiritueller Dimension im Blick. Was in ▶ Abschn. 4.3 als Wechsel der »Leitbilder« (bzw. leitenden Anliegen) stationärer Einrichtungen in der geriatrischen Pflege beschrieben wurde, kann durchaus als Wechsel des pflegerischen »Weltbildes«, als Paradigmenwechsel verstanden werden. Spätestens mit der Abkehr von der Orientierung an einer eher »verwahrenden« »Krankenhaus-Pflege« und der Hinwendung zu einem (Leit-)Bild des (familiär ausgerichteten) »Wohnens« Älterer (▶ Absch. 4.3) kam das, was als »Soziale Betreuung« bezeichnet wird, besonders in den Blick.

Dies gilt freilich nicht allein für den »stationären« geriatrischen Bereich (»Langzeitpflege«), sondern auch für alle anderen Formen geriatrischer Pflege. Betreuungsaufgaben sind Teil der Tätigkeit Pflegender; das Anliegen der Sozialen Betreuung Älterer ist auch im Rahmen der pflegerischen Diagnostik erfasst. So kennt – beispielsweise – die Praxisorientierte Pflegediagnostik POP ® die Domänen:

- Alleinsein und soziale Interaktion
- Integrität der Person
- Soziales Umfeld (Stefan et al. 2013[1])

Innerhalb dieser Domänen finden sich dann mögliche Pflegediagnosen, und um nur wenige Beispiele zu nennen, sind das beispielsweise:

- Für die Domäne »Alleinsein und soziale Interaktion« etwa:
  - Soziale Interaktion, beeinträchtigt
  - Rollenerfüllung, beeinträchtigt
  - Soziale Teilhabe, beeinträchtigt
- Für die Domäne: »Integrität der Person« etwa:
  - Coping des Betroffenen, beeinträchtigt
  - Selbstwertschätzung, gering
  - Wohlbefinden, beeinträchtigt
  - Spirituelles Wohlbefinden, beeinträchtigt
- Für die Domäne »Soziales Umfeld« etwa:
  - Rolle als informell Pflegende/r, Belastung
  - Familienprozess, verändert

---

1   Die Domänen und die im Folgenden genannten Pflegediagnosen wörtlich aus Stefan et al. 2013

Die genannten Pflegediagnosen finden sich jeweils als:

= **Aktuelle Pflegediagnosen** (in der genannten Form, z. B. Familienprozess, verändert)
= **Risiko-Pflegediagnosen** (z. B. Familienprozess, verändert, Risiko)
= **Gesundheits-Pflegediagnosen** (z. B. Familienprozess, verändert, Entwicklung der Ressourcen)

Dies spiegelt bekanntermaßen das Denken zeitgemäßen, pflegerischen Intervenierens, das grundsätzlich folgende Ausrichtungen haben kann:

= Förderung der Gesundheit (Stärkung und Erweiterung gesunder Anteile)
= Erhaltung der Gesundheit (Prävention)
= Wiederherstellung der Gesundheit (Kuration)
= Begleitung in Zusammenhang mit irreversiblen Beeinträchtigungen (Palliation) (Stefan et al. 2013, S. 16)

5.2 Interdisziplinarität und Skill- und Grade-Mix: wichtige Zugänge

Interdisziplinarität steht für die Zusammenarbeit unterschiedlicher Berufsgruppen. **Skill- und Grade-Mix** steht für die Erbringung unterschiedlicher Leistungen durch unterschiedlich qualifizierte Mitarbeiter und Mitarbeiterinnen. Genauer meint der **Skill-Mix** unterschiedliche, persönliche Fähigkeiten und unterschiedliche Berufserfahrung, der **Grade-Mix** unterschiedliche (Zusatz)Ausbildungen.

Nun sind Fach-Sozialbetreuer einerseits in der Pflegeassistenz ausgebildet, andererseits haben aber Pflegende die Soziale Betreuung zum zentralen Anliegen. Konkret wird ein für die Klienten gewinnbringendes Miteinander sich durch diese beiden Zugänge auszeichnen: einerseits durch die Zusammenarbeit der unterschiedlichen Berufsgruppen, andererseits durch das Miteinander von professionellen Mitarbeitern unterschiedlicher Qualifikation unter Berücksichtigung ihrer individuellen Fähigkeiten.

Die **interdisziplinäre** Fallbesprechung ist ein bewährtes Instrument, das die Einbeziehung unterschiedlicher professioneller Perspektiven in die Betrachtung der Situation eines Klienten von Pflege und Betreuung ermöglicht. Angehörige unterschiedlicher Berufsgruppen schildern ihre Erfahrungen in einzelnen Pflege- und Betreuungssituationen, wobei immer ein Klient oder eine Klientin im Zentrum des Interesses steht. Auf diese Weise können Informationen zusammengetragen werden, vor allem aber die im Team vorhandenen Ressourcen genutzt werden.

Möglich ist ein Vorgehen, bei dem

= moderiert wird (z. B. durch Stations- oder Wohnbereichsleitung),
= ein Protokoll erstellt wird,
= ein Klient durch die Moderation vorgestellt wird, in der Regel mit Blick auf eine ganz bestimmte Problem- oder Fragestellung, die man gemeinsam zu lösen bzw. zu bearbeiten versucht (was seine Probleme und Ressourcen in unterschiedlichen Kontexten einschließt, ebenso allfällige Vereinbarungen oder Besonderheiten),
= man im Team Erfahrungen, bereits (mit oder ohne Erfolg) versuchte Lösungswege, weitere mögliche Zugänge oder Ideen diskutiert und austauscht, ein Ziel oder Teilziel für das weitere Vorgehen definiert wird (und immer auch überlegt wird, ob und mit welchen Ressourcen es umsetzbar ist),

- man das weitere Vorgehen bespricht und überlegt, wie die – vielleicht gewonnenen – Perspektiven, Ideen Ziele in die weitere Planung der Pflege und Betreuung aufgenommen werden können und
- man einen weiteren Termin vereinbart, an dem der Erfolg möglicherweise gemeinsam umgesetzter Maßnahmen evaluiert wird.

❓ Erklären Sie, warum geriatrische Pflege auch geriatrische, soziale Betreuung bedeutet! Erklären Sie, was Interdisziplinarität und Skill- und Grade-Mix in der geriatrischen Pflege und Betreuung sind und worum es in der interdisziplinären Fallbesprechung geht!

Literatur

I care (2015) I care. Thieme, Stuttgart
Köther I (2011) Altenpflege, 3. Aufl. Thieme, Stuttgart
Matolycz E (2013) Fallverstehen in der Pflege alter Menschen. Springer, Wien
Matolycz E (2015) Altenarbeit. Ein Lehrbuch für Sozialbetreuungsberufe. Facultas, Wien
Stefan H et al (2013) POP® – PraxisOrientierte Pflegediagnostik. Pflegediagnosen – Ziele – Maßnahmen. Springer, Wien
Zenneck HU (Hrsg) (2013) Altenpflege in Lernfeldern. Unterstützung bei der Lebensgestaltung, 3., überarbeitete und aktualisierte Aufl. Verlag Dr. Felix Büchner, Hamburg

Alter und Altsein als Lebensbedingung

Kapitel 6   Die Lebensgeschichte alter Menschen und ihre
             Bedeutung für die pflegerische Interaktion – 43

Kapitel 7   Arbeit mit Gruppen: ein Element der sozialen
             Betreuung Älterer – 51

Kapitel 8   Menschenbild und Pflegeverständnis in der Pflege
             älterer Menschen – 55

Die Lebensgeschichte alter Menschen und ihre Bedeutung für die pflegerische Interaktion

Esther Matolycz

6.1   Die Biografie – wichtige Begriffe – 44

6.2   Bedeutung und Funktionen der Biografiearbeit für die Pflege alter Menschen – 44

6.3   Methoden der Biografieerhebung in der Pflege älterer Menschen – 46

6.4   Risiken, Gefahren und Grenzen der Biografiearbeit in der Pflege älterer Menschen – 48

Literatur – 49

E. Matolycz, *Pflege von alten Menschen,*
DOI 10.1007/978-3-662-48151-6_6, © Springer-Verlag Berlin Heidelberg 2016

In diesem Kapitel werden Begriffe rund um die Biografie vorgestellt, ebenso Bedeutung und Funktionen der Biografiearbeit für die geriatrische Pflege. Dem schließt sich eine Darstellung möglicher Methoden der Biografieerhebung an; außerdem werden Risiken, Gefahren und Grenzen der Biografiearbeit in der Pflege älterer Menschen gezeigt.

6.1   Die Biografie – wichtige Begriffe

Unter der **Biografie** (*bios*, griechisch: Leben) eines Menschen ist zunächst seine Lebensgeschichte, die Beschreibung seines Lebens zu verstehen. Biografische Arbeit bezieht diese Lebensgeschichte in die Arbeit mit Menschen ein, um letztlich deren Qualität zu verbessern.

Zum einen gibt es dabei den Begriff der **historischen Biografie**, in der man sich mit der Zeit beschäftigt, in der jemand aufgewachsen ist, also mit den Bedingungen, die er in seiner Kindheit, Jugend, im jungen Erwachsenenalter usw. vorgefunden hat und die sein Leben bestimmten: Das können etwa Kriege, Staatsformen, bestimmte Ereignisse oder Situationen sein, die das Leben der Menschen besonders prägten (Hungersnöte, wirtschaftlicher Aufschwung usw.).

Zum anderen ist immer auch die **singuläre Biografie** zu betrachten. Hier wird danach gefragt, wie die jeweils vorherrschenden Bedingungen und Gegebenheiten von jemandem erlebt wurden. Allein aus der historischen Biografie lässt sich zwar manches vermuten und ableiten, das individuelle Erleben kann jedoch völlig unterschiedlich gestaltet sein. Es macht etwa einen Unterschied, ob jemand den Krieg als Flüchtling oder Waise oder in verhältnismäßig stabilen familiären oder örtlichen Strukturen erlebt hat. Beispielsweise kann auch die Erziehung in einer Klosterschule von Kindern derselben Klasse entweder als repressiv oder Halt gebend wahrgenommen worden sein.

In Zusammenhang mit der singulären Biografie sind auch die individuellen Bewältigungsmechanismen, die **Copings**, zu nennen. Damit bezeichnet man die Strategien eines Menschen, derer er sich im Umgang mit als schwierig oder herausfordernd erlebten Situationen bewusst oder unbewusst bedient (das könnte Rückzug oder Abwarten ebenso sein wie eine offensive Herangehensweise, ebenso Versuche, bestimmte Personen zu umgarnen u. v. m.).

Schließlich ist zum besseren Verständnis der Lebensumstände eines Menschen auch die **regionale Biografie** von Interesse: Hierbei wird erhoben und betrachtet, welche Sitten, Kulturen und Gebräuche es im jeweiligen räumlichen Umfeld des Klienten gab, was dort bekannt, beliebt, üblich oder vielleicht tabuisiert war. Die regionale Biografie ist nicht nur mit Blick auf beispielsweise verschiedene Bundesländer, Städte oder Stadtbezirke wichtig, sondern gewinnt offensichtlich gerade in Zusammenhang mit der interkulturellen Pflege Betagter an Bedeutung. Desweiteren interessieren das familiäre Umfeld, die Beziehungsgefüge und die sozialen Umstände, also das gesamte **Milieu**, in dem jemand aufgewachsen ist.

6.2   Bedeutung und Funktionen der Biografiearbeit für die Pflege alter Menschen

Professionelle geriatrische Pflege ist heute ohne biografieorientierte Ansätze nicht mehr denkbar. Wird der Betagte ganzheitlich – also unter Berücksichtigung nicht nur seiner körperlichen, sondern auch psychischen und sozialen Bedürfnisse, Interessen und Ressourcen – gesehen und versorgt, ist dabei seine Lebensgeschichte zu berücksichtigen. Jede Aktivität und Erfahrung des Lebens muss daher immer auch vor dem Hintergrund der **Bedeutung**, die sie für den Einzelnen im Lauf seiner persönlichen Geschichte hat, betrachtet werden.

Unter dieser Bedeutung ist einerseits der **(Stellen-)Wert** zu verstehen, den etwas im Leben eines Menschen für ihn hatte: Werden also (etwa im Bereich der Beschäftigung) Aktivitäten, die dem Einzelnen wichtig bzw. nachvollziehbar sind, angeboten, ist die Chance, dass das Angebot wahrgenommen wird und Gewinn bringend ist, größer, als wenn Angebote nicht auf die persönlichen Präferenzen abgestimmt sind. In diesem Zusammenhang ist auch die **Motivation** (ein ganz zentrales Element des Pflegemodells nach Erwin Böhm, ▶ Kap. 31) zu nennen, da mit Reizen, Mustern oder Aktivitäten, die für den Betagten von großer Wichtigkeit sind, am ehesten erreicht werden kann, dass er sich – im wörtlichen wie im übertragenen Sinn – bewegt.

Andererseits geht es auch darum, **Gewohntes** anzubieten oder in die Pflege einzubinden. Der Grund hierfür liegt darin, dass Gewohntes (und was das ist, zeigt wiederum die Biografie) leichter erkannt und zugeordnet werden kann (das gilt gerade in Zusammenhang mit Orientierungsstörungen), oft Sicherheit vermittelt oder überhaupt das Alltagshandeln erleichtert. Beispiele dafür sind: Bekannte Speisen werden vielfach lieber gegessen als unbekannte, Fleisch hat häufig die Bedeutung von Wohlstand und Betagten ist es oft ein Anliegen, zurückhaltender beispielsweise mit Nacktheit oder der Pflege durch Andersgeschlechtliche umzugehen, als dies heute der Fall ist.

Die so genannte **Milieugestaltung** unterstützt daher die Biografiearbeit: In dieser Art von Gestaltung der Umgebung achtet man besonders darauf, dass ältere Menschen sich in ihrer Umgebung wohlfühlen können und darin einen Bezug zu ihrer Lebensgeschichte findet (Kommerell et al. 2014, S. 127). Darüber hinaus ermöglicht die Arbeit mit der Biografie eines Menschen, ihn und seine Wünsche, Verhaltensweisen, Antriebe und Motivationen besser zu verstehen. Wenn jemand traumatische oder beängstigende Erfahrungen machen musste, können bestimmte Reize Angst und in der Folge möglicherweise Aggressionen auslösen. Gute Kenntnis seiner Lebensgeschichte hilft erstens, dieses Verhalten nachzuvollziehen, und zweitens, Aggressoren oder Angstmachendes zu vermeiden.

Möglicherweise können Verhaltensweisen, die jemand in Zusammenhang mit einzelnen Lebensaktivitäten oder auch Personen zeigt, nur vor dem Hintergrund seiner Lebensgeschichte verstanden werden; manchmal müssen Pflegeinterventionen und/oder die Gestaltung von Lebenssituationen entsprechend angepasst werden. So lehnt jemand vielleicht das Vollbad oder die tägliche Ganzkörperwaschung ab, da er dies als Verschwendung von Wasser empfindet. Im Fall demenzieller Erkrankung könnte auch die situative Orientierung fehlen, so dass Situationen der Gegenwart mit (traumatischen) Erfahrungen der Vergangenheit »verwechselt« werden – so dass ein Betagter etwa meint, sich in Kriegsgefangenschaft zu befinden, und die Pflegenden attackiert. Auch hier gilt, dass das Wissen um derartige Lebensereignisse Verständnis und Verstehen sowie im günstigsten Fall die Vermeidung von Angst und damit Aggression ermöglicht.

Die Arbeit mit der Biografie eines Menschen bedeutet die Einbeziehung seiner Persönlichkeitsstruktur, seiner Art, mit auftretenden Problemen (Coping) umzugehen, und fragt letztlich auch danach, wie das Wesen oder vielleicht auch die Grundstimmung eines Menschen war oder ist. So wird in Böhms Modell überlegt, ob jemand **sympathikoton** (eher entscheidungs- und risikofreudig) oder eher **parasympathikoton** (eher am Gewohnten festhaltend) ist oder wie angstvoll, traurig, euphorisch etc. sich jemand zeigt.

Dies alles gilt gleichermaßen für Klienten, die orientiert sind und ihre Belange selbstbestimmt organisieren und vertreten können, als auch für solche, die in ihrem Orientierungsvermögen eingeschränkt sind (wie es etwa bei demenziellen Erkrankungen der Fall ist). Besonders das psychobiografische Pflegemodell nach Erwin Böhm berücksichtigt verschiedene Stadien der Desorientiertheit, benennt unterschiedliche **Interaktionsstufen**, in denen sich Betagte befinden können, und leitet daraus entsprechende Pflegeinterventionen auf Grundlage der jeweiligen Biografie ab.

Die Funktionen und Möglichkeiten der Biografiearbeit auf einen Blick:

— **Normalität, Gewohntes, Vertrautes:** Gelingt es, im Rahmen der Pflege Bedeutsames im Sinne von Wichtigem und Gewohntem einzubeziehen, kann gewissermaßen Normalität hergestellt und geboten werden, was häufig Orientierung und Compliance (Bereitschaft, aktiv an der Lebensgestaltung mitzuwirken) erhöht. Eine gewohnte und vertraute Umgebung bzw. als vertraut empfundene Abläufe können gerade bei Klientinnen und Klienten, die in ihrer Orientiertheit eingeschränkt sind, wichtig sein.

— **Klientinnen und Klienten bzw. ihr Verhalten verstehen:** Eine zweite wichtige Bedeutung, die die Arbeit mit der Biografie hat, sind Prozesse des Verstehens, die sich aus der Kenntnis von Lebensereignissen und -umständen und der Persönlichkeitsstruktur des Betagten ergeben. Sie ermöglichen, das aktuelle Verhalten vor diesem Hintergrund zu begreifen und möglicherweise auch entsprechende Interventionen zu setzen.

— **Individualisierung von Pflege und Betreuung:** Pflegeinterventionen und das Lebensumfeld des alten Menschen können auf ihre Kompatibilität mit seinen Lebenserfahrungen und Präferenzen überprüft und entsprechend gestaltet werden. Insgesamt ermöglicht die Einbeziehung der Lebensgeschichte eines Menschen in die Pflege und Betreuung somit, dass sie an die individuellen Bedürfnisse angepasst erfolgt.

— **Entlastung und Erleben von Zugehörigkeit:** Je nach Durchführung der Erhebung biografischer Daten kann das Erzählen der eigenen Lebensgeschichte einerseits entlastend, andererseits auch integrierend wirken. Mit Letzterem ist Folgendes gemeint: Es ist wichtig, dass der Mensch sich als »sozial zugehörig« erlebt, da dies untrennbar mit der Identität (also mit dem, was jemanden kennzeichnet und ihn sozusagen »ausmacht«) verbunden ist (Stuhlmann 2004). In Zusammenhang mit Gesprächen, die im Rahmen der Biografiearbeit stattfinden, erinnern Klienten sich aber zum Beispiel an ihre Bindung an Eltern, Kinder, Freunde oder Geschwister oder zu Vereinen, an das Miteinander in, die Zugehörigkeit zu Gruppen, vielleicht auch an religiöse Erfahrungen, die in Gemeinschaft gemacht wurden (Stuhlmann 2004, S. 75f).

— Werden Klienten nun auch von Pflegenden in der einen oder anderen Rolle ganz bewusst wahrgenommen und zum Beispiel darauf angesprochen (z. B. Frau M., »die fünf Urenkel hat« oder Herr F., »der Lehrer war«, (Matolycz 2011), so kann sich dies ebenfalls günstig auf ihr Gefühl zur eigenen Identität auswirken, womit Arbeit mit der Biografie auch soziale Kontakte (und außerdem die Gedächtnisleistung) fördern kann. Der Betagte kann (zeitgeschichtliches) Wissen und Erfahrungen weitergeben.

— **Motivation, Aktivierung und Beibehaltung von Ressourcen:** Ein Kernelement des psychobiografischen Pflegemodells nach Erwin Böhm ist die Annahmen, dass, wer seine Beine bewegen soll, erst seine Seele bewegen muss (»Zuerst muss die Seele bewegt werden« Böhm 1999) Damit dies aber geschehen kann, muss – so ein weiterer Eckpfeiler des Modells – ein »Motiv« dafür gesucht werden. Dieses Motiv wiederum lässt sich in der Lebensgeschichte eines Menschen finden (▸ Kap. 31).

6.3   Methoden der Biografieerhebung in der Pflege älterer Menschen

■ **Die einfache Befragung über die Lebensgeschichte**
… ist eine mögliche Methode, etwas über jemandes Biografie zu erfahren. Er berichtet dann im Sinne einer **Eigenbiografie** über sein Leben. Erzählt jemand anders als der Betroffene selbst, handelt es sich um eine **Fremdbiografie**, die etwa von Angehörigen berichtet wird.

Biografiearbeit in der heutigen Pflege besteht in den seltensten Fällen in der reinen Form der Befragung. Einerseits, weil ihr der Charakter des »Ausfragens« anhaftet, andererseits, weil die Klienten häufig nicht genug orientiert sind, um darüber Auskunft geben zu können (die Frage nach dem »Wollen« soll in Zusammenhang mit den Risiken, Gefahren und Grenzen der Biografiearbeit behandelt werden), und schließlich lassen sich auf diese Weise meist eher nur die Eckdaten (wie Datum und Ort der Geburt, Berufsausübung, Eheschließung u. Ä.) ermitteln.

Kommt es dennoch zu einem solchen »Befragungsgespräch«, ist unbedingt zu vermeiden, dass es den Charakter eines (einseitigen) »Verhörs« annimmt. Der Betagte (ggf. auch seine Angehörigen) soll unbedingt darüber informiert werden, zu welchem Zweck das Gespräch erfolgt. In der Regel stört es Gesprächsfluss und -atmosphäre, wenn die Pflegeperson sich dazu Notizen macht.

Zu bedenken ist, dass es sich um intime und vertrauliche Daten handelt, mit denen entsprechend sensibel umzugehen ist und die auch nur vorsichtig und behutsam erhoben werden dürfen. Es soll der Eindruck ehrlichen Interesses, nicht aber der aufdringlicher Neugierde, des Bohrens oder Nachhakens entstehen.

- **Die themenbezogene Fragestellung**

… eine weitere Möglichkeit der Erhebung biografischer Daten. Gefragt wird nach Erlebnissen in Zusammenhang mit beispielsweise Schule, Berufsausbildung, Hochzeit, Kindererziehung, Familie, den Großeltern, dem Krieg, der Speisenzubereitung, Kinogängen, Freizeitbeschäftigung, Arbeit; im Grunde kommt – je nach Beziehung zwischen Befragtem und Pflegeperson – fast jedes Thema in Frage, sofern es keine Grenzen verletzt oder tatsächlich zu intim ist.

Das lässt sich mit orientierten alten Menschen auch spielerisch umsetzen, indem etwa ein Würfelspiel[1] angefertigt wird und, wenn die Figur auf ein bestimmtes Feld kommt, in der Runde ein »Schwank aus der Jugend«, ein lustiges oder spannendes Erlebnis etc. erzählt werden soll. Selbstverständlich ist hierbei zu beachten, dass die Art der Fragen dem Setting (nämlich einem fröhlichen Spiel in der Gruppe) angepasst sein muss: Die Fragen müssen niederschwellig sein, die Gruppe möglichst klein und geschlossen (beides ist in ▶ Kap. 7 erklärt).

Wenn in Kleingruppen mit der Lebensgeschichte gearbeitet wird, so ist grundsätzlich darauf zu achten, dass nur Themen gewählt werden, die ein »allgemeines« Plaudern über die früheren Zeiten, vielleicht gern gehörte Musik oder gern ausgeübte Aktivitäten ermöglichen. Ebenso lässt sich auch anhand der Betrachtung eines Fotoalbums themenbezogen fragen, auch Erinnerungsgegenstände können einbezogen werden.

- **Das freie Erzählen**

… ist schließlich eine besonders empfehlenswerte, überall einsetzbare Methode, etwas über das Leben des Betagten in Erfahrung zu bringen. So kann – etwa während der Pflege – einfach entspannt ein Thema angeschnitten werden, günstigstenfalls (und das empfiehlt sich immer) eben eines, das tatsächlich dem Interesse der Pflegeperson entspricht. Sagt sie z. B.: »Das kann ich mir überhaupt nicht vorstellen, wie man sich früher frisiert hat, als die Toupierfrisuren modern waren«, ist anzunehmen, dass die betagte Klientin gerne erzählen wird. Mitunter ergibt sich Derartiges auch, wenn Pflegende etwa ein kleines Stofftier bewundern und jemand sagt, dass es dem eigenen Kind gehört hat.

---

1   Es gibt dieses biografische Würfelspiel in unterschiedlichen Varianten, eine davon stellt z.B. Klingenberger (2003) vor.

Anzustreben sind also kleine, immer wieder fortsetzbare Gespräche, in denen die Pflegenden durchaus auch von sich berichten können – manche Hochaltrige können sich z. B. nicht vorstellen, wie es ist, als junger Mensch ein eigenes Auto zu besitzen. Im einfachsten Fall (der am ehesten mit gut orientierten Klienten zu erreichen ist) ergeben sich also gegenseitige Dialoge, in denen man einander unterschiedliche Lebenswelten nahebringt. Selbstverständlich wird das umso besser gelingen, als kein Machtgefälle aufkommt und keine Grenzen verletzt oder überschritten werden. Dies wird am einfachsten und effizientesten durch eine gute Beziehung zwischen den Beteiligten gewährleistet, die von Einfühlsamkeit, Sensibilität und eben ehrlichem Interesse bestimmt ist.

■   Arten der Fragestellung

In Zusammenhang mit der Art der Fragestellung wird zwischen **offenen** und **geschlossenen** Fragen unterschieden. Geschlossene Fragen sind solche, die mit einem Wort (etwa: einer Zahl oder mit »Ja« oder »Nein«) beantwortet werden können. Sie erweisen sich als eher ungünstig, da sie dem freien Erzählen nicht förderlich sind. Offene Fragen hingegen laden zum Erzählen ein, indem sie viele Möglichkeiten ausführlichen Antwortens offen lassen (etwa: »Wie haben Sie den ersten Schultag erlebt?«).

6.4   Risiken, Gefahren und Grenzen der Biografiearbeit in der Pflege älterer Menschen

Wie schon angedeutet, birgt die Arbeit mit der Lebensgeschichte eines Menschen zunächst das Risiko, dass dabei Grenzen verletzt werden, dass große Konflikte und sehr kritische Lebensthemen angesprochen werden und »aufbrechen«, so dass die Biografiearbeit dann nicht der *Ent*lastung und Individualisierung dient, sondern zur *Be*lastung wird. Diese Gefahr ist auch insofern gegeben, als Pflegende in der Regel keine psychotherapeutische Ausbildung haben. Dasselbe Problem spielt in Zusammenhang mit der, wie Erwin Böhm vorschlägt, Interpretation (▶ Kap. 31) der Daten eine Rolle.

Es ist deshalb mit großer Vorsicht vorzugehen und keinesfalls nachzuhaken, wenn sich bei Betagten Widerstände oder Abneigungen in Zusammenhang mit einem bestimmten Thema zeigen. Die Grenzen der Biografiearbeit sind also dort erreicht, wo sie über verstehende Zugänge hinauszugehen droht, da dies tatsächlich Sache eines Therapeuten, nicht aber Pflegender ist. Keinesfalls darf (aus einer Selbstüberschätzung von Pflegenden heraus) versucht werden, innerfamiliäre Probleme zu deuten oder womöglich einzelne Ereignisse zu »analysieren«. Sich jemandes Lebensgeschichte verstehend und einfühlend bzw. nachvollziehend zu nähern, bedeutet *nicht*, alles daraus (bzw. damit) erklären, deuten oder begründen zu können.

Auch muss bedacht werden, dass ein »Mehr« an Information über jemanden immer auch ein »Mehr« an Macht bedeutet. Nun ist die pflegerische Beziehung für sich schon asymmetrisch, was bedeutet, dass die Pflegenden in vielerlei Hinsicht mehr Möglichkeiten haben als die Betagten. Sie sind z. B. körperlich unversehrt, können sich schneller bewegen, verfügen über detailliertere Informationen etwa über Pflegeinterventionen und Gebräuche der Einrichtung und gewinnen nun zusätzlich auch Kenntnis über Lebensgeschichte und -umstände der Klienten. Es kann daher nicht oft genug betont werden, dass der Betagte selbst es ist, der die Grenzen in der Arbeit mit seinen persönlichen Daten setzt.

Schließlich muss Pflegenden auch bewusst sein, dass sie in Kenntnis von Ereignissen oder Handlungen des Klienten gelangen können, mit denen sie selbst nur schwer umgehen können – dass jemand etwa die eigenen Kinder misshandelt oder ins Heim gegeben hat oder vielleicht im Krieg an Verbrechen beteiligt war.

Vielfach wird Pflegepersonen, die mit der Biografie ihrer Klienten arbeiten wollen, ein gewisses Maß an Selbsterfahrung sowie die Arbeit mit ihrer eigenen Lebensgeschichte empfohlen. Zumindest muss aber das Bewusstsein dafür vorhanden sein, dass Biografiearbeit durchaus belastend und konfliktauslösend auch für die Pflegenden sein kann. Im Bedarfsfall soll darum auf begleitende Supervision oder Beratung zurückgegriffen werden können.

? Überlegen Sie, weshalb die Kenntnis der Lebensgeschichte eines Betagten für die Pflege von Bedeutung ist, und nennen Sie drei Beispiele, in denen sie hilft, das Verhalten eines Betagten richtig zu deuten!

Könnte es Gründe geben, warum ein alter Mensch es ablehnt, Auskunft über seine Biografie zu geben – und wenn ja, welche?

Nennen Sie drei Beispiele, in denen Pflegende aufgrund der Kenntnis der Lebensgeschichte eines Klienten seine Umgebung für ihn besonders angenehm gestalten können!

Nennen Sie drei Beispiele, in denen Pflegende etwas gut meinen, aber in Unkenntnis der Lebensgeschichte eines Betagten damit genau das Gegenteil bewirken!

Literatur

Böhm E (1999) Verwirrt nicht die Verwirrten. Neue Ansätze geriatrischer Krankenpflege. Psychiatrie-Verlag, Bonn

Böhm E (1999) Psychobiographisches Pflegemodell nach Böhm. Band I: Grundlagen. Verlag Wilhelm Maudrich, Wien

Ekert B, Ekert C (2005) Psychologie für Pflegeberufe. Thieme, Stuttgart

Klingenberger, H. (2003): Lebensmutig. Don Bosco, München

Kommerell et al. (2014) Lebensphasen. In: Menche N (2014) (Hg) Pflege Heute. Lehrbuch für Pflegeberufe. Elsevier, Urban& Fischer, München, 6. vollständig überarbeitete Auflage, S.109-149)

Köther I (Hg) (2005) Altenpflege. Zeitgemäß und zukunftsweisend. Thieme, Stuttgart

Matolycz E (2011) 100 Tipps für den Einzug neuer Bewohner in eine Pflegeeinrichtung. Schluetersche Verlagsgesellschaft, Hannover

Matolycz E (2013) 100 Fragen zur Biografiearbeit. Biografiearbeit anwenden. Schwierigkeiten bewältigen. Biografische Notizen erstellen. Schluetersche Verlagsgesellschaft, Hannover

Stuhlmann W (2004) Demenz – wie man Bindung und Biografie einsetzt. Ernst Reinhardt, München

Wingchen J (2004) Geragogik. Von der Interventionsgerontologie zur Seniorenbildung. Lehr- und Arbeitsbuch für Pflegeberufe. Brigitte Kunz Verlag, Hannover, 5., überarbeitete Auflage

Arbeit mit Gruppen: ein Element der sozialen Betreuung Älterer

Esther Matolycz

7.1   Formen von Gruppen, Gruppenzusammensetzung, Gruppengröße – 52

7.2   Hoch- und Niederschwelligkeit von Themen und Inhalten – 53

7.3   Grundsätze der Arbeit mit Gruppen – 53

        Literatur – 54

E. Matolycz, *Pflege von alten Menschen*,
DOI 10.1007/978-3-662-48151-6_7, © Springer-Verlag Berlin Heidelberg 2016

In diesem Kapitel wird die Arbeit mit Gruppen als zentrales Element der sozialen Betreuung Älterer herausgestellt, es wird erklärt, welche Formen von Gruppen es gibt und was bei ihrer Zusammensetzung zu beachten ist (wobei auch auf die Gruppengröße eingegangen wird). Ebenfalls gezeigt wird, was Hoch- und Niederschwelligkeit von Inhalten ist und welche Bedeutung dies für die Arbeit mit Gruppen hat. Dem schließt sich die Vorstellung wesentlicher Grundsätze der Arbeit mit Gruppen an.

In der sozialen Betreuung Älterer kann in Gruppen gearbeitet werden, so können beispielsweise Formen des Gedächtnistrainings, der Animation, der Arbeit mit Erinnerungen oder auch unterschiedliche Aktivitäten in Gruppen durchgeführt werden. Meist geschieht dies durch eigens darin geschulte Personen und grundsätzlich ist es notwendig, einige Grundelemente der Arbeit mit Gruppen zu kennen. Im Folgenden soll kurz erklärt werden, welche Formen von Gruppen es gibt und was Hoch- und Niederschwelligkeit von (Gesprächs-)Themen ist (und was dies miteinander zu tun hat), und schließlich sollen Grundsätze der Arbeit mit Gruppen vorgestellt werden.

7.1   Formen von Gruppen, Gruppenzusammensetzung, Gruppengröße

▪ Formen von Gruppen

Die geschlossene Gruppe: Hier treffen einander immer wieder dieselben Teilnehmer, deren Anzahl in der Regel festgelegt ist, meist handelt es sich dabei um Gruppen, in denen eine ganz bestimmte Aktivität (z. B. bestimmte therapeutische Angebote, bestimmte Formen des Gedächtnistrainings) durchgeführt werden.

Die halboffene Gruppe: Hier können immer wieder neue Teilnehmer dazukommen, die »Stammgruppe« bleibt im Großen und Ganzen aber gleich (z. B. könnte es sich hierbei um ein Singangebot oder ein Gruppe, in der etwas hergestellt, z. B. gekocht oder gebastelt wird, handeln).

Die offene Gruppe: Hier treffen einander immer wieder andere Menschen, »fixe« Teilnehmer kann es zwar geben, Grundbedingung ist dies aber nicht (ein Beispiel für eine klassische offene Gruppe wäre das Angebot einer Morgengymnastik mit Musik, die auf einer Freifläche eines Wohnbereichs angeboten wird: Mitmachen, Zusehen oder Zuhören, alles ist in unterschiedlichen Stufen der Nähe bzw. auch Distanz möglich; ein anderes Beispiel hierfür wäre eine Vortrags- oder Diskussionsangebot).

▪ Zusammensetzung und Größe von Gruppen

Die Gruppengröße, die gewählt wird, hängt von unterschiedlichen Faktoren ab:
- **Was** soll in der Gruppe stattfinden/gemacht werden? (Hoch- und Niederschwelligkeit von Themen und Inhalten ▶ Abschn. 7.2)
- **Welche Fähigkeiten** bzw. **Fertigkeiten** haben die Gruppenteilnehmer?
- **Wie viel Begleitung** und **Unterstützung** benötigen die Teilnehmer?

Je mehr Aufmerksamkeit für Einzelne innerhalb der Gruppe benötigt ist, desto kleiner (und auch geschlossener) soll die Gruppe sein, je »autonomer« die Teilnehmer agieren können, desto größere Gruppenzahlen (und offenere Settings) sind möglich. Viel Aufmerksamkeit benötigen z. B. Teilnehmer mit kognitiven Einschränkungen oder eingeschränkter Orientiertheit.

Weiter gilt, dass möglichst Teilnehmer und Teilnehmerinnen mit ähnlichen kognitiven bzw. auch motorischen Fähigkeiten in einer Gruppe zusammen sein sollten, was einerseits Planung und Durchführung der Aktivitäten oder Angebote vereinfacht, andererseits auch nicht zur Unter- oder Überforderung einzelner Gruppenmitglieder führt.

Grundsätzlich gilt: Finden Gruppenaktivitäten regelmäßig statt und gibt es dabei das Ziel, dass Fähigkeiten (=gegebene Voraussetzungen, die jemanden zu etwas befähigen) oder Fertigkeiten (erworbenes, erlerntes Können, oder Verhalten, z. B. Beherrschung einer Handarbeit) entwickelt und gefördert werden sollen, ist eine Anzahl zwischen 4 und 12 Teilnehmerinnen zu empfehlen (je nach deren Fähigkeiten und Bedarf), häufig sind es 6–8 Gruppenmitglieder (Zenneck 2013, S. 153).

7.2 Hoch- und Niederschwelligkeit von Themen und Inhalten

Niederschwellige Inhalte sind solche, zu denen man sich schnell äußert, ohne dabei – eben – Hemmschwellen zu haben bzw. zu überlegen, ob man dabei zu viel von sich preisgibt. Beispielsweise wären niederschwellige Inhalte und Themen solche, die Alltagstätigkeiten, Länder, Städte, Orte, Tiere, Pflanzen oder Berufe betreffen.

Höherschwellige Inhalte sind solche, zu denen man sich nicht unbedingt gleich und nicht unbedingt vor anderen äußert. Beispielsweise wären höherschwellige Inhalte und Themen solche, die die persönliche Lebensgeschichte betreffen (Ehe, Familie, Kindererziehung), oder solche, die persönliche Haltungen und Meinungen erfragen. Ebenso sind Erzählungen aus der Vergangenheit höherschwellig.

Es gilt: Je niederschwelliger der Inhalt, desto größer und offener kann die Gruppe sein. Je höherschwelliger der Inhalt, desto kleiner und geschlossener soll die Gruppe sein.

7.3 Grundsätze der Arbeit mit Gruppen

Für die Arbeit mit Gruppen gibt es Grundsätze, denen sich jeder, der in und mit ihnen arbeitet, verpflichtet fühlen soll. Dies sind (Joppich 2009):
- Die Gruppe dort abholen, wo sie ist
- Auf die einzelnen Teilnehmer eingehen und ihre Fähigkeiten nutzen
- Mit der Gruppe gemeinsam entscheiden
- Die Zusammenarbeit fördern

Die Gruppe dort abholen, wo sie ist: Es ist wichtig, sich ein Bild über Fähigkeiten und Fertigkeiten (je nachdem, was in der Arbeit in der Gruppe gefragt ist) zu machen. Ebenfalls von Bedeutung sind Haltungen und Interessen der Teilnehmer, ihre Einstellung zu dem, was in der Gruppe gemacht werden soll. Gerade bei Älteren kann das Lernen (bzw. alles, was an Schule erinnert) mit Verunsicherung bis sogar Angst besetzt sein. Es ist wichtig, herauszufinden, ob Teilnehmer ängstlich sind, z. B. bei einer Gedächtnisrunde etwas »nicht zu wissen«, und das Setting entsprechend zu gestalten. Besonders gut geeignet ist dann eine offene Form der Gestaltung, bei der jeder, der etwas weiß, etwas sagen kann.

Auf die einzelnen Teilnehmer eingehen und ihre Fähigkeiten nutzen: Einerseits muss die gesamte Gruppe im Auge behalten werden, andererseits dürfen Einzelne nicht zu kurz kommen. Günstig ist eben (Gruppenzusammensetzung ▶ Abschn. 7.1), wenn die Teilnehmerinnen ähnliche Fähigkeiten und Fertigkeiten haben. Sollen auch Ruhigere Raum haben, sich zu beteiligen (was wichtig ist!), kann es manchmal erforderlich sein, regulierend einzugreifen, und z. B. andere Teilnehmer, die sich viel beteiligen und/oder dazu neigen, anderen etwas »aus der Hand zu nehmen«, entweder andere Aufgaben zu geben oder aber, sie – vielleicht humorvoll – aufzufordern, noch ein wenig zu warten. Stellt man fest, dass jemand etwas besonders gut kann, so ist es möglich, ihm eine Aufgabe zuzuweisen, die der Gruppe und auch ihm selbst entgegen kommt. So kann er die Rolle einer »Assistenz« einnehmen und z. B. Gegenstände verteilen oder einsammeln, bei einer Bewegungsübung etwas vorzeigen oder bei Bastelarbeiten einen bestimmten Schritt gleich für mehrere Teilnehmer übernehmen.

Mit der Gruppe gemeinsam entscheiden: Die Teilnehmer einer Gruppe sollen in möglichst viele Entscheidungen einbezogen werden. Beispiel dafür: Was machen wir wie und wann? Nicht immer ist das für alle möglich, weshalb es wichtig ist, dass die Teilnehmer, denen dies möglich ist, dort, wo sie sich an Entscheidungen beteiligen können, auch gefragt werden. Wenn eine freie Auswahl zu schwierig scheint, kann es hilfreich sein, zwischen wenigen Alternativen auswählen zu lassen.

Die Zusammenarbeit fördern: Hier geht es – neben einem Miteinander innerhalb der Gruppe – auch darum, dass das, was hergestellt, bewerkstelligt oder »gekonnt« wurde, ein Produkt der Aktivität *aller* ist. Es ist daher gut, wenn transportiert wird, dass alle stolz sein können, und alle etwas »geschafft« haben. Grundsätzlich können kompetitiv (also: wettbewerbsorientiert) aufgebaute Spiele durchaus Spaß machen, aber dabei ist darauf zu achten, dass es niemanden gibt, der nie gewinnt (Möglichkeiten: Preise und Applaus auch für den Zweiten und Dritten usw.).

 Sprechen Sie über Grundlagen der Arbeit mit Gruppen: Zusammensetzung, Größe, Hoch- und Niederschwelligkeit von Themen und Inhalten und Grundsätze der Arbeit mit Gruppen!

Literatur

Joppig W (2009) Gruppenarbeit mit Senioren. Bildungsverlag EINS, Troisdorf, 7. Auflage
Matolycz E (2015) Altenarbeit. Ein Lehrbuch für Sozialbetreuungsberufe. Facultas, Wien
Zenneck H U (Hg) (2013) Altenpflege in Lernfeldern. Unterstützung bei der Lebensgestaltung, Verlag Dr. Felix Büchner, Hamburg, 3., überarbeitete und aktualisierte Auflage

Menschenbild und Pflegeverständnis in der Pflege älterer Menschen

Esther Matolycz

E. Matolycz, *Pflege von alten Menschen*,
DOI 10.1007/978-3-662-48151-6_8, © Springer-Verlag Berlin Heidelberg 2016

Die Wichtigkeit der Reflexion des Menschenbildes im Rahmen der Ausübung geriatrischer Pflege wird in diesem Kapitel erläutert. Unter Rückgriff auf den Begriff der »schwarzen« Pflege, den der Pädagoge Erich Schützendorf in Analoge zur »schwarzen Pädagogik« entwickelt hat, wird die Bedeutung der Reflexion des Menschenbildes im Rahmen der Ausübung geriatrischer Pflege gezeigt. Ergänzend werden Praxistipps gegeben.

Die Pflege alter Menschen ist eine komplexe Aufgabe, die besondere Anforderungen an die Fähigkeit zur gelingenden **Interaktion** mit dem Klienten stellt. Wer mit jemandem interagiert, tritt mit ihm in Beziehung. Wenn wir im Rahmen der Pflege mit Menschen in Beziehung treten, ist diese Beziehung – ob uns das nun bewusst ist oder nicht – immer von unserem Pflegeverständnis mitbestimmt. Dem Pflegeverständnis und -handeln, ebenso jedem Modell oder Konzept, das es vielleicht zur Grundlage hat, liegt wiederum immer ein bestimmtes Menschenbild zugrunde. Mit anderen Worten: Das Fundament, auf dem die Interaktion fußt, bestimmt immer auch deren Gestaltung und schließlich Gestalt mit.

Ein **Verständnis,** das wir von Pflege haben, kann einerseits bewusst und formulierbar sein. Vieles davon ist allerdings nicht bewusst, was mitunter recht gefährlich ist. An dieser Stelle eine Szene, die der Pädagoge Erich Schützendorf in einem Pflegeheim aufgezeichnet hat: Er habe von einer Altenpflegeschülerin, die er fragte, warum sie einer Bewohnerin, die darauf Wert lege, das Essen als Erste zu bekommen, diesen Wunsch nicht erfülle, zur Antwort bekommen:

>   »Warum? Dann hätte sie ja, was sie will.« (Schützendorf 2008, S. 76)

Die Pflegerin hat offenbar die Vorstellung, dass es nicht richtig sei, jemandem seinen Willen zu lassen, der sich gerne »in den Mittelpunkt« stellt. Daher enthält sie Frau A. das Gewünschte vor – eine Disziplinarmaßnahme.

Mit dem Begriff der »schwarzen Pädagogik« werden heute repressive Formen der Erziehung bezeichnet, innerhalb derer Gewalt, Ängstigung und Einschüchterung als Erziehungsmittel eingesetzt wurden. Das geschah auf Grundlage der Annahme, dass Kinder grundsätzlich eine »böse« Natur in sich hätten, die ausgetrieben werden müsse. Eigener Wille und eigene Bedürfnisse der Kinder wurden als Bosheit begriffen, wobei dem mit besonderer Härte begegnet wurde.

Nun meint Erich Schützendorf: »Für mich, der ich seit vielen Jahren Pfleger(innen) und Angehörige bei ihrer Arbeit begleite, ist es immer wieder erschreckend, beobachten zu müssen, wie restriktiv und unbarmherzig manche Pfleger(innen) vorgehen, um bei alten Menschen ein erwünschtes Verhalten zu erzwingen. Die Erziehungsvorstellungen und Erziehungsziele, die leider allzu oft zutage treten, erinnern in fataler Weise an die unheilvolle ‚schwarze Pädagogik‘.« (Schützendorf 2008, S. 64).

Tatsächlich ist ein oft beobachtbares Verhalten Pflegender (dem gar keine böse Absicht zugrunde liegen muss), dass alte Menschen sich in gewisser Weise zu verhalten hätten. Sie sollen beim Essen nicht singen, sie sollen anderen nichts vom Teller nehmen, sie sollen nicht halb angezogen durch die Pflegeeinrichtung gehen, sie sollen nicht schreien. Diese Verhaltensweisen treten aber nicht selten auf und stehen häufig in Zusammenhang mit demenziellen Erkrankungen bzw. mit dem Verlust verschiedener Ressourcen – auch im sozialen Bereich. Das bedeutet, dass Betagte – etwa aufgrund verschiedener Erkrankungen – oft das nicht mehr zeigen, was gemeinhin als sozial erwünschtes Verhalten gilt.

Andererseits kommt es vor, dass Betagte, auch wenn sie gut orientiert sind oder scheinen, Dinge tun, die sie aus Sicht der Pflegenden nicht tun sollen – wie eben im oben angeführten Beispiel: Die Bewohnerin soll nicht alles als Erste haben wollen. Eine andere soll vielleicht nicht »Ich! Ich!« rufen, wenn der Nachtisch kommt und wieder eine andere wird als »lästig« bezeichnet, weil sie viel hinterfragt und sich beschwert.

Wie auch im ▶ Kap. 26 ausgeführt, hängen solche Vorstellungen Pflegender oft mit dem zusammen, was ihnen selbst aus verschiedenen Gründen unangenehm ist: Sei es, dass

- es ihre Rolle zu bedrohen scheint,
- sie selbst durch ein bestimmtes Verhalten peinlich berührt sind oder
- sie möglicherweise mit Handlungsweisen oder Gebaren konfrontiert werden, die in ihrer eigenen Erziehung besondere Bedeutung hatten – etwa verboten waren oder sanktioniert wurden.

Besonders zum Tragen kommt dies alles, wenn zusätzlich das eintritt, was Erich Schützendorf nun weiter beschreibt: Pflegende haben manchmal, so der Autor, die Vorstellung, dass ein ausgeprägter Wille eines alten Menschen ein »Ausdruck einer krankhaften, triebhaften oder tendenziell bösartigen Natur« sei, daher solle der Eigensinn von Menschen gebrochen werden (Schützendorf 2008, 65).

Das bedeutet, dass man es – auch wenn das natürlich nicht so benannt wird – damit zu tun hat, dass alte Menschen sich nicht nur

- in einer Weise verhalten sollen, die den Wert-, Moral- oder Verhaltensvorstellungen einzelner oder mehrerer Pflegender entspricht,
- sondern dass außerdem »Zuwiderhandeln« als Provokation, Bosheit, Hinterlist oder Ähnliches verstanden wird und schließlich
- Pflegende alten Menschen gegenüber tatsächlich »erzieherisch« tätig werden, somit
- bestimmtes Verhalten positiv oder negativ verstärken, es insgesamt also sanktionieren.

Hieraus ergeben sich wieder die Fragen nach dem

- **Verständnis von Pflege**, das dieser Situation (wenn auch unbewusst) zugrunde liegen könnte, und nach dem
- **Menschenbild**, auf dem dieses Pflegeverständnis wohl basiert.

Schützendorf spricht davon, dass Pflegende oft in erzieherischer Absicht an Bewohner von Pflegeheimen herantreten, und benennt folgende »gewalttätige Erziehungsmittel« in der Pflege:

» Kommunikative Erziehungsmittel: Missachtung, Ein- und Überreden, Ermahnung, Drohung, Drohgebärde, Schimpfen, Schweigen, Beleidigung. Physische Erziehungsmittel: Gitter am Bett, Fixierstuhl, orthopädische Hilfsmittel, Kneifen, Zerren, Anbrüllen, Schlagen, Medikamente verweigern oder vertauschen, Einsperren.« (Schützendorf 2008, S. 63)

An dieser Stelle muss unbedingt erwähnt werden, dass etwa Gitter am Bett eines Bewohners in den allermeisten Fällen *nicht* Ausdruck und Folge eines »schwarzpflegerischen« Pflegeverständnisses sein müssen. Einige dieser gewalttätigen Mittel können somit zum Einsatz gelangen, *ohne* dass pflegerischem Handeln »schwarze Erziehungsziele« intendiert sind, und sicherlich ist dies in der überwiegenden Anzahl pflegerischer Handlungen der Fall, wie etwa bei der Verwendung von Bettgittern.

Andererseits ergibt sich in der Praxis häufig die Situation, dass Betagte vom Tisch im Speisesaal weggeschoben werden, weil sie die anderen Bewohner stören. Das ist zunächst kein Problem – die Frage ist jedoch, wie dies geschieht und von welchen Worten, welcher Mimik oder Gestik es begleitet wird. Es macht einen Unterschied, ob Dinge geschehen, weil es eben sein muss, oder ob Pflegehandlungen eine Art »Strafcharakter« (der den Pflegenden nicht unbedingt unmittelbar bewusst sein muss!) innewohnt. Wenn dies der Fall sein sollte, ist »aggressives« Verhalten alter Menschen oft gerade damit zu erklären.

Auch Betagte, die nicht mehr für sich selbst sorgen können, die demenziell erkrankt sind und deren Belange durch oder mit Unterstützung anderer gewährleistet werden, dürfen eigene Interessen verfolgen – auch dann, wenn sie nicht mit den Vorstellungen Pflegender vom freundlichen alten Menschen vereinbar sind. Damit ist nicht gemeint, dass Pflegende sich anschreien oder schlecht behandeln lassen müssen, aber im obigen Beispiel geht es nicht um eine (einzelne) Pflegeperson, sondern es wird ganz klar »Fehlverhalten« sanktioniert.

In Zusammenhang mit manchem Verhalten, das Pflegende häufig verärgert, muss noch der Begriff der Regression erwähnt werden: Wer regrediert, kehrt in seinem Verhalten in frühere, oft kindliche Entwicklungsphasen zurück (Wingchen 2004, S. 81). Dies kann in Zusammenhang mit dem stehen, was im Ausgangsbeispiel angesprochen wurde (»alles zuerst haben wollen«).

Deshalb kann gar nicht oft genug überdacht werden,
- wie das Verhalten alter Menschen bewertet wird,
- weshalb und wie weit ihnen ihr Recht auf Selbstbestimmung zugunsten der Durchsetzung verschiedener Normen der Pflegenden aberkannt wird und
- weshalb in der Folge in welcher Weise mit alten Menschen interagiert wird.

Das alles soll vor dem Hintergrund des Zusammenhangs zwischen Menschenbild, Pflegeverständnis und der Art der Interaktion mit Klienten der Pflege geschehen.

- **Praxistipps**
- Wenn etwas, das ein Klient tut, als besonders störend empfunden wird, sollte man sich fragen, ob man eine Erinnerung an dieses Verhalten außerhalb der Pflegeeinrichtung hat und was man spontan damit verbindet. Es kann nämlich sein, dass der Betagte Adressat eines eigenen Problems oder einer unschönen Erinnerung der Pflegeperson wird und ihr das im Moment nur nicht bewusst ist. Manchmal ist es dann der Klient, der an Stelle eines alten Problems oder Konflikts »bekämpft« wird.
- Ebenso ist in solchen Situationen die Frage hilfreich, ob man durch den Klienten an jemanden erinnert wird. Manchmal richtet sich un- oder übermäßiger Ärger eigentlich gegen eine andere Person. Der Betagte bekommt etwas zu hören, das im Grunde dem gilt, an den der Pflegende erinnert wurde.
- Beides gilt natürlich auch umgekehrt: Bestimmte Dinge, Interaktionsmuster, Personen oder Verhaltensweisen »erinnern« den Betagten selbst an etwas oder jemanden, und er reagiert eigentlich *darauf*, wobei Pflegende dann zur »Zielscheibe« dieses Unmuts werden.
- In Zusammenhang mit der Situation des Lebens in einer Pflegeeinrichtung können sich Betagte im Miteinander verändern und andere Prioritäten setzen: Sie mögen das Gefühl haben, um alles »kämpfen« zu müssen, oder wollen sich innerhalb der Gruppe eine kleine Sonderstellung sichern. Darauf mit Verständnis zu reagieren, entspannt die Situation, während Ablehnung und Moralisierung (»das tut man nicht«) in der Regel auf Widerstand stoßen.
- Im Alter können sich manche Verhaltensweisen verstärken und Erinnerungen beispielsweise an die Kriegszeit wieder sehr präsent sein. Es ist möglich, dass eine Heimbewohnerin behauptet, keine Semmel bekommen zu haben, obwohl die Brösel am Teller zu sehen sind. Unprofessionell wäre, mit ihr darüber zu streiten, vielleicht »Recht haben« zu wollen. Eine gute Möglichkeit hingegen ist in solchen Situationen, zu sagen: »Wirklich? Das

darf nicht sein!«, und ihr noch eine Semmel zu geben. Eventuell wird sie sie in der Handtasche verschwinden lassen und sich freuen, der jungen Schwester etwas »abgeluchst« zu haben. Es ist hilfreich, sich vor Augen zu führen, dass Frauen, die heute alt sind, vielleicht so ihre Kinder durch den Krieg gebracht haben und die »Semmelbeschaffung« nichts mit Bösartigkeit zu tun hat.

— In Situationen wie der oben geschilderten muss es keinen Gewinner und keinen Verlierer geben – und niemanden, der »Recht« oder »Unrecht« hat – eine solche Haltung tut aus oben genannten Gründen letztlich allen gut.

— In Zusammenhang mit unerwünschtem »erzieherischen« oder »schwarzpflegerischen« Tun werden mitunter sozial akzeptierte Phrasen vorgeschoben, während eigentlich persönliche Antipathien im Vordergrund stehen. »Wenn das alle täten«, heißt es dann, oder »Wo kämen wir denn da hin, wenn wir ihr das durchgehen lassen« (Schützendorf 2008).

— Pflegende müssen sich immer wieder vor Augen führen, dass die Beziehung zwischen Pflegenden und Klienten asymmetrisch ist: Die Pflegenden können sich wesentlich freier bewegen und haben ihre Rückzugsmöglichkeiten, während Bewohner oft jederzeit von Schwestern und Pflegern im Zimmer aufgesucht werden können. Pflegende sind körperlich und psychisch gesünder und belastbarer, sie verlassen die Einrichtung nach dem Dienst und haben mehr Entscheidungsfreiheit, verfügen über mehr Information und vieles mehr. Natürlich können Pflegende das oft anders empfinden – besonders in Zusammenhang mit starker Arbeitsbelastung. Die Asymmetrie ist aber trotzdem gegeben und teilweise auch Ursache des beanstandeten Verhaltens der Bewohner von Pflegeeinrichtungen.

— Es ist ein Zeichen von Professionalität, wenn Pflegende auf sich und ihr Arbeitspensum achten. Steigt es derart an, dass aufgrund der Belastung das Klima zwischen Pflegenden und Klienten leidet, muss dies thematisiert und Gegenstand einer Teambesprechung werden.

? Nennen Sie fünf Beispiele für »schwarze Pflege« im Verständnis Erich Schützendorfs und überlegen Sie bei jedem, wie die Pflegeperson dabei über den Betagten denkt!
Was können Pflegende tun, damit sie nicht in Gefahr geraten, »schwarze Pflege« im Verständnis Erich Schützendorfs auszuüben?

Literatur

Amrhein L (2005) Stationäre Altenpflege im Fokus von Machtbeziehungen und sozialen Konflikten. In: Schroeter K, Rosenthal T (Hg) (2005): Soziologie der Pflege. Grundlagen, Wissensbestände und Perspektiven. Juventa Verlag, Weinheim und München, 405–426
Matolycz E (2009) Kommunikation in der Pflege. Springer, Wien
Menche N (Hg) (2004) Pflege heute. Lehrbuch für Pflegeberufe. Elsevier, Urban & Fischer, München, 3., vollständig überarbeitete Auflage
Schroeter K R (2006) Das soziale Feld der Pflege. Eine Einführung in Strukturen, Deutungen und Handlungen. Juventa Verlag, Weinheim und München
Schützendorf E (2008) Das Recht der Alten auf Eigensinn. Ein notwendiges Lesebuch für Angehörige und Pflegende. Ernst Reinhardt Verlag, München, 4. Auflage
Wingchen J (2004) Geragogik. Von der Interventionsgerontologie zur Seniorenbildung. Lehr- und Arbeitsbuch für Pflegeberufe. Brigitte Kunz Verlag, Hannover, 5., überarbeitete Auflage

Pflege älterer Menschen in Zusammenhang mit ausgewählten Erkrankungen

Kapitel 9　Pflege älterer Menschen mit demenziellen Erkrankungen – 63

Kapitel 10　Die Pflege depressiver, älterer Menschen – 73

Kapitel 11　Die Pflege älterer Menschen, die unter wahnhaften Störungen leiden – 81

Pflege älterer Menschen mit demenziellen Erkrankungen

Esther Matolycz

9.1   Demenz: Formen, Abgrenzung von »normaler«
        Vergesslichkeit zur beginnenden Alzheimer-Demenz – 64

9.2   Verlauf demenzieller Erkrankungen – 67

9.3   Typische Symptome demenzieller Erkrankungen – 68

9.4   Pflegeinterventionen und Praxistipps – 69

        Literatur – 70

E. Matolycz, *Pflege von alten Menschen*,
DOI 10.1007/978-3-662-48151-6_9, © Springer-Verlag Berlin Heidelberg 2016

In diesem Kapitel wird ein Überblick über Formen der Demenz gegeben, die Abgrenzung von »normaler« Vergesslichkeit zur beginnenden Alzheimer-Demenz wird vorgestellt. Darüber hinaus wird der Verlauf verschiedener, demenzieller Erkrankungen skizziert und Pflegeinterventionen und Praxistipps vorgestellt.

9.1   Demenz: Formen, Abgrenzung von »normaler« Vergesslichkeit zur beginnenden Alzheimer-Demenz

Der Begriff »Demenz« (lat. *dementia* = ohne Geist) steht, wörtlich übersetzt, für den Verlust der kognitiven Fähigkeiten. Damit ist gemeint, dass jemand im Verlauf dieser Erkrankung unter einer Einschränkung der Leistungsfähigkeit des Gehirns leidet, da das funktionsfähige Gewebe des Organs mehr oder weniger ausfällt. Manchmal wird Demenz auch als »chronische Verwirrtheit« bezeichnet.

Wichtig: Wenn demenzielle Erkrankungen auch in eindeutigem Zusammenhang mit dem Lebensalter stehen, da ihre Häufigkeit mit steigendem Alter zunimmt, muss immer wieder betont werden, dass es sich um ein Krankheitsbild (genauer: ein gerontopsychiatrisches Krankheitsbild) handelt, das nichts mit »normalen« Veränderungen im Alter zu tun hat.

Es gibt nicht »den« Demenzkranken (man spricht heute vorzugsweise von demenzieller Erkrankung). Vielmehr sind sein Erleben, Empfinden und Verhalten sowie seine Fähigkeiten von einer Fülle an Faktoren abhängig. Einer davon betrifft die Erkrankung selbst – und hier wiederum Typ, Verlauf und Stadium. Grundsätzlich wird zwischen den so genannten **primären** und **sekundären** demenziellen Erkrankungen unterschieden:

- **Primäre demenzielle Erkrankungen** sind die Folge einer Erkrankung des Gehirns (etwa Demenz vom Alzheimer-Typ),
- **Sekundäre demenzielle Erkrankungen** haben ihre Ursachen nicht in pathologischen Vorgängen im Gehirn selbst, sondern werden durch Geschehen ausgelöst, die außerhalb liegen.

Wie das Krankheitsbild der Depression werden auch demenzielle Erkrankungen unterschiedlich klassifiziert. Der ICD-10 unterscheidet:

1. Demenz bei Alzheimer-Krankheit
2. Vaskuläre Demenz
3. Sekundäre Demenz bzw. Demenz bei anderenorts klassifizierten Krankheitsbildern

- **Demenz bei Alzheimer-Krankheit**

Hier wird im ICD-10 wesentlich unterschieden zwischen

- der Demenz bei Alzheimer-Krankheit mit Beginn **ab** dem 65. Lebensjahr (Typ 1), meist gegen Ende des siebten Lebensjahrzehnts (»Ende Siebzig«), wobei der Verlauf langsamer scheint und Gedächtnisstörungen das Hauptmerkmal darstellen[1], und
- der Demenz bei Alzheimer-Krankheit, die **vor** dem 65. Lebensjahr beginnt (Typ 2). Sie ist durch einen vergleichsweise schnellen Verlauf gekennzeichnet, der mit vielen Störungen und Beeinträchtigungen einhergeht.

---

1   ▸ http://www.icd-code.de/icd/code/F00.-*.html

- **Vaskuläre Demenzen**

Hierunter versteht man alle Demenzen, deren Ursache in Erkrankungen der zerebralen Blutgefäße liegt, häufig handelt es sich dabei um Folgen von Insulten oder transischämischen Attacken. Es gibt mehrere Untertypen, wobei entweder nach Prozessen der Gehirnschädigung oder aber der Region des Gehirns, die betroffen wird, unterschieden werden kann (Marwedel 2013, S. 261). So findet sich im IDC-10 hier etwa die Unterscheidung in die:

- vaskuläre Demenz mit akutem Beginn (meist nach einer Reihe von Schlaganfällen),
- Multiinfarkt-Demenz (die meist allmählich nach mehreren, ischämischen Episoden einsetzt) und die
- subkortikale vaskuäre Demenz (auch hier liegen ischämische Episoden vor, das Krankheitsbild kann an das der Alzheimer-Demenz erinnern)[2].

- **Sekundäre Demenzen bzw. Demenzen bei andernorts klassifizierten Krankheitsbildern**

Die Demenz entwickelt sich als Folge einer anderen Erkrankung. Möglich sind hier z. B. Parkinson-Syndrom, Lewy-Körper-Krankheit (die demenzielle Erkrankung wird auch als »**Lewy-Körperchen-Demenz**« bezeichnet), Pick-Krankheit (die demenzielle Erkrankung wird dann auch als »**frontotemporale Demenz**« bezeichnet), Epilepsie u. v. m.

Lewy-Körperchen-Demenz (Lewy-Body-Demenz, DLB):

Bei Lewy-Körperchen handelt es sich um Einschlusskörperchen, welche letztlich zum Untergang von Nervenzellen des Gehirnstamms führen. Das Krankheitsbild kann dem einer Demenz beim Parkinson-Syndrom ähneln, allerdings geht das Parkinson-Syndrom nicht immer mit einer demenziellen Erkrankung einher, bei 60–70% der Betroffenen ist dies *nicht* der Fall (Buijssen 2014, S. 26). Umgekehrt können Lewy-Körpcherchen auch bei Patienten nachgewiesen werden, die keine Parkinson-Syndrome zeigen.[3] Typisch für den Verlauf sind – neben der fortschreitenden Störung der Gedächtnisleistung – schnelle Schwankungen der kognitiven Fähigkeiten im Tagesverlauf, visuelle Halluzinationen (z. B. werden Tiere gesehen), Störungen der Motorik und neurologische Symptome (z. B. Tremor, Rigor, Akinese) sind möglich (Buijssen 2014).

Frontotemporale Demenz (FTD) (veraltet: Morbus Pick)[4]:

Diese demenzielle Erkrankung ist Teil einer Gruppe von Erkrankungen, der frontotemporären, lobären Degenerationen. Hier kommt es zu einem Untergang von Nervenzellen im Frontalhirn bzw. Temporalhirn (= »Stirnhirn« bzw. Schläfenlappen). Der Verlauf ist durch Persönlichkeitsveränderungen und Veränderungen im (zwischenmenschlichen) Verhalten gekennzeichnet, es kann zu Konzentrationsstörungen, Reizbarkeit und aggressivem Verhalten kommen, ebenso zur Enthemmung mit Verletzung sozialer Normen (z. B. Taktlosigkeit), Heißhunger, sexuelle Enthemmung (Buijssen 2014, S. 27), ebenso aber ist Gleichgültigkeit und Selbstvernachlässigung möglich. Später folgen meist Sprach- und Wortfindungsstörungen, wobei die Gedächtnisleistung länger und besser erhalten scheint als bei Alzheimer-Demenz.

- **Häufigkeit der einzelnen Formen**

Hier variieren die Angaben stark. Mit Sicherheit lässt sich sagen, dass die Alzheimer-Demenz die mit Abstand am häufigsten auftretende Form ist (zumindest 60%, z. B. Marwedel 2013,

---

2　▸ http://www.icd-code.de/icd/code/F01.-.html
3　▸ https://www.deutsche-alzheimer.de/fileadmin/alz/pdf/factsheets/FactSheet14-2011_01.pdf
4　▸ https://www.deutsche-alzheimer.de/fileadmin/alz/pdf/factsheets/infoblatt11_frontotemporale_demenz.pdf

S. 260), gefolgt wird dies von den vaskulären Demenzen (je nach Quelle ungefähr 10–20%, wobei Mischformen auch ungefähr 20% ausmachen, Marwedel 2013, S. 260), und die Demenzen bei anderen Krankheitsbildern ungefähr 10%, so leiden ca. 3–9% aller Betroffenen unter der so genannten frontotemporalen Demenz[5], die Häufigkeit der Lewy-Body-Demenz wird häufig mit etwa 10% aller Betroffenen angegeben[6].

Die Symptome und Verläufe demenzieller Erkrankungen gestalten sich unterschiedlich. Den beiden großen Typen der Demenz kann grundsätzlich Folgendes zugeordnet werden: Während die Alzheimer-Demenz typischerweise schleichend beginnt und sich die Fähigkeiten des Betroffenen eher langsam reduzieren, tritt die vaskuläre Demenz fast immer plötzlich auf, verläuft unregelmäßig und ist durch eine schritt- bzw. schubweise Verringerung der Fähigkeiten gekennzeichnet.

■   **Unterschiede zwischen Vergesslichkeit im Alter und beginnender Alzheimer-Demenz**
Der Beginn einer Alzheimer-Demenz ist schleichend; oft befürchten Betagte bzw. deren Angehörige das Vorliegen einer beginnenden Demenz, wenn z. B. hin und wieder etwas vergessen wird.

Es gibt hier allerdings durchaus Unterschiede in Art und Ausmaß der Vergesslichkeit.

—   Nicht zu wissen, welches Datum oder welcher Wochentag ist, das ist – gerade wenn Tage immer ähnlich ablaufen – nichts Außergewöhnliches, ebenso das Verlaufen in fremder Umgebung. Im Gegensatz dazu steht das Vergessen, das in Zusammenhang mit demenziellen Erkrankungen stehen kann: Hier kann sich der Betroffene plötzlich an einem Ort befinden und nicht mehr wissen, wie er dort hingekommen ist und wie er den Weg zurück finden soll.

—   Das Liegenlassen oder Vergessen von Gegenständen kommt vor, gerade wenn viel zu tun ist. Tauchen aber plötzlich die Wohnungsschlüssel im Backrohr oder die Medikamentenschachtel im Blumentopf auf, geschieht derlei öfter und gibt es zudem keinerlei Erinnerung daran, wie die betreffenden Dinge wo hingekommen sind, muss dem nachgegangen werden.

—   Entfallen alten Menschen bestimmte Worte oder Begriffe, sorgen sie sich manchmal. Diese Art des Vergessens ist für sich genommen aber nicht bedenklich. Im Fall demenzieller Erkrankung kommt es zunächst auch zu Wortfindungsstörungen, wobei anstelle des »gesuchten« Wortes oft eines verwendet wird, das im Inhalt entweder einigermaßen ähnlich ist oder damit zu tun hat (etwa »Schal« anstelle von »Winter« u. Ä.). Immer häufiger kommt es dann auch zur Verwendung von Füll- oder Ersatzwörtern, die anstelle ganz alltäglicher Ausdrücke benutzt werden, so dass teilweise gar nicht mehr zu verstehen ist, was gemeint war.

—   Es ist möglich, sich zu irren oder zu täuschen – man schätzt z. B. Außentemperaturen ein, zieht sich entsprechend an und bemerkt draußen, dass man sich geirrt hat. In Zusammenhang mit demenziellen Erkrankungen zeigen sich auch hier wieder Unterschiede in Art und Ausmaß der Fehleinschätzung: Betroffene können im Sommer zwei Mäntel tragen, mehrere Blusen übereinander anziehen oder mit dem Morgenmantel im Wald spazieren.

---

5   ▶ https://www.deutsche-alzheimer.de/fileadmin/alz/pdf/factsheets/infoblatt11_frontotemporale_demenz.
     pdf [Zugriff: 17.5.2015]
6   ▶ https://www.deutsche-alzheimer.de/fileadmin/alz/pdf/factsheets/FactSheet14-2011_01.pdf [Zugriff:
     17.5.2015]

- Wesentliche Kennzeichen der Vergesslichkeit, die in Zusammenhang mit demenzieller Erkrankung auftreten, sind, dass oft auch Dinge verlegt oder vergessen werden, auf die üblicherweise besonders gut Acht gegeben wird (Schlüssel, Geldbörse etc.) und dass Notizzettel oder ähnliche Gedächtnisstützen nicht helfen.

9.2 Verlauf demenzieller Erkrankungen

Wie oben gesagt, verlaufen demenzielle Erkrankungen nicht immer gleich. Der Verlauf kann vor allem zu Beginn schleichend sein, oder die Symptome treten eher schnell auf. In der Regel wird für die **Alzheimer-Demenz** zwischen vier Stadien der Erkrankung unterschieden:
- Im **ersten Stadium (frühes Stadium, Vergessensstadium)** können die Betroffenen zerstreut wirken, sie verlegen oder vergessen Dinge und häufig fällt es ihnen schwer, Worte zu finden. Oft wird versucht, das erste Nachlassen kognitiver Fähigkeiten zu verdrängen, zu kompensieren und vor allem zu verbergen. Das kann zum Unterlassen gewohnter Aktivitäten (Hobbys) führen, die Betroffenen können unter Stimmungsschwankungen leiden und entweder mit Aggression oder Depression und Rückzug reagieren.
- Im **zweiten Stadium (mittleres Stadium, Verwirrtheitsstadium, fortgeschrittenes Stadium)** sind weitgehend alle Alltagstätigkeiten von der Erkrankung betroffen und die Selbstgefährdung nimmt zu. Die selbstständige Haushaltsführung ist nicht mehr möglich. Die kognitiven Fähigkeiten lassen weiter und deutlich nach, auch die Namen nahestehender Personen können vergessen werden, oft verlaufen sich die Betroffenen und verlieren das Zeitgefühl. Es können Ungeduld und Aggression oder enthemmtes Verhalten beobachtbar sein. Zeitweilig spüren die Erkrankten, dass »etwas nicht stimmt«, ohne dies weiter einordnen zu können, weshalb sie mitunter mit Verzweiflung reagieren. Im Zusammenhang mit Gedächtnisstörungen gilt, dass zunächst das **Kurzzeit-**, später auch das **Langzeitgedächtnis** (▶ Kap. 15) betroffen ist.
- Im **dritten Stadium (spätes Stadium, Spätstadium, Hilflosigkeitsstadium)** sind die Betroffenen rund um die Uhr auf Pflege und Betreuung angewiesen, die Desorientiertheit kann auch zur eigenen Person gegeben sein. Es können nun beispielsweise Inkontinenz, Bewegungsstörungen und unkontrollierte Bewegungen und Reflexe (neurologische Symptome) sowie Schluckstörungen auftreten. Vokale Störungen (▶ Kap. 27) wie unkontrolliertes Schreien oder Rufen oder das Wiederholen von Silben sind zu beobachten. Auch Halluzinationen und weitgehende Affektlabilität (die Affekte können nicht mehr kontrolliert werden) sind möglich.
- Im **vierten Stadium (terminales Stadium)** sind die Betroffenen meist bettlägerig, zunehmend bewegungsunfähig, harn- und stuhlinkontinent und häufig auch nicht mehr in der Lage zu verbaler Kommunikation. Es ist möglich, dass auch die nächsten Angehörigen nicht mehr erkannt werden. Aufgrund der Immobilität (▶ Kap. 18) sind u. a. die Risiken der Entstehung von Dekubiti oder Pneumonien gegeben.

Die **vaskuläre Demenz** beginnt meist plötzlich und ihr Verlauf ist häufig sprunghaft. Durchblutungsstörungen oder Hirninfarkte bedingen jeweils akute Symptomatiken; dann sind Stabilisierungen möglich, wobei die Leistungsfähigkeit der Betroffenen auch innerhalb eines einzelnen Tages stark schwanken kann. So sind neurologische Symptome wie Hemiplegien, Sprach- und Bewusstseinsstörungen beobachtbar, ebenso können Tremor (= Schüttellähmung) der Extremitäten, Gleichgewichts- und Gangstörungen (Trippeln, Kleinschrittigkeit) und Schluckstörungen auftreten. Im **Anfangsstadium** können die kognitiven Fähigkeiten weitgehend erhalten bleiben, **im Verlauf** entwickelt sich das zunächst vorwiegend neurologische Krankheitsbild aber zum Demenzsyndrom, wobei dann Störungen der Denk- und Merkfähigkeit, Veränderungen der Persönlichkeit, Stimmungsschwankungen, Affektlabilität und vor allem nächtliche Verwirrtheit zu beobachten sind (Höwler 2007, S. 136)

9.3   Typische Symptome demenzieller Erkrankungen

Grundsätzlich lassen sich – wie beschrieben – viele unterschiedliche Symptome und Symptomenkomplexe beobachten.
- **Verschiedenartige kognitive Defizite** (Aphasie, Agnosie, Apraxie) können sich entwickeln, wobei diese von
- **Verhaltensstörungen (BPSD)** bzw.
- **neuropsychologischen Störungen** (etwa: Akathisie) begleitet sein können. Es kann zur Tag-Nacht-Umkehr oder zum Sundown-Syndrom kommen, ebenso – in Abhängigkeit vom Typ der demenziellen Erkrankung – zu
- mehr oder weniger starken **neurologischen Symptomen** (etwa Gangstörungen, pathologische Reflexe, Lähmungserscheinungen, Schluckstörungen u. v. m.).

Die **Aphasie** ist eine unterschiedlich stark ausgeprägte Sprachstörung, von der einerseits die Fähigkeit zur Wortfindung, andererseits das Sprachverständnis betroffen sein kann.
    Die **Apraxie** ist eine Bewegungsstörung, wobei allerdings die Motorik der Betroffenen intakt ist. Sie sind nicht in der Lage, zielgerichtete Bewegungsabläufe zu setzen (etwa mit einem Löffel zu essen).
    Die **Agnosie** ist eine Störung im Bereich des Erkennens und Zuordnens von Gegenständen, ohne dass eine Störung der sensorischen Funktionen (Sehen, Tasten etc.) vorliegt. Die Betroffenen wissen also etwa nicht mehr, was mit dem Essbesteck anzufangen ist, spüren es aber beim Angreifen und sehen es vor sich.
    Die **Akathisie** ist ein als unangenehm empfundener Drang, sich zu bewegen, wobei die Bewegung keine Erleichterung verschafft.
    Verschiedene Störungen des **Antriebs** können sich in Weglauftendenzen, Unruhe oder völliger Apathie (also Teilnahmslosigkeit) äußern. Typisch in Zusammenhang mit demenziellen Erkrankungen ist das Auftreten einer:
- **Tag-Nacht-Umkehr:** Die Betroffenen schlafen tagsüber und sind nachts munter; und besonders des so genannten
- **Sundowning-Syndroms:** Die Betroffenen scheinen abends bzw. nachts munter zu werden und nehmen dann ihre Aktivitäten auf.

Es lassen sich – besonders bei in Pflegeeinrichtungen untergebrachten demenziell Erkrankten – verschiedene Formen des **Wanderns** beobachten, die wie folgt benannt werden können:
- **Checking** – die Betroffenen suchen die Betreuenden/Pflegenden immer wieder auf – etwa im Dienstzimmer
- **Trailing** – die Betroffenen laufen den Pflegenden/Betreuenden nach und »verfolgen« sie sozusagen
- **Pottering** – verschiedene Tätigkeiten werden immer wieder ausgeübt, »Herumwerkeln« (Halek und Bartholomeyczik 2006, S. 36)

Das **Verhalten** demenziell Erkrankter kann grundsätzlich auch bestimmt sein durch:
- **Desinteresse und Antriebslosigkeit** (▶ Kap. 25 besprochen)
- **Agitiertheit** (die das Phänomen des Wanderns ▶ Kap. 18 einschließt) (▶ Kap. 26 besprochen) – genau genommen sind auch die vokalen Störungen Teil der Agitiertheit
- **Vokale Störungen** (▶ Kap. 27 besprochen)
- **Einschränkungen der Orientiertheit** (▶ Kap. 17 besprochen)

Die Gesamtheit dieser Auffälligkeiten und Störungen wird als **BPSD** (Behavioural and Psychological Symtoms of dementia) bezeichnet. Anmerkungen zum Umgang damit finden sich in ▶ Kap. 28.

9.4 Pflegeinterventionen und Praxistipps

Ebenso wenig wie es *den* demenziell Erkrankten gibt, kann es *die* Pflege demenziell Erkrankter geben. In Zusammenhang mit Einschränkungen in den einzelnen Aktivitäten und existenziellen Erfahrungen des Lebens (wie etwa der Möglichkeit zu essen und zu trinken, sich bewegen zu können oder zu kommunizieren) ist zunächst auf die jeweilige Einschränkung (beispielsweise eine Schluckstörung) zu reagieren. Maßnahmen und Interventionen dazu sind in den jeweiligen Kapiteln des vorliegenden Buches besprochen.

In Zusammenhang mit Verhaltensstörungen oder -auffälligkeiten (für demenzielle Erkrankungen spricht man in ihrer Gesamtheit von BPSD) gilt es, unter Zuhilfenahme verschiedener Techniken zu versuchen, sich einer Lösung anzunähern, die in der jeweiligen Situation passend erscheint – auch das ist in den gleichlautenden Kapiteln behandelt.

Pflegeinterventionen in Zusammenhang mit Einschränkung und Verlust der kognitiven Fähigkeiten und der Orientiertheit sind in ▶ Kap. 17 erläutert. Vor allem die letztgenannten Punkte, also BPSD und der Verlust kognitiver Fähigkeiten, stellen die Pflege vor große und eben für demenzielle Erkrankungen typische Herausforderungen. In Zusammenhang damit sollen an dieser Stelle auch Praxistipps gegeben werden, die sich als Vorschläge verstehen und von Situation zu Situation angepasst und modifiziert werden können.

- Praxistipps
- Letztlich geht es in der Pflege demenziell Erkrankter darum, sich um Prozesse des Verstehens (nämlich des Bedürfnisses des Klienten) zu bemühen. Unter Beachtung dessen, was sinnvoll (Sicherheit des Klienten und seiner Umgebung) und möglich (alle Formen von Ressourcen) ist, soll dieses Bedürfnis so oft wie möglich erfüllt werden. Damit kann langfristig größtmögliche Zufriedenheit gewährleistet werden, die sich wiederum positiv auf die gesamte Situation der Klienten und auch der Pflegenden auswirkt.
- Vertrautes gibt Sicherheit, weshalb gerade in der Pflege demenziell Erkrankter der Biografiearbeit große Bedeutung zukommt (psychobiografische Pflegemodell nach Erwin Böhm ▶ Kap. 31 bzw. ▶ Kap. 6).
- Bei fast allen Betroffenen und in allen Stadien tritt Angst auf. Insofern eignen sich alle pflegerischen Interventionen, die die Atmosphäre ganz allgemein positiv beeinflussen können. In der Pflege alter Menschen bewährt sich (um ein Beispiel zu nennen) häufig der Geruch von Lavendel, da er viele Betagte an frisch gewaschene Wäsche erinnert und damit das Gefühl von Zuhause und Vertrautheit gibt.

- In der Interaktion ist gerade ruhiges, langsames Sprechen meist vorteilhaft und natürlich gilt: Je entspannter und ruhiger Pflegende und Betreuende selbst sind, desto eher überträgt sich diese Stimmung auf den Klienten (Methode der Mäeutik ▶ Kap. 33).
- Es ist nicht davon auszugehen, dass die kognitiven Fähigkeiten und Stimmungen Demenzkranker immer konstant sind. Sowohl das, was jemand bewältigen und verstehen kann, als auch seine Empfindungen unterliegen starken Schwankungen. Daher ist es wichtig, dem in der gesamten Gestaltung der Pflegebeziehung und eben Kommunikation und Interaktion Rechnung zu tragen. Einmal wird eher direktives Verhalten der Pflegenden geschätzt, da es Orientierung gibt, einmal sind Berührungen gefragt, ein anderes Mal braucht der Betroffene vor allem Selbstbestätigung (Methode der Validation, ▶ Kap. 32).
- Demenziell Erkrankte leiden unter dem Verlust ihrer kognitiven Fähigkeiten und darunter, sich sprachlich nicht mehr ausdrücken zu können. Häufig bemühen sie sich stark um Kompensation und etwas wie Alltagskommunikation, benutzen etwa Sätze mit allgemeinen Inhalten, die überall zu »passen« scheinen. Mitunter erwecken sie dabei den Eindruck, einfach »dabei« sein zu wollen, wenn ihnen auch die Worte fehlen. Gerade in diesen Situationen kann es entlastend sein, ihnen das Gefühl von Teilhabe zu geben. Das kann mimisch, gestisch und natürlich in verbaler Form geschehen: Pflegende können einfach zeigen, dass sie »verstanden« haben (in kurzen, einfachen Sätzen ein wenig plaudern), auch wenn dies nicht uneingeschränkt der Fall sein sollte.
- Orientierung an der Realität kann (etwa im Sinne eines vorsichtigen Realitätsorientierungstrainings, ROT, ▶ Kap. 30) in den Anfangsstadien der Erkrankung bzw. in Zeiten, in denen die Betroffenen diesbezüglich zugänglich erscheinen, sinnvoll sein. Überforderung ist aber zu vermeiden.
- Es ist wichtig, sich immer wieder vor Augen zu führen, dass auffälliges, herausforderndes Verhalten Teil der Erkrankung und nicht absichtsvoll und schon gar nicht gegen einzelne Personen gerichtet ist.
- Grundsätzlich sind Beziehungen zu wenigen konstanten Bezugspersonen für demenziell Erkrankte günstig, das gilt auch allgemein für die Anflutung mit Reizen. Läuft beispielsweise bei der Körperpflege das Radio, kann das bereits überfordernd sein. Überforderung wieder kann Angst erzeugen, was wiederum zu Aggression führen kann.

Geben Sie einen groben Überblick über Formen und Verlauf dementieller Erkrankungen! Beschreiben Sie, wie sich Klienten verhalten können, die unter Aphasie, Agnosie und Apraxie leiden und nennen Sie jeweils ein Beispiel! Überlegen Sie, wie pflegerisch damit umzugehen ist!
Was macht die Pflege demenziell Erkrankter so schwierig? Welche Strategien, mit diesen Problemen umzugehen, kennen Sie?

Literatur

Buijssen H (2014) Demenz und Alzheimer verstehen. Erleben-Hilfe-Pflege: ein praktischer Ratgeber. Beltz, Weinheim und Basel, 8. Auflage

Grond E (2003) Pflege Demenzkranker. Brigitte Kunz Verlag, Hannover

Halek M, Bartholomeyczik S (2006) Verstehen und Handeln. Forschungsergebnisse zur Pflege von Menschen mit Demenz und herausforderndem Verhalten. Schlütersche, Hannover

Höwler E (2007) Gerontopsychiatrische Pflege. Lehr- und Arbeitsbuch für die Altenpflege. Brigitte Kunz Verlag, Hannover, 3., aktualisierte Auflage

Köther I (Hg) (2005) Altenpflege. Zeitgemäß und zukunftsweisend. Thieme, Stuttgart

Marwedel U (2013) Gerontologie und Gerontopsychiatrie lernfeldorientiert. Verlag Europa Lehrmittel – Nourney, Vollmer GmbH & Co KG, Haan-Gruiten, 5. aktualisierte Auflage

Menche N (Hg) (2004) Pflege heute. Lehrbuch für Pflegeberufe. Elsevier, Urban & Fischer, München, 3., vollständig überarbeitete Auflage

Nigg B, Steidl S (2005) Gerontologie, Geriatrie und Gerontopsychiatrie. Ein Lehrbuch für Pflege- und Gesundheitsberufe. Facultas, Wien

Sachweh S (2006) »Noch ein Löffelchen?« Effektive Kommunikation in der Altenpflege. Verlag Hans Huber, Bern, 2., vollständig überarbeitete und erweiterte Auflage

► http://www.alzheimerinfo.de/alzheimer/symptome/warnsymptome [Zugriff: 10.5.2015]

► https://www.deutsche-alzheimer.de/fileadmin/alz/pdf/factsheets/infoblatt11_frontotemporale_demenz.pdf [Zugriff:17.5.2015]

► https://www.deutsche-alzheimer.de/fileadmin/alz/pdf/factsheets/FactSheet14-2011_01.pdf [Zugriff: 17.5.2015]

► http://www.icd-code.de/icd/code/F00.-.html [Zugriff: 17.5.2015]

► http://www.icd-code.de/icd/code/F01.-.html [Zugriff: 17.5.2015]

► www.icd-code.de [Zugriff: 17.5.2015]

Die Pflege depressiver, älterer Menschen

Esther Matolycz

10.1   Depressionen in der geriatrischen Pflege – 74
10.1.1   Grundsätzliches – 74
10.1.2   Symptome von Depressionen – 74
10.1.3   Schweregrade und Verlauf von Depressionen – 75
10.1.4   Formen von Depressionen – 75
10.1.5   Besonderheiten von Depressionen im Alter – 76

10.2   Pflegeinterventionen und Praxistipps – 77

         Literatur – 79

E. Matolycz, *Pflege von alten Menschen*,
DOI 10.1007/978-3-662-48151-6_10, © Springer-Verlag Berlin Heidelberg 2016

In diesem Kapitel werden überblicksmäßig Symptome, Schweregrade und Verlauf von Depressionen sowie ihre Formen dargestellt. Nach einer Beschreibung, welche Besonderheiten in Zusammenhang mit Depressionen im Alter vorliegen, werden Pflegeinterventionen und Praxistipps vorgestellt.

10.1   Depressionen in der geriatrischen Pflege

10.1.1   Grundsätzliches

Unter einer Depression versteht man grundsätzlich eine **affektive Störung**, was hier bedeutet, dass es sich um eine Erkrankung handelt, die mit einer starken Veränderung der Stimmung einhergeht. Bei der Depression steht zunächst eine **niedergedrückte Stimmung** im Vordergrund, die von vielen verschiedenen psychischen und physischen Veränderungen begleitet sein kann – ebenso sind psychosoziale Symptome (etwa die Veränderung bzw. Verringerung sozialer Kontakte) zu beobachten; typischerweise ist in Zusammenhang mit einer Depression auch der **Antrieb** eines Menschen deutlich reduziert.

Was die Stimmung betrifft: Depressionen sind nicht zu verwechseln mit »normaler« Traurigkeit, sondern können das Empfinden, Erleben und Verhalten eines Menschen völlig verändern (und damit auch seine Selbstwahrnehmung und die Art, mit anderen zu interagieren). Ebenfalls zu den affektiven Störungen gehört die Manie: Sie ist durch abnorm gesteigerten Antrieb und Stimmung gekennzeichnet.

Depressionen werden unterschiedlich klassifiziert, häufig als multifaktorielles Geschehen betrachtet, können unterschiedlichen Verlauf und Ursachen haben.

10.1.2   Symptome von Depressionen

Symptome einer Depression können sein:
- Affektstörungen (etwa Niedergeschlagenheit, Traurigkeit, Freudlosigkeit und Bedrücktheit, das Gefühl, sich gar nicht zu »spüren«, Gereiztheit)
- Antriebsstörungen (Mattigkeit, nicht erklärbare Müdigkeit, Passivität, der Verlust von Interessen, aber auch gesteigerter Antrieb im Sinne einer Agitiertheit mit Unruhe und Erregbarkeit)
- Störungen des Denkens (negative Selbstwahrnehmung, etwa Gefühle der Schuld oder der »Wertlosigkeit«, des »Überflüssigseins«, bis hin zur Wahnbildung; gestörte Konzentrations- bzw. Merkfähigkeit; es kann zum »Grübelzwang« kommen, bei dem nur wenige, meist ängstigende oder bedrückende Themen im Zentrum der Gedanken des Betroffenen stehen)
- Gefühl des Sinnverlusts (bis hin zu Suizidgedanken oder Suizid) und andere Begleitstörungen wie Schlafstörungen, Ängste oder Veränderungen des Appetits
- Verschiedene körperliche Symptome (Nigg und Steidl 2005, S. 98f.)

Häufig lässt sich – gerade in Zusammenhang mit dem typischerweise herabgesetzten Antrieb – kaum Mimik beobachten, die Betroffenen wirken müde, der Gesichtsausdruck kann erstarrt und die Bewegung verlangsamt sein. Trotz gehemmten Antriebs ist es möglich, dass die Betroffenen unter innerer Unruhe leiden, was auch mit Angst verbunden sein kann.

Es gibt allerdings auch Zustände motorischer Erregung, in denen der Erkrankte unruhig auf und ab läuft, rastlos wirkt, etwa abwechselnd seine Hände drückt usw. Liegen derlei Symptome vor, handelt es sich um eine **agitierte Depression**. Darüber hinaus kann es bei schweren Depressionen zum Auftreten psychotischer Symptome (wie etwa Wahn; ▸ Kap. 11) kommen, wobei der Inhalt dieses Wahns oft mit Gefühlen der Schuld oder der Verarmung zu tun haben kann. Ebenso sind hypochondrische Motive möglich (jemand ist fälschlicherweise davon überzeugt, an einer bestimmten Krankheit zu leiden, und ist von dieser Idee nicht abzubringen), was häufig das negative Selbsterleben des Depressiven widerspiegelt.

10.1.3 Schweregrade und Verlauf von Depressionen

Die sogenannte **Dysthymie (Dysthymia)** ist eine leichte Form der **depressiven Verstimmung**, die die Alltagsbewältigung erschwert und die Betroffenen grübeln lässt, zu Selbstzweifel und häufig auch Schlafstörungen führt und die über Jahre andauern bzw. chronisch verlaufen kann.

Bei der **leichten** Depression ist die Alltagsbewältigung, wenn auch unter Einschränkungen und Leidensdruck, möglich. Die **mittelgradige** Depression ist durch das Vorliegen von mehr und stärkeren Symptomen gekennzeichnet, die Alltagsbewältigung unterliegt stärkeren Einschränkungen und Schwierigkeiten. Die **schwere** Depression verunmöglicht eine selbstständige Alltagsgestaltung, häufig ist stationäre Behandlung erforderlich, das Auftreten **psychotischer Symptome** (▸ Kap. 11) ist möglich.

Bei schwerem Verlauf der Erkrankung kann es außerdem zum **depressiven Stupor** kommen (Stupor Zustand der Starrheit, bei dem keine körperlichen oder psychischen Aktivitäten erkennbar sind, wobei Umgebungsreize aufgenommen werden und das Bewusstsein wach ist), was bedeutet, dass der Klient dann in allen Lebensaktivitäten Unterstützung benötigt.

Der **Verlauf** kann sich grundsätzlich als **Episode** oder als **rezidivierende Störung** darstellen:

- **Episode:** ist einmalig
- **Rezidivierende Störung**: tritt wiederholt auf, dazwischen liegen Phasen, in denen Besserung auftritt

Sowohl die depressive Episode als auch die rezidivierende, depressive Störung dauern **zumindest zwei Wochen** an (Marwedel 2013, S. 275)

10.1.4 Formen von Depressionen

Grundsätzlich gibt es (wie auch bei z. B. den demenziellen Erkrankungen) unterschiedliche Arten, wie die Depressionsformen unterteilt werden. Eine mögliche (und sehr häufige) Darstellung ist die Unterscheidung in unipolare (endogene) Depression (in Abgrenzung zur manisch-depressiven (bipolaren) Erkrankung), somatogene Depression, psychogene Depression und Depression in besonderen Lebenslagen. Im Folgenden soll erklärt werden, was darunter zu verstehen ist.

- Endogene Depressionen

Die endogene[1] Depression ist dadurch gekennzeichnet, dass keine somatischen oder psychischen Ursachen (bzw. auslösenden Lebensumstände) bekannt sind, die ihr zugrunde liegen. Manchmal wird auch der Begriff »unipolare endogene Depression« verwendet. Bei der so-

---

[1] In neueren Klassifikationen wird nicht mehr zwischen endogenen und psychogenen Depressionen unterschieden (vgl. Marwedel 2013, S. 278).

genannten bipolaren Störung (auch manisch depressive Erkrankung oder bipolare affektive Störung) wechselt die Depression mit manischen Phasen ab (Wolfersdorf 2011, S. 48).

- Somatogene Depressionen

Somatogene Depressionen haben organische Ursachen, wie z. B. hirnorganische Veränderungen, Störungen der Schilddrüsenfunktion, Nebenwirkungen von Medikamenten. Stehen somatogene Depressionen in Zusammenhang mit Erkrankungen von Gehirn bzw. Nervensystem, spricht man von **organischer Depression**, stehen sie in Zusammenhang mit Erkrankungen die außerhalb von Gehirn oder Nervensystem liegen, werden sie als **symptomatische Depression** bezeichnet (Wolfersdorf 2011, S. 53).

- Psychogene Depressionen

Psychogene Depressionen haben psychische Ursachen, die z. B. in starker Erschöpfung (»**Erschöpfungsdepression**«) liegen können, man spricht bei diesen Formen von Depressionen, die die Folge chronischer Belastung sind, auch von der so genannten **depressiven Entwicklung** (Wolfersdorf 2011, S. 52). Möglich ist auch die Reaktion auf belastende äußere Ereignisse (Trennung, Verlust eines nahen Angehörigen, Krankheit) (»**reaktive Depression**«), wahrscheinlich ist die reaktive Depression jene Form, die in der Allgemeinbevölkerung am häufigsten auftritt (Wolfersdorf 2011, S. 52).

Auch die so genannte **neurotische (auch psychogene) Depression** ist möglich, wobei es dafür unterschiedliche Erklärungsansätze gibt (aus tiefenpsychologischer Perspektive geht man dabei von nicht bewältigten Konflikten, aus lerntheoretischer Perspektive von »erlerntem« Verhalten aus; Marwedel 2013, S. 277).

- Depressionen in besonderen Lebenslagen

Hier handelt es sich um Depressionen, die in Zusammenhang mit den Lebensumständen stehen, z. B. den Jahreszeiten, wobei dem Mangel an Licht Bedeutung beigemessen wird (typisch z. B. die »**Winterdepression**«, eine Form der **saisonal abhängigen Depression**, kurz: **SAD**). Möglich ist auch ein Auftreten in bestimmten Lebensphasen auftreten, etwa als **Altersdepression** oder **Wochenbettdepression**.

Unabhängig von den eben genannten Formen gibt es noch die so genannten **larvierten Depressionen** (larviert bedeutet »maskiert«, »versteckt«). Sie sind oft nicht als solche erkennbar, da körperlich-vegetative Symptome (typischerweise frühes Erwachen, Ein- und Durchschlafstörungen, Störungen des Appetits, Störungen der Verdauung, der Libido, Schwitzen u. Ä.) neben anderen körperlichen Missempfindungen im Vordergrund stehen und damit die depressive Stimmung maskieren bzw. überlagern.

Behandelt werden Depressionen – je nach Ursache, Verlauf und Typ – medikamentös, mittels Wach- oder Lichttherapie, Bewegungs- und Musiktherapie, Beschäftigungstherapie und/oder psychotherapeutischen Angeboten (Marwedel 2013, S. 283).

10.1.5 Besonderheiten von Depressionen im Alter

Unter der **Altersdepression** wird eine depressive Störung verstanden, die – unabhängig von der Zuordnung zu anderen Formen (endogene Depression, reaktive Depression) – im Alter auftritt (derzeit gilt in diesem Fall dabei »jenseits des 65. Lebensjahres«; Wolfersdorf 2011, S. 55). Dies soll jeden sechsten bis achten Menschen in dieser Altersgruppe betreffen, in Pflegeeinrichtungen soll der Anteil sogar bei 30–40% liegen, Wolfersdorf 2011, S. 55). Die Erkrankung wird allerdings nicht immer erkannt, da viele der Symptome dem Prozess des Alterns zugeschrieben werden, zudem war es häufig Teil der Sozialisation der heute Älteren, Gefühle nicht zu zeigen bzw. nicht darüber zu sprechen.

Die Entstehung von Depressionen im Alter wird durch verschiedene Faktoren begünstigt. Beispielsweise spielen die belastenden Lebensereignisse eine Rolle, die in Zusammenhang mit steigendem Lebensalter zunehmen und mit Verlusten in vielerlei Hinsicht einhergehen können (Verlust naher Angehöriger und Freunde, Verlust der »Jugend«, Einbußen hinsichtlich der Unabhängigkeit, erhöhter Bedarf an Unterstützung u. v. m.).

- Depressionen sind oft schwer zu diagnostizieren, da bei alten Menschen meist die eben genannten Faktoren neben anderen – etwa somatischen (d. h. körperlichen) oder innerpsychischen – auftreten und mitunter nicht leicht von demenziellen Erkrankungen abzugrenzen sind.
- Häufig werden in Zusammenhang mit einer Depression vorwiegend die körperlichen Beschwerden angegeben, was man als **Somatisierungstendenz** bezeichnet.
- Auch spielen Einflüsse aus dem psychosozialen Bereich eine tragende Rolle, was etwa mit zunehmender Angst vor Hilflosigkeit und Pflegebedürftigkeit, dem Verlust von Kontrolle, sozialer Isolation u. v. m. zu tun haben kann.

10.2 Pflegeinterventionen und Praxistipps

Was in der Pflege depressiver alter Menschen zu beachten ist:

- Die Versorgung und Begleitung depressiver Betagter gehört zu den anspruchsvollsten und zugleich beanspruchendsten Pflegesituationen überhaupt, da die bedrückte Stimmung, der herabgesetzte Antrieb und die Passivität bzw. Gereiztheit, fallweise auch Aggression, belastend sind.
- Die Erkrankung kann dazu führen, dass der Betagte seinen Körper vernachlässigt, zu wenig isst und trinkt und nur unzureichend schlafen kann. Unterstützung ist, je nach Ausgeprägtheit dieser Situation, für die einzelnen Lebensaktivitäten teilweise nötig – oder sie müssen (zumindest zeitweilig) ganz übernommen werden.
- Depressive Betagte sind meist nicht in der Lage, sich sinnvoll zu beschäftigen – was mit der Stimmungslage, mangelndem Antrieb, Grübelzwang und negativen Gedanken begründet ist, denen die gesamte Aufmerksamkeit des Betroffenen gilt. Auch im Fall innerer Unruhe bzw. Agitiertheit ist das nicht möglich (▶ Kap. 26). Werden Beschäftigungsangebote gegeben, muss bedacht werden, dass der Klient zwar einerseits gefördert werden muss, andererseits aber auch nicht überfordert werden darf, da dies die Klienten in ihrer negativen und abwertenden Weise, sich selbst wahrzunehmen, bestärken und in der Folge zum Rückzug führen kann.
- Es ist möglich, dass Pflegende aufgrund der Antriebs- und Entscheidungsschwäche das Gefühl bekommen können, der depressive Klient wolle nichts an seiner Situation ändern bzw. sei im Grunde genommen sogar zufrieden damit. Tatsache ist, dass es grundsätzlich zwar durchaus Krankheitsgewinn gibt (▶ Kap. 13), das Erleben in Zusammenhang mit Depression dies aber nicht zulässt: Der depressive Mensch leidet in jedem Fall stärker unter seiner Erkrankung, als ihm die Versorgung bzw. Pflege »Benefit« ist. Antriebsschwäche

ist nicht mit Bequemlichkeit zu verwechseln, weshalb Aufforderungen, sich »zusammen-zureißen«, nichts bringen – denn genau das kann der Betroffene nicht; auch Angehörige müssen hierüber informiert sein.

— Umgekehrt dürfen Pflegende auch nicht erwarten, durch freundliche, einfühlsame Ge-spräche die Depression zu bessern oder die Niedergedrücktheit zu verringern (was nicht bedeutet, dass diese Art der Zuwendung nicht trotzdem wichtig und richtig ist – wesent-lich ist nur, dass man sich dabei keinen falschen Hoffnungen/Erwartungen hingibt). Auch hier gilt, dass es gut ist, wenn die Angehörigen diesbezüglich informiert sind.

— Haben Depressive übersteigerte, in keinem Verhältnis zur Realität stehende Schuld-gefühle, Verarmungsideen oder (hypochondrische) Krankheitsängste, können diese eben-falls nicht »ausgeredet« werden, im Gegenteil: Das kann den Eindruck verstärken, nicht verstanden zu werden.

— Zuzuhören und den Betroffenen über sein Erleben und Befinden zu befragen, ist hilf-reich. Ebenso kann es helfen zu erklären, dass Schuld-, Angst-, Trauer- oder Minder-wertigkeitsgefühle zum Krankheitsbild gehören und auch andere Betroffene dies so empfinden. Wichtig ist zu betonen, dass der unangenehme Zustand vorübergehend und Symptom einer Erkrankung ist.

— Es ist nicht zu empfehlen, dem Klienten einreden zu wollen, dass es ihm »schon viel besser« gehe oder Ähnliches, da ihn dies – im Gegenteil – unter Druck setzen kann. Fragen sollten so formuliert werden, dass der Betroffene über eine evtl. empfundene Besserung selbst berichten kann.

— Dem depressiven Betagten soll die Möglichkeit geboten werden, Erfolge zu haben. Kleine Schritte zur Motivation sollten versucht werden: kurze Zeit mit anderen zu verbringen (zumindest in Anwesenheit anderer), kleine Aufgaben zu übernehmen und Schritt für Schritt wieder mehr für sich selbst zu sorgen und sich an der Körperpflege u. Ä. zu be-teiligen.

— Reizüberflutung und Überforderung können die Situation verschlimmern, während Erfolgserlebnisse gut tun; wenn möglich, kann sich der Betagte an der Pflegeplanung be-teiligen.

— Bewegung und Umgebungswechsel können gut tun – es ist sinnvoll, immer wieder ein-mal zu versuchen, den Betagten dazu zu motivieren; besonders Schlafen am Vormittag fördert Ein- und Durchschlafstörungen. Typisch ist allerdings bei vielen Depressiven ein starkes Stimmungs- und Antriebstief am Morgen.

— Abends sind Einschlafrituale hilfreich: warme Getränke, evtl. Entspannungstechniken oder Rituale zur Vorbereitung des Schlafs, denen eine ruhige Phase vorausgegangen ist.

— Es ist gut, depressiven Klienten viel Möglichkeit zur Kontrolle der eigenen Belange ein-zuräumen. Ebenso positiv kann es sein, sie über alles zu informieren, was therapeutisch (etwa Medikamenteneinnahme) oder pflegerisch (etwa Anleitung zur Körperpflege – ohne sie ganz zu übernehmen, obwohl dem Klienten das vielleicht angenehmer wäre) unternommen wird.

— Besonders wichtig im Umgang mit depressiven Betagten ist ehrliches, echtes Auftreten. Pflegende können durchaus auch einmal zum Ausdruck bringen, was die Situation für sie schwierig macht; insgesamt wird diese Echtheit besser ertragen als überfreundliches, besonders überschwängliches Verhalten.

Geben Sie einen Überblick über die Formen von Depressionen und sprechen Sie über Besonderheiten der Depression bei älteren Menschen!

Stellen Sie sich vor, Sie müssten einer Auszubildenden beschreiben, was das »Typische« an einer Depression eines alten Menschen ist: Wie fühlt er sich wahrscheinlich, worüber denkt er nach, wie verhält er sich? Was sagen und erklären Sie?

Nennen Sie fünf Fehler im Umgang mit einem depressiven Betagten, der das Bett nicht verlassen möchte und kaum spricht, und überlegen Sie dann, was in dieser Situation das bessere pflegerische Handeln wäre!

Literatur

Grond E (2003) Pflege Demenzkranker. Brigitte Kunz Verlag, Hannover

Köther I (Hg) (2005) Altenpflege. Zeitgemäß und zukunftsweisend. Thieme, Stuttgart

Marwedel U (2013) Gerontologie und Gerontopsychiatrie lernfeldorientiert. Verlag Europa Lehrmittel – Nourney, Vollmer GmbH & Co KG, Haan-Gruiten, 5. aktualisierte Auflage

Menche N (Hg) (2004) Pflege heute. Lehrbuch für Pflegeberufe. Elsevier, Urban & Fischer, München, 3., vollständig überarbeitete Auflage

Nigg B, Steidl S (2005) Gerontologie, Geriatrie und Gerontopsychiatrie. Ein Lehrbuch für Pflege- und Gesundheitsberufe. Facultas, Wien

Wolfersdorf M (2011) Depressionen verstehen und bewältigen. Springer, Berlin, Heidelberg, 4. Auflage

Die Pflege älterer Menschen, die unter wahnhaften Störungen leiden

Esther Matolycz

11.1   Wahn – worum es sich dabei handelt – 82

11.2   Wahninhalte mit besonderer Bedeutung für die geriatrische Pflege – 83

11.3   Pflegeinterventionen in Zusammenhang mit wahnhaften Störungen in der geriatrischen Pflege – 83

11.4   Praxistipps – 84

Literatur – 85

E. Matolycz, *Pflege von alten Menschen*,
DOI 10.1007/978-3-662-48151-6_11, © Springer-Verlag Berlin Heidelberg 2016

In diesem Kapitel werden die Charakteristika wahnhafter Störungen erklärt, es werden Wahnstörungen, die in der geriatrischen Pflege von Bedeutung sein können, sowie im Anschluss Pflegeinterventionen und Praxistipps vorgestellt.

In der geriatrischen Pflege kann man es mit mehr oder weniger ausgeprägten wahnhaften Störungen Betagter zu tun bekommen. Das vorliegende Kapitel gibt einen Einblick in das Wesen des so genannten Wahns und erklärt, worum es sich dabei handelt und in Zusammenhang mit welchen Erkrankungen er auftreten kann. Darüber hinaus sollen typische »Wahnthemen«, also Inhalte gezeigt werden, die besonders in der Pflege alter Menschen von Bedeutung sind. Schließlich wird – erst erklärend, dann in Form von Praxistipps – dargestellt, welche Pflegeinterventionen angezeigt sind und was sich als nicht hilfreich erwiesen hat.

11.1   Wahn – worum es sich dabei handelt

Unter einem so genannten Wahn ist zunächst eine fehlerhafte Überzeugung zu verstehen, die vom Betroffenen nicht als solche wahrgenommen wird. Diese Überzeugung ist unverrückbar; der Betroffene kann – unabhängig von allfälligen Beweisen – nicht davon abgebracht werden. Wer an einer solchen Störung erkrankt ist, verliert *nicht* seine Denk- oder Merkfähigkeit, sondern befindet sich in einem Zustand geänderten Erlebens. Dieses geänderte Erleben bezieht sich auf ganz bestimmte Inhalte – die Wahnthemen oder -inhalte, die unterschiedlicher Natur sein können.

Charakteristisch für wahnhafte Störungen ist, dass die Betroffenen sich einerseits der Realität entsprechend verhalten (nämlich in allen Punkten, die nicht von der Störung betroffen sind). Andererseits (da, wo es um den Wahn geht) ist das Verhalten zur Realität gestört, wie eben auch der Bezug zur Realität gestört ist.

Häufig finden sich wahnhafte Störungen in Zusammenhang mit folgenden psychiatrischen Erkrankungen im Alter (= gerontopsychiatrischen Erkrankungen):

-   **Psychosen** (z. B. schizophrene Psychosen, organische Psychosen wie etwa das Delir, chronische Psychosen in Zusammenhang mit demenziellen Erkrankungen oder affektive Psychosen in Zusammenhang mit Depressionen)
-   **Organische Schädigungen des Gehirns** (etwa Tumore)

Ebenso ist es möglich, dass wahnhafte Störungen allein, also nicht im Gefolge einer anderen (psychiatrischen) Erkrankung auftreten. Beispiele für solche Wahnerkrankungen sind Paranoia oder Paraphrenie:

-   Die **Paranoia** ist durch starkes Misstrauen gekennzeichnet, wobei die Betroffenen sich beobachtet, bedroht oder verfolgt fühlen oder z. B. dauernd der Meinung sind, dass über sie gesprochen wird, und ihre Umgebung diesbezüglich bezichtigen. Zugleich sind Denken und Wollen nicht beeinträchtigt, ebenso wenig die Handlungsfähigkeit.
-   Die **Paraphrenie** stellt sich als paranoide Symptomatik dar, wobei noch Halluzinationen hinzukommen, die olfaktorischer (nicht vorhandene Gerüche werden wahrgenommen) oder akustischer (nicht vorhandene Stimmen oder Geräusche werden gehört) Natur sind.

Derartige Zustände können beispielsweise durch Schwerhörigkeit begünstigt oder hervorgerufen werden (wenn die Betroffenen sich ständig aus Gesprächen ausgeschlossen fühlen, Gehörtes falsch deuten oder überall Spott oder abfällige Äußerungen in Zusammenhang mit ihrer Person vermuten).

Auch sensorische Deprivation (▶ Kap. 29) kann Paranoia und Paraphrenie bei alten Menschen begünstigen oder bedingen, und schließlich stellen alle Erkrankungen, die mit Einschränkungen der Gedächtnisfunktion (etwa demenzielle Erkrankungen) einhergehen, einen Risikofaktor für die Entwicklung dieser Störungen dar.

Abgesehen davon haben wahnhafte Störungen teils auch eine Funktion: Werden nämlich eigene Verhaltensweisen, die z. B. durch Demenz hervorgerufen sind (Vergesslichkeit, Verlieren, Verlegen), durch die Betroffenen auf andere »geschoben« (was natürlich nicht absichtsvoll, sondern eben im Zuge der wahnhaften Störung, also mit ernsthafter Überzeugung geschieht), stellt dies das Selbstbewusstsein zumindest teilweise wieder her bzw. festigt es. Andererseits wirken sich diese wahnhaften Störungen höchst ungünstig auf die Beziehung zwischen den Betroffenen und ihrem Umfeld aus – besonders dann, wenn dieses nicht über die Problematik wahnhafter Störungen informiert ist und nicht weiß, wie damit umzugehen ist.

11.2 Wahninhalte mit besonderer Bedeutung für die geriatrische Pflege

- Bestehlungswahn
  - Der Betagte lebt in der Überzeugung, bestohlen worden zu sein oder bestohlen zu werden (typisches Verhalten: Verstecken von Besitz, ständiges Berichten über Diebstähle, oft Anschuldigungen).
- Verarmungswahn
  - Die Betroffenen leben in der Überzeugung, bald alles zu verlieren oder alles verloren zu haben (typisches Verhalten: Ängstlichkeit, Klagen, Erzählen über diese fixe Idee).
- Verfolgungswahn
  - Die Betroffenen leben in der Überzeugung, dass ständig über sie gesprochen wird, sie beobachtet oder ausspioniert werden oder man ihnen Schlechtes will (typisches Verhalten können Aggressionen gegenüber anderen sein, auch Autoaggression ist möglich, ebenso Ängstlichkeit oder Isolation).
- Dermatozoenwahn
  - Die Betroffenen leben in der Überzeugung, von Parasiten befallen zu sein, die Hautjucken verursachen (typisches Verhalten: Kratzen, Zufügen von Hautläsionen, die teilweise auch ihre Ursache in ausufernden Reinigungsritualen haben).
- Vergiftungswahn
  - Die Betroffenen leben in der Überzeugung, jemand wolle sie durch Nahrung, Getränke, Strahlen oder Ähnliches vergiften oder anderweitig schädigen (typisches Verhalten: Nahrung wird abgelehnt oder nur innerhalb eines bestimmten Rituals angenommen, indem z. B. als Erster oder Letzter gegessen wird).

11.3 Pflegeinterventionen in Zusammenhang mit wahnhaften Störungen in der geriatrischen Pflege

Wahnhafte Störungen bedürfen immer und grundsätzlich der medizinisch psychiatrischen Behandlung. Pflegeinterventionen können unterstützen und begleiten; allerdings ist es wichtig, sich darüber bewusst zu sein, dass den Betroffenen ihre Überzeugungen und Ideen *nicht* »ausgeredet« werden können. Dies kann keine noch so große Empathie, keine noch so gute pflegerische Beziehung, kein Kommunikationsmodell oder evtl. Argumentation leisten bzw.

ermöglichen. Dasselbe gilt auch für Schuldgefühle, die Teil des Wahninhaltes sind – sie sind ebenso wenig einer rationalen Erklärung zugänglich, wie etwa die Vorstellung, vergiftet zu werden.

Wesen der wahnhaften Störung ist die fehlerhafte Überzeugung – und jeder Versuch, eine Überzeugung (vielleicht, um seine Ruhe zu haben) zu bestätigen (indem eine nicht vorhandene Schlange aus dem Zimmer »getragen« wird etc.) oder (vielleicht um den Betroffenen zu beruhigen) etwa zu beteuern, man passe eben besonders gut auf ihn auf, wird in die fehlerhafte Überzeugung »eingebaut« und fördert sie letztlich. Negieren Pflegende umgekehrt einfach alles, was vom Klienten berichtet wird, kann dies zur Folge haben, dass er sich zurückzieht und die Beziehung zur Pflegeperson abbricht.

Betagte, die unter wahnhaften Störungen leiden, brauchen Unterstützung in dem, wozu sie selbst nicht in der Lage sind, nämlich der **Realitätskontrolle**. Es ist deshalb wichtig, dass Pflegende keinen Zweifel daran aufkommen lassen, dass sie selbst die fehlerhaften Überzeugungen der Betroffenen *nicht* teilen. Zugleich kann und soll das Erleben des Erkrankten respektiert, seine Realität akzeptiert werden, es darf auch thematisiert werden, wie er sich fühlt. Es muss aber klar bleiben, dass dies nur *seine* Empfindung und nicht die der Pflegeperson oder der Umgebung ist. Hilfreich kann auch sein, z. B. Gegenstände, die Schatten werfen, Spiegel, in denen Grimassen gesehen werden, und Ähnliches aus der Umgebung zu entfernen.

Wesentliches Ziel in der Interaktion ist es, jene Anteile im Denken und Handeln zu erreichen und zu stützen, die nicht von der Erkrankung betroffen sind. Es ist also alles zu verstärken und zu unterstützen, was der alte Mensch selbst durchführen kann und was nicht in Zusammenhang mit der wahnhaften Störung steht bzw. sie nicht ungünstig beeinflusst oder fördert. Das können – je nach Situation – bestimmte Tätigkeiten sein (in denen der Betagte z. B. etwas herstellt oder bastelt oder die Pflegenden unterstützt, indem er etwa Wäschestücke zusammenlegt), die allein oder in Gesellschaft ausgeübt werden. Oft wird gerade das Gefühl, nicht allein zu sein, als angenehm erlebt.

11.4   Praxistipps

- Pflegende müssen sich immer vor Augen führen, dass die Aggressionen, Anschuldigungen oder Vorwürfe, die Klienten mit wahnhaften Störungen ihnen gegenüber tätigen, nie und keinesfalls persönlich zu nehmen, sondern Teil der Erkrankung sind.
- Es ist wie gesagt nicht möglich, Betroffenen ihre Überzeugungen »auszureden«. Ebenso ist es ungünstig, sie zu negieren, da im ersten Fall der Wahn bestärkt, im zweiten Fall womöglich die Beziehung zur Pflegeperson abgebrochen wird und die Betagten dann gar nicht mehr zu erreichen sind.
- Deshalb soll zwar ihren Ängsten und ihrem Befinden Raum gegeben werden (es kann z. B. hilfreich sein, wenn die Klienten erzählen, wie sie sich fühlen), allerdings ohne dass es zur Bestätigung der fehlerhaften Überzeugung kommt. Etwa: »Ich kann verstehen, dass Sie Angst haben, aber ich sehe diese Männer/Tiere (etc.) nicht.«
- Zugleich können Utensilien (Spiegel u. Ä.), die angsterzeugende Wahrnehmungen fördern, entfernt werden.
- Menschen, die unter derartigen Erkrankungen leiden, leben häufig in ständiger Angst. Ihnen tun Sicherheit und klare, gleichförmige Abläufe gut.
- Ebenso erweisen sich ruhiges, langsames Sprechen sowie das Gefühl, dass jemand da und ansprechbereit ist, als günstig.

- Leichte, sanfte Berührungen können hilfreich sein, sind allerdings mit Vorsicht einzusetzen.
- Es sind jene Anteile im Handeln und Denken zu stärken, die nicht von der Erkrankung beeinflusst sind, indem den Betroffenen sinnvolle Beschäftigungen, wenn möglich in der Gruppe, angeboten werden.
- Jede Art von Zwang soll vermieden werden, da dies die Symptome verstärken kann.

❓ Eine Klientin, die unter wahnhaften Störungen leidet, fordert Sie auf, einen großen Käfer aus der Ecke des Zimmers zu entfernen. Sie sehen ihn nicht. Was tun Sie?

Stellen Sie sich eine 85-jährige Klientin vor, die ihre gesamte Umgebung beschuldigt, sie zu bestehlen. Sie selbst sind von diesen Vorwürfen ausgenommen. Wie gehen Sie mit der Klientin um?

Literatur

Ekert B, Ekert C (2005) Psychologie für Pflegeberufe. Thieme, Stuttgart

Höwler E (2007) Gerontopsychiatrische Pflege. Lehr- und Arbeitsbuch für die Altenpflege. Brigitte Kunz Verlag, Hannover, 3., aktualisierte Auflage

Menche N et al (2014) Pflege von Menschen mit psychischen Erkrankungen. In: Menche N (Hg) (2014) Pflege Heute. Lehrbuch für Pflegeberufe. Elsevier, Urban & Fischer, München, 6., vollständig überarbeitete Auflage, S.1295-1341)

Besonderheiten der Pflege und Betreuung älterer Menschen in verschiedenen Settings

Kapitel 12   Der Eintritt in eine Einrichtung zur Pflege und Betreuung – 89

Kapitel 13   Die Pflege älterer Menschen im Krankenhaus – 97

Kapitel 14   Pflege älterer Menschen im mobilen Bereich – 103

Der Eintritt in eine Einrichtung zur Pflege und Betreuung

Esther Matolycz

12.1   Der Eintritt: Auslöser und mögliche Folgen:
        Relokationssyndrom, Reaktanz, erlernte Hilflosigkeit – 90

12.2   Die Phase des Einlebens: begreifen, verständigen,
        integrieren – 91

12.3   Die besondere Bedeutung des Erhalts sozialer Rollen – 93

12.4   Praxistipps – 94

        Literatur – 95

E. Matolycz, *Pflege von alten Menschen*,
DOI 10.1007/978-3-662-48151-6_12, © Springer-Verlag Berlin Heidelberg 2016

In diesem Kapitel werden Auslöser für einen Eintritt in eine Einrichtung zur Pflege und Betreuung vorgestellt, sowie dessen mögliche Folgen. Weiter werden Elemente der Phase des Einlebens gezeigt und es wird auf die besondere Bedeutung des Erhalts sozialer Rollen eingegangen, es werden Praxistipps gegeben.

Im vorliegenden Kapitel sollen zuerst mögliche Gründe für den Einzug in eine Einrichtung zur Pflege und Betreuung gezeigt werden, dann Folgen, die auftreten können. Darüber hinaus wird überlegt, wie Vorbereitung, Eintritt und Einleben in einer solchen Einrichtung zu gestalten sind Das ist besonders wichtig vor dem Hintergrund des oft krisenhaften Erlebens, als das sich diese Neuerung darstellen kann. Auch hier gilt, dass Pflegende Interventionen setzen können, die durchaus nicht immer mit großem zeitlichem oder personellem Aufwand verbunden sein müssen. Unterbleiben sie aber, ist die Gefahr gegeben, dass der Betagte Ressourcen verliert.

12.1   Der Eintritt: Auslöser und mögliche Folgen: Relokationssyndrom, Reaktanz, erlernte Hilflosigkeit

Je weniger geplant der Eintritt in eine Pflegeeinrichtung vonstattengeht, desto weniger Möglichkeit der Vorbereitung hierauf gibt es und desto größer ist die Wahrscheinlichkeit, dass diese Lebenssituation als krisenhaft erlebt wird – selbst dann, wenn die prinzipielle Einsicht in die Notwendigkeit des Umzugs in eine Einrichtung zur Pflege und Betreuung vorhanden ist.

Koppitz et al. (2014) stellen in ihrer Studie an einer Schweizer Pflegeeinrichtung folgende **Auslöser** für den Eintritt heraus:

— Er erfolgt direkt nach einem Aufenthalt im Krankenhaus (die eigene Wohnung kann davor nicht mehr betreten werden).
— Er erfolgt aufgrund der Einsicht, dass das Leben/Wohnen zuhause aufgrund bestehender Einschränkungen nicht mehr möglich ist.
— Er erfolgt auf Grundlage einer frühzeitigen, präventiven Entscheidung, wobei noch keine massiven Gesundheitseinbußen (Einschränkungen) vorhanden sind.

Kommt also ein Klient in die Einrichtung, müssen die Pflegenden sich zunächst ein Bild darüber machen, wie er den Umzug erlebt:

— ob er für ihn vorhersehbar war und vorbereitet werden konnte,
— ob der Betroffene die Möglichkeit hatte, sich von seiner Wohnung zu »verabschieden«, und ob es ihm möglich war, darüber zu befinden, was mit jenen Besitztümern geschehen wird, die er nicht mitnehmen kann,
— ob die Einrichtung sich in einer ihm vertrauten Wohngegend befindet und ob er sie kennt,
— welche Vorstellungen er von einem Pflegeheim im Allgemeinen hat und
— ob er sich »abgeschoben« fühlt und den Eindruck hat, nun sozusagen »aufs Sterben warten zu müssen«, oder ob er dem Aufenthalt auch Positives abgewinnen kann (etwa Sicherheit, Leben in einer Gemeinschaft).

In einigen Klassifizierungen zur Pflegediagnostik gibt es die Diagnose **Relokationssyndrom**, das Syptomatiken rund um einen krisenhaft erlebten Eintritt beschreibt. Es kann es zu Verzweiflung, Verlustgefühlen, vorübergehender Desorientiertheit und starken Verwirrtheitszuständen, Regression, Aggression und beispielsweise Inkontinenz kommen. Möglich sind auch

Schlaflosigkeit, Ängste oder Depressionen, auch Unzufriedenheit, Stürze oder Fixierung auf Medikamente u. v. m. (Koppitz et al. 2014).

Der Klient sollte gerade in der Phase der Eingewöhnung und des Einlebens aufmerksam beobachtet werden, auch soll schrittweise die Biografie erhoben werden und natürlich ein pflegerisches Assessment stattfinden. Das ist deshalb von großer Bedeutung, da darauf zu achten ist, welche vorhandenen Ressourcen (Orientiertheit, Kontinenz, Mobilität) sich vielleicht verringern.

Die Gefahr der **erlernten Hilflosigkeit** (▶ Abschn. 3.5), auch der **Reaktanz** ist jetzt besonders gegeben. Unter Reaktanz versteht man in der Psychologie, dass Menschen, deren Freiheiten bedroht oder eingeschränkt werden, mit »einem erhöhten Spannungszustand und dem Bedürfnis, die bedrohte Freiheit zu schützen bzw. die verlorene Freiheit wiederzugewinnen« reagieren (Fürstler und Hausmann 2000, S. 64).

Reaktanzfolgen können höchst unterschiedlich aussehen:
- Entweder sind Versuche zu beobachten, die bedrohten/verlorenen Freiheiten zurückzugewinnen. (Man könnte das mit einer Art »Ärmelhochkrempeln« umschreiben: Die Betroffenen bemühen sich um Ersatz oder darum, z. B. trotz eines eingegipsten Beins so mobil wie möglich zu sein. Im Fall des Einzugs in eine Pflegeeinrichtung entspräche dem ein Klient, der sich aktiv um das Knüpfen neuer Kontakte und das Ausleben möglichst all seiner Rollen – z. B. die der »Oma« – auch dort bemüht.)
- Auch können sich Versuche zeigen, dem nicht (mehr) möglichen Verhalten/Tun ein möglichst ähnliches entgegenzuhalten. (Hier würde es sich der Klient im Zimmer möglichst gemütlich machen, seine Möbel unterbringen lassen und eben versuchen, im Pflegeheim weitgehend so zu leben wie Zuhause.)

Neben diesen beiden positiven Reaktanzfolgen gibt es aber auch noch die
- »Aufwertung der verlorenen Möglichkeiten«(Fürstler und Hausmann 2000, S. 65): In diesem Fall würde der Betagte seiner Selbstständigkeit, vielleicht der »guten alten Zeit«, dem Alleinleben in seiner Wohnung nachtrauern und dabei auch Erinnerungen ausblenden, die nicht positiv sind (etwa an Einsamkeit und zu geringe pflegerische Versorgung).
- Schließlich können sich als negative Reaktanzfolgen auch Aggression oder Wut zeigen.

12.2 Die Phase des Einlebens: begreifen, verständigen, integrieren

- Vorbereitung
- Zunächst ist wünschenswert, dass die Einrichtung sich in einer Umgebung befindet, die dem Betagten vertraut ist. Dadurch können bestimmte soziale Kontakte – in welcher Form auch immer, etwa Besuch des bekannten Kaffeehauses, Besuch der »alten« Wohnung oder Treffen mit Nachbarn und Freunden – aufrecht bleiben.
- Wenn machbar, soll dem Betagten angeboten werden, die Einrichtung zu besichtigen. Ist er nur eingeschränkt mobil, können Prospekte gezeigt werden – auch ein kurzer Informationsfilm ist in diesem Fall eine gute Hilfe. Besonders zu empfehlen ist hier, dass eine Bewohnerin darin die Einrichtung vorstellt (Schiff 2006, S. 14).
- Ebenfalls hilfreich ist der Besuch einer Pflegeperson (vielleicht einer Stations- oder Bereichsleitung der Einrichtung) beim Betagten, denn damit wäre ein erster, sehr persönlicher Kontakt gegeben. Der Klient würde schon jemanden »kennen« und die Stationsleitung könnte als bekannte, vertraute Person erlebt werden.

— Ist der Eintritt geplant, sind »Schnupper-« oder Probewohnen das Mittel der Wahl, evtl. auch die Teilnahme an einer Veranstaltung, die in der Einrichtung stattfindet (Frühlingsfest, Tag der offenen Tür etc.).

— Beim Eintritt selbst bereitet die Überreichung eines Blumenstraußes und die persönliche Begrüßung des neuen Bewohners verhältnismäßig wenig Aufwand, kann aber helfen, den ersten Eindruck positiv zu gestalten.

— Besonders willkommen fühlen sich neue Bewohner möglicherweise, wenn alle Pflegenden, die am Tag seines Eintritts Dienst haben, kurz zusammenkommen und ihn in dieser Runde begrüßen.

■ Zur Eingewöhnung

Koppitz et al. (2014) identifizieren in ihrer Studie drei Verhaltensschemata, die älteren Menschen, die eine Einrichtung zur Pflege und Betreuung beziehen, helfen, mit der Situation umzugehen: das Begreifen, das Verständigen und das Integrieren.

— Das **Begreifen** steht für das »Ankommen« in der Einrichtung (und zwar in physischer, emotionaler und sozialer Hinsicht), wobei die Betroffenen wahrnehmen, wie Gefühlsleben und soziale Möglichkeiten sich verändern.

— Das **Verständigen** steht für das Bedürfnis, den Alltag in der Einrichtung mitzubestimmen. Der Kontakt zur Familie soll aufrechterhalten bleiben, eine Beziehung zu den Pflegenden bzw. Betreuenden soll sich entwickeln können.

— Im **Integrieren** wird der Eintritt in die Einrichtung in die eigene Lebensgeschichte eingeordnet. Dem Betroffenen wird einerseits klar, was im neuen Umfeld für ihn bedeutsam ist, andererseits, wovon er Abschied nehmen muss (Koppitz et al. 2014).

Damit diese Mechanismen auch zum Tragen kommen können, muss einiges beachtet werden: So ist individuelle Begleitung und Betreuung des Klienten wichtig, ebenso die Aufrechterhaltung von Rollen (▶ Abschn. 12.3).

— Es bewährt sich, so die Gerontologin Sonja Schiff, »der Einsatz einer gut ausgebildeten Bezugspflegeperson«, denn: »Ziel ist es, durch strukturiertes Vorgehen und Sorgfalt die Eingewöhnung zu unterstützen sowie Sicherheit und Zuwendung zu vermitteln.« (Schiff 2006, S. 14)

— Die Einbindung der Angehörigen, so die Autorin weiter, darf nicht übersehen werden (▶ Kap. 23 und ▶ Kap. 24); man kann ihnen etwa regelmäßige Gespräche anbieten, in denen Fragen rund um den Einzug Thema sind, ebenso die Beteiligung an Veranstaltungen im Heim.

Sonja Schiff empfiehlt folgenden Ablauf für die Begleitung eines neuen Klienten durch Pflegende:

— In der **ersten Woche** stehen etwa die Begrüßung, ein Einzugsgespräch, die Vorstellung verschiedener an Pflege und Versorgung beteiligter Berufsgruppen und Personen und das Angebot von Hilfestellungen bei der Zimmereinrichtung und -gestaltung auf dem Programm. Ebenso soll für den neuen Bewohner Orientierung im Haus und im gesamten Gelände aufgebaut werden, was mit einer kleinen Führung verbunden sein kann. Die Tagesaktivitäten sollen erklärt, die wichtigsten Abläufe kennen gelernt werden.

— In der **zweiten Woche** sollen u. a. weitere Informationen gegeben werden, ein »Aktivieren von wichtigen Gewohnheiten im alten Zuhause« stattfinden und Unterstützung bei der Aufrechterhaltung sozialer Beziehungen gegeben werden. (Schiff 2006, S. 14)

- Die **dritte bis achte** Woche stehen im Zeichen der Teilnahme an Aktivitäten in der Einrichtung, der Aktivierung von Ressourcen des Bewohners und der Knüpfung sozialer Kontakte. Ebenso soll er darin unterstützt werden, frühere Hobbys wieder aufzunehmen.

Der Bezugspflegeperson müsste in Zusammenhang mit diesen Bemühungen eine tragende Rolle zukommen, und selbstverständlich wäre das laufende Angebot an Gesprächen wünschenswert.

Zur Vermeidung negativer Reaktanzfolgen und erlernter Hilflosigkeit: Um negative Reaktanzfolgen bzw. der anschließenden erlernten Hilflosigkeit vorzubeugen, gilt es zunächst,
- den Verlust von Selbstständigkeit und Selbstbestimmung und
- den Verlust der Identität des Betagten zu verhindern und
- ihm das Gefühl von Selbstbestimmtheit und der Möglichkeit, Einfluss auf seine Lebensgestaltung zu haben, zu vermitteln.

Dazu ist einerseits zu beachten, dass der Klient nicht sozusagen in die Hilflosigkeit gepflegt wird, indem unter Nichtbeachtung seiner **Adaptionszeit** (siehe Abschn. 13.1) quasi über seinen Kopf hinweg die Aktivitäten des Lebens (Essen und Trinken, Ausscheiden können u. v. m.) »an seiner Stelle« erledigt werden und er der Einfachheit halber etwa das Essen gereicht oder er vorschnell Inkontinenzversorgungsprodukte angeboten bekommt.

Andererseits ist ein probates Mittel, Eigenständigkeit zu vermitteln, den Betagten zumindest zwischen zwei Dingen aussuchen zu lassen, ihn also zu fragen und entscheiden zu lassen, ob er diesen oder jenen Pullover tragen, ob er Kaffee oder Tee, ob er gleich oder später ins Bad möchte etc. Die Frage »Was wollen Sie anziehen/trinken/jetzt tun?« überfordert Betagte in neuen Situationen häufig, weshalb sie oft ausweichend oder gar nicht antworten. Die Entscheidung zwischen zumindest zwei Alternativen selbst zu übernehmen, scheint hingegen überschaubar und trägt zur Selbstbestimmtheit bei.

Schließlich ist eine der tragenden Säulen eines gelingenden Eintritts und Lebens im Heim, dass Bewohner ihre sozialen Rollen weiter leben können. Das soll im Folgenden ausgeführt werden.

12.3 Die besondere Bedeutung des Erhalts sozialer Rollen

Ältere Menschen leben, genauso wie junge, unterschiedliche soziale Rollen, die – je nach Lebensgeschichte und aktueller Situation – für sie von unterschiedlich großer Bedeutung sind. So mag jemandem die Oma- oder Uroma-, auch Mutterrolle besonders wichtig sein, bei Menschen mit geringer familiärer Anbindung sind evtl. Kartenspiel- oder Kaffeehausrunden, vielleicht auch die Rolle der Nachbarin besonders herausragend – und wieder jemand anders erlebt das, was er als Katzen- oder Hundebesitzer tut, als vorrangig tagesablaufbestimmend. Es kann auch die Rolle des Stammgastes in einem Lokal oder die Rolle des Parkbesuchers sein, die in jemandes Empfinden verhältnismäßig viel Raum einnimmt, und demgemäß heftig können sich auch Reaktionen auf den Wegfall bestimmter Erlebensmöglichkeiten gestalten.

Es ist nun beim Eintritt ins Pflegeheim besonders wichtig, im Rahmen der Pflegeanamnese, der Beobachtung des Bewohners und der Erhebung seiner Biografie ein Bild darüber zu gewinnen, welche Rollen ihm ein besonderes Anliegen sind und in welchem Lebensbereich sie sich befinden/befunden haben. In Frage kommen hier etwa die Arbeit, die Erledigung bestimmter Aufgaben, der soziale Status, die Möglichkeit, sich um jemanden/andere zu kümmern und vieles mehr.

Mit dem Eintritt in eine Pflegeeinrichtung – noch dazu, wenn der Grund dafür etwa plötzliche körperliche Immobilität ist – fallen womöglich mehrere dieser Rollen auf einmal weg. Vor diesem Hintergrund ist es nicht verwunderlich, wenn es zu negativen Reaktanzfolgen, erlernter Hilflosigkeit und letztlich Teilnahmslosigkeit kommt. Auch dass Betagte sich in Desorientiertheit flüchten, scheint in Zusammenhang mit diesen Überlegungen verständlich. Nun bleibt zu fragen, was die Pflege dazu beitragen kann, negative Folgen möglicher Rollenverluste zu verhindern. Die Antwort liegt darin,

- dass Betagten einerseits die Möglichkeit gegeben werden muss, ihre »alten« Rollen möglichst weiter zu erfüllen und
- andererseits – sollte das nicht machbar sein – man ihnen evtl. »neue« Rollen anbieten kann.

Wie können Betagte nun darin unterstützt werden, die »alten« Rollen weiter zu erfüllen, wie können ihnen »neue« Rollen angeboten werden?

12.4   Praxistipps

Die folgenden Praxistipps verstehen sich nur als Denkanstöße. Geübten geriatrisch Pflegenden wird es mit der Zeit gelingen, in Abstimmung auf Bedürfnisse, Ressourcen und die gesamte Situation des Bewohners weitere Ideen zu entwickeln. Dies ist nicht unbedingt zeitaufwändig, und bedenkt man, dass der Erhalt sozialer Rollen erlernte Hilflosigkeit und etwa Apathie verhindern kann, macht sich die Investition in Kreativität und Engagement langfristig bezahlt.

- Betagte können, wenn sie Besuch haben, eine Kanne Kaffee, ein paar Tassen und etwas Kuchen zur Verfügung gestellt bekommen, evtl. ist auch ein Kaffee-/Tee-Container im Tagraum interessant: Es ist etwas anderes, die Kinder/Enkel selbst zu bewirten, als die Pflegenden um ein Getränk für die Angehörigen bitten zu müssen. Auch kann ein kleines Stück weit die Gastgeberrolle weiter gelebt werden.
- Wenn gewünscht, können in der Animation/Ergotherapie Gegenstände hergestellt werden, die sich an Angehörige, vielleicht auch Enkelkinder verschenken lassen – auf diese Weise ist der Betagte in der Situation, etwas geben zu können, und fühlt sich nicht immer als »Konsument« oder »Besuchter«.
- Oft haben Klienten es gerne, wenn sie eine Aufgabe in der Abteilung zugewiesen bekommen – das kann die Versorgung eines Tieres (optimal wäre natürlich, könnte – so vorhanden – das eigene Haustier mitgebracht werden), von Wäsche u. Ä. sein.
- Jeder Mensch wird gerne in Zusammenhang mit etwas, das er besonders gut kann oder das ihn ausmacht, wahrgenommen und in Verbindung gebracht. So mag einer Bewohnerin z. B. ihre Studienzeit sehr wichtig gewesen sein und sie legt vielleicht deshalb Wert auf die Titelanrede oder den mit ihrer akademischen Bildung verbundenen sozialen Status. Kann sie in der Einrichtung weiterhin »die Frau Professor« sein (wie die Gymnasiallehrerin ja von den Schülern genannt wurde), kann das ein Stück zur Aufrechterhaltung der Identität beitragen.
- Dies gilt selbstverständlich auch für Hobbys und Interessen, die die Klienten früher hatten. Es ist etwas anderes, ob im Gedächtnistraining wiederholt wird, wie bestimmte Pilze/Früchte aussehen, oder ob der diesbezüglich kundige Bewohner einer Pflegeperson, die sich ehrlich dafür interessiert, darüber Auskunft gibt. Es geht dabei nicht nur um die Aufrechterhaltung kognitiver Fähigkeiten, sondern darum, als Person mit individuellen Interessen und Kenntnissen wahrgenommen zu werden.

- Betagte verlassen die Einrichtung oft nicht, weil sie sich unsicher fühlen oder nicht ausreichend über verschiedene Hilfestellungen (Fahrtendienste etc.) informiert sind. Allerdings sind es gerade Einkaufsnachmittage oder Marktbesuche, die eine Anbindung an das Leben außerhalb der Pflegeeinrichtung ermöglichen und alte Fertigkeiten nicht in Vergessenheit geraten lassen. Hier ist einerseits ein Angebot auf Seiten des Heims wünschenswert, andererseits – falls erforderlich – auch Beratung und Unterstützung in Zusammenhang mit der Organisation weiterer Aktivitäten außerhalb. Selbstverständlich tut es gut, etwa das Stammcafé auch weiterhin besuchen zu können.
- Eng mit dem Ausleben sozialer Rollen verbunden ist die Möglichkeit, die Geschlechterrolle auch im Alter bzw. in der Pflegeeinrichtung innehaben zu können. Tipps dazu finden sich in ▶ Kap. 22.

❓ Eine Klientin, die ins Pflegeheim kommt, gibt an, ihre drei Enkelkinder zum Lebensinhalt zu haben. Wie kann man ihr ermöglichen, diese Lebensrolle auch in der Einrichtung zu erhalten?

Sprechen Sie über folgende Elemente der Phase des Einlebens in einer Einrichtung zur Pflege und Betreuung: begreifen, verständigen, integrieren. Was bedeuten sie?

Wie können Pflegende dafür sorgen, dass Bewohner eines Pflegeheims den Kontakt nach »draußen« nicht verlieren, selbst wenn sie pflegeabhängig und bettlägerig sind?

Welche neuen »Rollen« kann ein Betagter, der neu ins Pflegeheim eintritt, dort übernehmen? Dieses Beispiel lässt sich für jeden Grad der Pflegeabhängigkeit bearbeiten.

Literatur

Fürstler G, Hausmann C (2000) Psychologie und Sozialwissenschaft für Pflegeberufe 1. Grundlagen der Psychologie, Entwicklungspsychologie, Pädagogik, Sozialhygiene. Facultas, Wien

Koppitz A et al (2014): Weiterentwicklung der Versorgungsqualität im Pflegehotel St. Johann am Beispiel des Einzugs (Swiss Admission into Nursing Home Study, SANS); Departement Gesundheit, Fachstelle Pflegewissenschaft, ZHAW Zürcher Hochschule für Angewandte Wissenschaften; abrufbar: ▶ http://project.zhaw.ch/fileadmin/user_upload/G/pflegehotel/pdf/141013_Schlussbericht-web_p58.pdf

Matolycz E (2011) 100 Tipps für den Einzug neuer Bewohner in eine Pflegeeinrichtung. Schluetersche Verlagsgesellschaft, Hannover

Russo S (2014) Im ersten Jahr nach dem Heimeintritt ist die Sterberate merklich höher. – In: Curaviva 12/2014, S. 40–43

Schiff S (2006) Von Daheim ins Heim. In: magazin.pflegenetz 2006/01, 14–16

Stanjak K (Hg) (2009) Sozialwissenschaften. Reihe: Altenpflege konkret. Elsevier, München, 3. Auflage

▶ http://project.zhaw.ch/fileadmin/user_upload/G/pflegehotel/pdf/141013_Schlussbericht-web_p58.pdf

Die Pflege älterer Menschen im Krankenhaus

Esther Matolycz

13.1   Alter und Krankheit, geriatrische Syndrome – 98

13.2   Problemfelder in der Pflege geriatrischer Klienten
        im Krankenhaus – 99

13.3   Pflegeinterventionen und Praxistipps – 101

        Literatur – 102

E. Matolycz, *Pflege von alten Menschen*,
DOI 10.1007/978-3-662-48151-6_13, © Springer-Verlag Berlin Heidelberg 2016

Einer kurzen Ausführung zu Alter und Krankheit schließt sich eine Vorstellung der sogenannten geriatrischen Syndrome an. Weiter werden Problemfelder in der Pflege geriatrischer Klienten im Krankenhaus gezeigt, dann Pflegeinterventionen und Praxistipps.

13.1   Alter und Krankheit, geriatrische Syndrome

■   **Alter und Krankheit**

Die Pflege alter Menschen im Bereich der Akutpflege ist eine Aufgabe, die besondere Kompetenzen erfordert, da ein Krankenhausaufenthalt für Betagte in verschiedener Hinsicht eine andere Bedeutung hat bzw. anders erlebt wird als von Jüngeren.

Zunächst darf das Alter einerseits nicht mit Krankheit gleichgesetzt werden, aber andererseits können sich in diesem Lebensabschnitt verschiedene Erkrankungen häufen; man spricht dann von **Multi- oder auch Polymorbidität**. Dazu kommt es, weil das Immunsystem in seiner Leistung eingeschränkt ist, weil ein der Gesundheit möglicherweise abträglicher Lebensstil mit den Jahren Folgen zeigt oder weil die Funktionen verschiedener Organe im Alter nachlassen können (es kann etwa das Funktionsvermögen der Niere oder die Herzleistung abnehmen). Schließlich befinden sich Hochaltrige oft in schwierigen, belastenden Lebenssituationen (sie können unter dem Verlust naher Angehöriger, dem eigenen Altern, mangelnder Mobilität und daraus folgender Isolation leiden) und benötigen zugleich mehr Zeit, um sich an neue Lebensumstände anzupassen (»Adaptionszeit« ► Abschn. 13.2).

Betagte leiden häufig unter Herz-Kreislauf-Erkrankungen (wie beispielsweise Hypertonie, Arteriosklerosen, koronare Herzkrankheit, Insulte), Diabetes mellitus, Parkinson-Syndromen, Arthrosen, Augenerkrankungen wie etwa dem Katarakt (»Grauer Star«), Erkrankungen des Bewegungs- und/oder Stützapparates (etwa Osteoporose), Depressionen und natürlich Demenzen, wobei eben mehrere Erkrankungen gleichzeitig vorhanden sein können.

Besonders im Alter bringen Krankheiten teils erhebliche Einschränkungen mit sich, da sie mit Funktionseinbußen der Sinnesorgane (Seh- und Hörvermögen, Sprachvermögen bei Insulten) einhergehen können, so dass die Fähigkeit zur Kommunikation bzw. Verarbeitung von Informationen beeinträchtigt ist. Dies wieder kann zur Minderung der Sozialkontakte in ihrer Menge und Qualität führen, was sich häufig ungünstig auf die Lebensqualität und den Erhalt alltäglicher Kompetenzen auswirkt. Die Chronizität von Erkrankungen für sich kann stresserzeugend wirken, ebenso die mitunter zunehmend eingeschränkte Behandlungsmöglichkeit.

■   **Geriatrische Syndrome**

Diese bezeichnen Symptome, Symptomenkomplexe oder Funktionsstörungen, die im höheren Alter auftreten können, wobei es möglich ist, dass mehrere Ursachen zugrunde liegen. Geriatrische Symptome beeinflussen einander oft ungünstig. Beispiele dafür (Kommerell 2014, S. 147) sind:

– Immobilität
– Impairment (Einschränkungen) der Wahrnehmungsorgane, z. B. Presbyakusis (»Altersschwerhörigkeit«), Presbyopie (»Alterssichtigkeit«)
– Inappetenz
– Inkontinenz
– Intellektueller Abbau (in Zusammenhang mit (demenziellen) Erkrankungen)
– Inkontinenz
– Isolation

Man spricht auch von den »geriatrischen I´s«.

Dies stellt alte Menschen vor eine an sich schon höchst fordernde Situation, wobei hinzukommt, dass sich die Anpassung an Neues (▶ Kap. 15) im Alter eher schwierig gestaltet. Vor dem Hintergrund des eben Ausgeführten muss die Pflege Betagter im Krankenhaus mit Blick auf ihre Besonderheiten überdacht und geplant werden; diese werden im Folgenden vorgestellt.

13.2 Problemfelder in der Pflege geriatrischer Klienten im Krankenhaus

- ■ Verlängerte Adaptions- und Reaktionszeit, Reaktanz und erlernte Hilflosigkeit

Zunächst können die **Reaktionszeiten** alter Menschen deutlich verlängert sein, was bedeutet,

- ▬ dass sie mehr Zeit brauchen, um neue Situationen zu erfassen und sich in ihnen zurechtzufinden, und
- ▬ dass sie mehr Zeit brauchen, um Informationen aufnehmen und verarbeiten zu können.

Erwin Böhm spricht in diesem Zusammenhang von der so genannten **Adaptionszeit**. Er meint damit die Zeit, die für die Wahrnehmung und Verarbeitung eines Reizes notwendig ist und die beim Betagten verlängert ist. Ihre Nichtbeachtung führt zu wachsendem Pflegebedarf, weil die Klienten erst immer weniger, dann gar nicht mehr auf eigene Ressourcen zurückgreifen, da der Pflegende die Intervention ja seiner eigenen Adaptionszeit folgend, also wesentlich schneller setzt.

Handeln Pflegende nun nach ihrer eigenen Reaktions- bzw. Adaptionszeit, besteht die deutliche Gefahr, dass der Betagte nicht mehr auf eigene Ressourcen zurückgreift, sondern sich »versorgen« lässt. Dies kann aus unterschiedlichen Gründen geschehen – einerseits mag es sein, dass durch das ständige Gefühl, nicht mithalten zu können, das Selbstbewusstsein des Patienten leidet, andererseits ist es möglich, dass er keine Umstände machen möchte (und natürlich benötigt die Anleitung zur Selbsttätigkeit mehr Zeit als die Durchführung der jeweiligen Handlung – etwa die Körperpflege – durch den Pflegenden selbst).

Zunächst kann es zur **Reaktanz** kommen, was in der Psychologie dafür steht, dass Menschen versuchen, verlorene Freiheiten wiederzugewinnen und auch die Situation zumindest ein wenig kontrollieren zu können (Fürstler und Hausmann 2000, S. 65 f. und ▶ Kap. 12). Allerdings bleibt es nicht dabei, sondern je länger der Verlust der Kontrolle andauert und je länger andere gewisse (pflegerische) Tätigkeiten für den Einzelnen übernehmen, desto größer ist die Gefahr, dass es zu (erlernter) Hilflosigkeit und Abhängigkeit kommt. Der Patient erlebt, dass es egal zu sein scheint, wie er sich selbst verhält, ob er sich um Mitarbeit bemüht oder nicht und dass das Nötige letzten Endes mit oder ohne seine Aktivität geschieht, weshalb er sie letztlich zur Gänze unterlässt und nach einiger Zeit tatsächlich nicht mehr in der Lage ist, sich ganz oder auch teilweise zu versorgen – Ressourcen und Fähigkeiten gehen verloren.

Als besonders gefährlich gelten in Zusammenhang damit Krankenhausaufenthalte aufgrund von **Sturzfolgen** wie etwa die Fraktur des Schenkelhalses, die ja zunächst zur Immobilität führt und häufig in Pflegeabhängigkeit endet (Nigg und Steidl 2005, S. 72).

- ■ Krankheitsgewinn und psychischer Hospitalismus

Sowohl der so genannte **primäre Krankheitsgewinn** als auch der **psychische Hospitalismus** sind Phänomene, die in Zusammenhang mit einem Krankenhausaufenthalt auftreten und die Pflegeabhängigkeit Betagter erhöhen können.

- Unter dem **primären Krankheitsgewinn** ist der Nutzen zu verstehen, den jemand direkt oder indirekt aus dem Umstand, erkrankt zu sein, zieht. Dieser Prozess muss keineswegs bewusst ablaufen und es kann jemand durchaus einerseits darunter leiden, krank zu sein und Schmerzen zu haben, es andererseits zugleich genießen, dadurch Aufmerksamkeit und Zuwendung zu bekommen. Es ist möglich, dass Betagte aus diesen Gründen das Krankenhaus gar nicht verlassen wollen, wenn sie dies auch vorgeben und durchaus auch selbst glauben. Dies wieder kann dazu führen, dass alte Menschen bewusst oder unbewusst ein Defizit in der Fähigkeit entwickeln, sich selbst zu versorgen.
- Grundsätzlich meint der Begriff des **psychischen Hospitalismus** alle Schäden und Mängel eines Individuums, die in Zusammenhang mit einem Aufenthalt in einem Krankenhaus oder einer Pflegeeinrichtung und der damit verbundenen Kontaktarmut stehen, egal, ob diese Schäden und Mängel physischer oder psychischer Natur sind (▶ Kap. 29).

Häufig zeigt sich entweder aggressives oder **regressives Verhalten** (unter Regression wird allgemein der Rückfall in frühere Verhaltensweisen verstanden, oft sind sie »kindlich«). Die Regression ist besonders gefährlich, da sie dazu führt, dass der Klient sich auch Handlungen abnehmen lässt, die er selbst tätigen könnte. Er erlebt dies im Moment als angenehm. Fallweise kann es dadurch aber zu schwerwiegenden pflegerischen Problemen kommen, da regressive Betagte inkontinent werden können oder die selbstständige Nahrungs- oder Flüssigkeitsaufnahme ablehnen.

Krankheitsgewinn und psychischer Hospitalismus müssen einander nicht ausschließen. So ist es z. B. möglich, dass Betagte den Krankenhausaufenthalt zunächst genießen, weil sie somit nicht alleine sind, sich umsorgt wissen und das Gefühl, Hilfe in nächster Nähe zu haben, als angenehm empfunden wird. Je länger der Aufenthalt aber dauert und je weniger Besuch die Betroffenen erhalten, desto größer ist die Möglichkeit der Hospitalisierung.

Egal, aus welchem der genannten Gründen der alte Mensch schließlich die Selbstpflege ganz oder teilweise unterlässt, kann es zum Phänomen der **erlernten Hilflosigkeit** kommen, was bedeutet, dass die Motivation, etwas selbst zu tun, gemindert ist und der Betroffene sich zunehmend passiv verhält. Problematisch ist nun Folgendes: Der pflegerische Aufwand, davon betroffene Patienten zu »versorgen«, ist oft erheblich geringer, als sie unterstützend anzuleiten (was sowohl für die Akut- als auch die Langzeitpflege gilt). Daher wird häufig wenig unternommen, um diese Patienten aus der erlernten Hilflosigkeit herauszuführen.

■ Schlafbedürfnis, Vigilanz und Orientiertheit

Zunächst ist das Schlafbedürfnis alter Menschen grundsätzlich geringer als das Jüngerer (▶ Kap. 21). Im Krankenhaus sind Betagte außerdem häufig einer Vielzahl an Stressoren ausgesetzt, was zu Angst und Unsicherheit, erschwertem Orientierungsvermögen bis hin zur zeitweiligen Desorientiertheit und schließlich zu Schlafproblemen, zu nächtlicher Schlaflosigkeit und Tagesmüdigkeit, außerdem zu einer Umkehr des Tag-Nacht-Rhythmus und zu **Vigilanzstörungen** führen kann. Selbst wenn ärztlich Schlafmedikamente verordnet werden, gibt es die Möglichkeit des **Hang over** (der Patient steht am nächsten Tag noch unter deren Einfluss) oder die Möglichkeit der **paradoxen Reaktion** (das Gegenteil der angestrebten Wirkung wird erreicht). Dies alles wiederum kann die Orientiertheit des Klienten negativ beeinflussen.

Was ist nun von pflegerischer Seite zu tun und zu beachten, damit der Krankenhausaufenthalt eines älteren Menschen ihn nicht »erlerntermaßen« hilflos macht, es nicht zu Orientierungsstörungen kommt und damit keine Verluste seiner Ressourcen auftreten – Kurz: Wie kann einer Erhöhung seiner Pflegeabhängigkeit vorgebeugt werden?

13.3 Pflegeinterventionen und Praxistipps

- Ältere Menschen brauchen grundsätzlich mehr Zeit als jüngere, um sich auf neue Situationen einzustellen. Das soll einerseits mit Blick auf alles, was ihnen erklärt oder gezeigt wird (Bad, WC, Schwesternstützpunkt, einzuhaltende Diät oder besondere Kostform u. v. m.), und andererseits mit Blick auf die jeweilige Pflegeintervention beachtet werden. Besonders in Zusammenhang mit dem Pflegehandeln ist die Adaptionszeit unbedingt zu berücksichtigen, soll es nicht zu Passivität und erlernter Hilflosigkeit kommen.
- Um starke Regression oder jene – oft unbewusste – »Flucht« in die Hilflosigkeit zu vermeiden, die ja dem Erreichen von (weiterer) Zuwendung dient, ist Folgendes zu empfehlen: Gibt es zwei Patienten im Zimmer, sind Pflegende – verständlicherweise – mit jenem mehr beschäftigt, dessen Pflegebedarf größer ist. Das allein kann dazu führen, dass der mobilere Patient auch möchte, dass ihm das Essen eingegeben oder er »gewaschen« wird u. v. m. Um das zu verhindern, ist es hilfreich, wenn Pflegende sich trotz knapper Zeitressourcen auch dem autonomeren der beiden widmen, fünf Minuten zum Plaudern stehen bleiben oder einmal außertourlich ins Zimmer kommen. So wird vermittelt, dass Zuwendung nicht an Abhängigkeit gebunden ist.
- Grundsätzlich ist es eine gute Prophylaxe des psychischen Hospitalismus (▶ Kap. 29), wenn dem alten Menschen möglichst viele verschiedene Sinnesreize angeboten werden (Blick aus dem Fenster beim Querbettsitzen, evtl. Fernsehen und Illustrierte) – allerdings nicht unbedingt parallel, da zu viele Eindrücke auch überfordern können.
- Wenn betagte Patienten keinerlei Kooperation beim Mobilisieren zeigen, kann einerseits durchaus erklärt werden, welche unangenehmen Folgen Immobilität haben kann. Andererseits kann auch im Krankenhaus überlegt werden, womit der ältere Mensch aus dem Bett zu »locken« ist.
- Fallweise reagieren Pflegende sehr ungehalten, wenn ein alter Mensch Dinge unterlässt, zu denen er selbst fähig wäre. Hier ist es oft hilfreich, sich vor Augen zu führen, dass dieses Verhalten meist Isolation und die Angst davor, (wieder) allein zu sein, zur Ursache hat.
- In Zusammenhang mit Schlafstörungen im Krankenhaus ist eine ausführliche Pflegeanamnese von Bedeutung. Wenn möglich soll – in Absprache mit dem Arzt – nicht sofort starke Schlafmedikation verordnet, sondern versucht werden, auch im Krankenhaus die Anwendung bekannter Einschlafrituale (ein bestimmter Tee, nach Arztabsprache evtl. ein Achtel Rotwein etc.) zu ermöglichen. Gespräche und genaue strukturierte Information können Ängste lösen und ermöglichen über stärkere Entspanntheit besseren Schlaf (▶ Kap. 21). In Zusammenhang mit Orientierungsstörungen sind zusätzlich die Interventionen aus ▶ Kap. 17 mögliche Hilfestellungen.

❓ Wie können Sie einen betagten Menschen, der zur Aufnahme ins Krankenhaus kommt, darin unterstützen, dass er sich möglichst gut orientiert und sicher in der Einrichtung bewegen kann, sofern er mobil ist?
Erklären Sie, worum es sich bei den so genannten geriatrischen Symptomen handelt! Vor welche Herausforderungen können sie die Pflege stellen?

Literatur

Beullens J, Aubry C (2004) Schlafstörungen bei älteren Menschen im Krankenhaus. In: Milisen et al. (Hg) (2004): Die Pflege alter Menschen in speziellen Lebenssituationen: modern – wissenschaftlich – praktisch. Springer, Heidelberg, 81–93

Böhm E (1999) Psychobiographisches Pflegemodell nach Böhm. Band I: Grundlagen. Verlag Wilhelm Maudrich, Wien

Ekert B, Ekert C (2005) Psychologie für Pflegeberufe. Thieme, Stuttgart

Follmann U (2004) Deprivationsprophylaxe. In: Lauber A, Schmalstieg P (2004): Prävention und Rehabilitation, Reihe: verstehen&pflegen Band 4, Thieme, Stuttgart, 382–391

Fürstler G, Hausmann C (2000) Psychologie und Sozialwissenschaft für Pflegeberufe 1. Grundlagen der Psychologie, Entwicklungspsychologie, Pädagogik, Sozialhygiene. Facultas, Wien

Kommerell et al. (2014) Lebensphasen. In: Menche N (2014) (Hg) Pflege Heute. Lehrbuch für Pflegeberufe. Elsevier, Urban&Fischer, München, 6., vollständig überarbeitete Auflage, S.109-149)

Laplanche J, Pontalis J-B (1980) Das Vokabular der Psychoanalyse. Erster Band. Suhrkamp, Frankfurt am Main, 4. Auflage

Menche N (Hg) (2004) Pflege heute. Lehrbuch für Pflegeberufe. Elsevier, Urban & Fischer, München, 3., vollständig überarbeitete Auflage

Nigg B, Steidl S (2005) Gerontologie, Geriatrie und Gerontopsychiatrie. Ein Lehrbuch für Pflege- und Gesundheitsberufe. Facultas, Wien

Pflege älterer Menschen im mobilen Bereich

Esther Matolycz

14.1   Bedeutung und Besonderheiten mobiler, geriatrischer Pflege – 104

14.2   Konfliktfelder in der mobilen, geriatrischen Pflege – 104
14.2.1   Konflikte zwischen Pflegenden und Angehörigen des Klienten – 104
14.2.2   Weitere mögliche Konfliktfelder – 107

14.3   Praxistipps – 108

         Literatur – 110

E. Matolycz, *Pflege von alten Menschen*,
DOI 10.1007/978-3-662-48151-6_14, © Springer-Verlag Berlin Heidelberg 2016

In diesem Kapitel werden Bedeutung und Besonderheiten mobiler, geriatrischer Pflege dargestellt. Dem schließt sich eine Skizzierung möglicher Konfliktfelder in diesem Bereich an, es werden jeweils Praxistipps gegeben.

14.1   Bedeutung und Besonderheiten mobiler, geriatrischer Pflege

Die professionelle mobile Pflege hochaltriger Menschen ist ein stets wachsendes Feld, was
damit zu tun hat, dass
- der Anteil älterer, auch kranker bzw. pflegebedürftiger Menschen innerhalb der Gesellschaft steigt,
- die Betagten gerne im eigenen Zuhause bleiben möchten, solange das möglich ist und
- sich zugleich (▶ Kap. 23) die Möglichkeiten von Frauen, Pflegeleistungen zu erbringen,
  verringern.
- Schließlich sind Krankenanstalten bestrebt, die Verweildauer der Patienten grundsätzlich zu verkürzen, was zur Folge hat, dass teilweise danach noch Pflegebedarf besteht, der
  häufig durch professionell Pflegende für den mobilen Bereich abgedeckt wird.

Ziel der geriatrischen Pflege im mobilen Bereich ist es, den alten Menschen in seiner Wohnung pflegerisch zu versorgen. Nun stellt diese Tätigkeit für Pflegende bekanntlich ein völlig
anderes Setting dar als die Pflege im Krankenhaus bzw. Pflegeheim: Einerseits sind die Arbeits-
bedingungen so, dass ein weitgehend autonomes (also selbstständiges) Handeln möglich ist,
andererseits stellt das Aufsuchen der Klienten an ihrem Wohnort vor allem im Winter eine oft
erhebliche Belastung dar – und schließlich ist die **Gastrolle**, die die Pflegeperson einnimmt,
manchmal auch mit Spannungen verbunden. Darüber hinaus kommt der Interaktion mit **Angehörigen** des Klienten große Bedeutung zu. Beides ist Thema des vorliegenden Kapitels.

Pflegende stehen im mobilen Bereich vor folgenden grundlegenden Aufgaben:
- Pflege und Beratung des betagten Klienten und
- Interaktion mit (pflegenden) Angehörigen des Betagten, evtl. deren Anleitung
- Die Pflegeperson ist meist auch das »Tor nach draußen« in dem Sinn, dass sie oft darüber
  befragt wird, was sich in der Umgebung tut. Das hat gerade für alte, allein lebende Men-
  schen, die das Internet häufig nicht nutzen, besondere Bedeutung.

14.2   Konfliktfelder in der mobilen, geriatrischen Pflege

14.2.1   Konflikte zwischen Pflegenden und Angehörigen des Klienten

Im mobilen Bereich sind Pflegende manchmal mit der Situation konfrontiert, dass der Betagte
(zumindest zeitweilig) mit anderen Familienmitgliedern zusammenlebt, die (zumindest in Teilen) seine Pflege (»informelle Pflege«) übernehmen, was sie vielfältigen Belastungen aussetzen
kann, da sie (was keinesfalls als Wertung zu verstehen ist!) einem anderen Pflegeverständnis
als dem beruflich-professionellen folgen. Andere Klienten leben alleine, wobei die »mobile(n)«
Pflegeperson(en) dann häufig die einzige pflegerische Unterstützung darstellt bzw. darstellen.

Spannungen und Konflikte zwischen Klienten, ihren Angehörigen und Pflegenden haben
ihre Ursache zum großen Teil in der Situation, vor die häusliche Pflege eine Familie bzw. Le-
bensgemeinschaft stellt. Van de Ven nennt und beschreibt den Stress pflegender Angehöriger

in der häuslichen Situation als wichtiges und herausragendes Phänomen, das sich auf unterschiedliche Weise zeigt:

- Einerseits sind die Angehörigen vielfältigen Belastungen durch die **Pflegetätigkeit** selbst ausgesetzt,
- zweitens verursacht das **Beziehungsgefüge**, in dem sich befinden, Stress und
- drittens leiden sie unter »**Netzwerkstress**«.

Stress beschreibt der Autor dabei als ein »Gefühl unangenehmer Spannung, die sich aus der Diskrepanz zwischen der tatsächlichen und der erstrebenswerten Situation« ergibt (Van de Ven 2004, S. 274).

■ **Pflegetätigkeit Angehöriger**

Versorgung und Pflege eines Angehörigen sind zunächst zeitintensiv, was einerseits belastend ist, andererseits in die soziale Isolierung führen kann. Oft erfordert die Pflegeabhängigkeit Anwesenheit bzw. Verfügbarkeit rund um die Uhr, was dem Nachgehen eigener Interessen enge Grenzen setzen oder es gänzlich verunmöglichen kann. Eigene Berufstätigkeit ist – im Fall jüngerer pflegender Angehöriger – oft nicht möglich.

Darüber hinaus ist pflegerisches Handeln bekanntlich mit schweren körperlichen Belastungen verbunden und erfordert ständige Konzentration. Es kann zugleich als monoton und fordernd erlebt werden. Das Einladen von Freunden in den Haushalt ist mitunter schwierig und unterbleibt in der Folge oft ganz.

Die Interessen pflegender Angehöriger können – gezwungenermaßen – fast ausschließlich um Krankheitsbilder, Symptome und ihr Tun kreisen (müssen), was sie häufig notgedrungen zu diesbezüglichen »Experten« macht, sie andererseits aber eben um eigene Lebensmöglichkeiten bringt, wobei aber zugleich das – eben nicht professionelle – Pflegeverständnis zu Schuld- und Versagensgefühlen (etwa denen, alles »schaffen« zu müssen oder an Zustandsverschlechterungen »schuld« zu sein) führen kann.

■ **Beziehungsstress Angehöriger**

Handelt es sich um pflegebedürftige Eltern, sind es meist Töchter bzw. Schwiegertöchter, die diese Aufgabe übernehmen, von Söhnen wird diese Tätigkeit eher selten erwartet. In diesem wie im anderen Fall (in dem es nämlich um die Pflege des eigenen Partners geht) ändert sich jeweils das Rollenverständnis: Wer Eltern pflegt, erlebt die **Rollenumkehrung** –wer den eigenen Partner versorgt, erlebt, dass er zur **Stütze** des Partners wird (Van de Ven 2004, S. 275).

Beides ist höchst konfliktträchtig – und zwar aus verschiedenen Gründen. Die Rollenumkehrung bringt mit sich, dass Kinder für die Eltern entscheiden (müssen) und diese sich wiederum bevormundet fühlen können, wobei letzten Endes niemand mit der Situation zufrieden ist. Besonders zu erwähnen ist hier die Inkontinenz (▶ Kap. 20), die dazu führt, dass intime Grenzen in einer Weise überschritten werden (müssen), die beide Seiten überfordert: Der Gedanke, die eigenen Eltern zu »wickeln«, führt oft dazu, dass eine Fortführung der Pflege durch Professionelle erwogen und herbeigeführt wird.

Wird jemand in der Pflege vom Partner zur »Stütze«, kann – je nach Ursache des Pflegebedarfs, dessen Ausmaß und Situation – nichts mehr so sein, wie es früher war, und es ist möglich, dass die Beziehung auf eine Basis gestellt wird, die mit der ursprünglichen Intention nichts mehr zu tun hat. Es kann auf Seite des pflegenden Partners zu latenten oder manifesten Aggressionen und Schuldgefühlen oder dem Empfinden von Ohnmacht und Ausgeliefertsein kommen – ebenso bei jenem, der der Pflege bedarf.

In jedem Interaktionsgefüge, in dem es »zu Pflegende« und »Pflegende« gibt, kann der Umstand, dass dem Hilfsbedürftigen unterstellt wird, er sehe die Pflege als Selbstverständlichkeit an, zu Konflikten führen – ebenso aber auch der Umstand, dass dies manchmal tatsächlich der Fall ist.

■ Netzwerkstress Angehöriger

Mit dem Begriff **Netzwerkstress** beschreibt Van de Ven schließlich Schwierigkeiten, die dadurch hervorgerufen werden, dass andere Familienmitglieder jenen, die die Pflegearbeit leisten, keine ausreichende Unterstützung oder kein Verständnis entgegenbringen. Das Tun des Hauptversorgenden, so der Autor, wird häufig als dessen selbstverständliche Aufgabe wahrgenommen, was etwa mit räumlicher Nähe zum Pflegebedürftigen oder Geschlechts- oder anderen Rollen begründet wird. Zusätzlich kann noch Kritik an der erbrachten Leistung kommen.

Ebenfalls dazu zählt, dass andere, vielleicht im Haushalt lebende Familienmitglieder mehr Aufmerksamkeit fordern und sich z. B. von der pflegenden Frau vernachlässigt fühlen: So fordern dann nämlich etwa deren Partner oder Kinder verstärkt jene Zuwendung ein, die ihnen durch das zu pflegende Familienmitglied quasi »verwehrt« erscheint. Manchmal geht es dabei aber eigentlich darum, dass auf diesem Weg versucht wird, das pflegende Familienmitglied zu schützen (Van de Ven 2004, S. 276).

Kommen mobile professionell Pflegende nun in ein solches Gefüge, können sie, ohne es zu wissen, in Konflikte der Familienmitglieder untereinander einbezogen werden. So ist es möglich, dass einer Angehörigen nichts recht zu machen ist, weil sie vielleicht die bloße Anwesenheit des Pflegeprofis als Herabwürdigung oder persönliches Versagen wertet.

Ebenso können sich »Fronten« bilden und die Pflegeperson bekommt es mit verschiedenen Familienmitgliedern zu tun, die ganz unterschiedliche Vorstellungen haben. Schließlich ist die mobile Pflege auch ganz besonders ein Feld, in dem die Pflegenden, die »von außen« kommen, einerseits von unterschiedlichen »Parteien« vereinnahmt oder für sich beansprucht werden und andererseits den Stress, die Verzweiflung und die Konflikte der Familie zu spüren bekommen.

Was zu tun ist, wenn Pflegende unter Gegebenheiten problematischer, innerfamiliärer Beziehungen im mobilen Bereich tätig sind, ist Gegenstand der folgenden Empfehlungen.

■ Praxistipps
– Für Pflegende ist es wichtig, wenn möglich ein ungefähres Bild von der Pflege- und Versorgungssituation zu haben, also: Wird der Klient noch von anderen Personen (Angehörigen) gepflegt? Wenn ja: Wer von ihnen trägt hier die Hauptverantwortung?
– Solche Verantwortung zu tragen, muss immer auch mit Kompetenzen und Berechtigungen zu tun haben: Der »Hauptversorgende« ist demnach auch der, der – so er das möchte – in wesentliche Entscheidungen zur Pflege und deren Organisation mit einbezogen wird.
– Damit es zwischen »Hauptversorgendem« und Pflegeprofi nicht zur Konkurrenzsituation, sondern zum Miteinander kommt, empfehle ich das einzubeziehen, was in ▶ Kap. 24 beschrieben ist.
– Allerdings darf auch ein sehr gutes Verhältnis zwischen professionell Pflegenden und deren Angehörigen nicht zur Folge haben, dass der Klient selbst übergangen wird und nur »Besprochener« ist; seine Bedürfnisse und Interessen müssen im Mittelpunkt stehen.
– Gilt es, Veränderungen (etwa Anordnung von Gegenständen, Änderungen im Ablauf der Pflege) einzuleiten, soll – sofern sie Aufschub dulden – damit gewartet werden, bis sich die Beziehung zwischen Klienten, seinen Angehörigen und professioneller Pflegeperson entwickelt hat: also nicht »mit der Tür ins Haus fallen«.

- Pflegende Angehörige sind – wie oben gezeigt wurde – vielfältigen Belastungen ausgesetzt. Daher ist es dieser Beziehung zuträglich, auch sie selbst einmal nach dem Befinden zu fragen. Gibt es dafür nicht ausreichend Raum, kommt es vor, dass sie ihn sich unbewusst nehmen, was dann oft als »Einmischung«, Kontrolle oder Ähnliches empfunden wird.
- Vielfach wollen pflegende Angehörige bei der Pflege selbst anwesend sein. Zugleich gibt es Pflegehandlungen, von denen Klienten oft explizit wünschen, dass sie ohne Beisein anderer, auch Angehöriger geschehen. Das muss – auch mit Hinweis auf die Intimsphäre des Klienten bzw. das Problem der »Rollenumkehr« – den Angehörigen erklärt werden.
- Überhaupt ist es hilfreich, wenn professionell Pflegende ihr Tätigkeitsgebiet gut und differenziert benennen und Handlungen fachkompetent begründen können. Das hat nichts mit »Pflegelatein« zu tun, sondern dient der Erhöhung ihres Aktionsradius. Wer auch durch seine Sprache (die deswegen nicht unverständlich sein muss) zeigen kann, dass er professionell handelt, hat es leichter, die entsprechenden Kompetenzen und Befugnisse zugestanden zu bekommen.

14.2.2 Weitere mögliche Konfliktfelder

■ **Persönliche Abgrenzungsschwierigkeiten auf Seiten der Pflegeperson**
Gerade wenn der Betagte allein lebt, vielleicht wenige andere Bezugspersonen hat und – wie oben erwähnt – die professionell Pflegenden das einzige Tor »zur Welt draußen« sind, kann es dazu kommen, dass der Klient in ihnen mehr sieht als das, was sie sind, und dass sie als Berater, Freund, »Ersatzkind« oder »Enkel« fungieren sollen. Umgekehrt kann es für Pflegende, die unter Zeitdruck stehen und darauf achten müssen, nur jene Leistungen zu erbringen, die geplant sind, schwierig sein, dem Hochaltrigen Wünsche abzuschlagen.

■ **Rollenbezogene Abgrenzungsschwierigkeiten auf Seiten der Pflegeperson**
Pflegende können andererseits durchaus als »nicht professioneller Dienstleister« angesehen und auch behandelt werden, wobei dann die Erledigung haushaltlicher Tätigkeiten und kleiner Botengänge quasi eingefordert wird (zu den verschiedenen Tätigkeitsprofilen ▶ Kap. 4). Das kann bei Betagten zum Problem werden, die tatsächlich zur Durchführung »kleiner« Dinge z. B. aufgrund von Gebrechlichkeit mehr Zeit brauchen als andere Pflegebedürftige und die zudem über kein oder ein nur unzureichendes soziales Netz verfügen.

■ **Gastrolle des Pflegenden und Misstrauen des Klienten**
Natürlich ist die Pflegeperson »Gast« bzw. »Fremder« in der Wohnung des Betagten, der seinerseits aufgrund von Erlebnissen in Zusammenhang mit Kriegsgeschehen, Flucht oder anderen traumatischen Ereignissen misstrauisch gegenüber anderen sein kann. Das kann sich einerseits auf Geld oder Wertgegenstände beziehen, kann sich aber auch in Argwohn beispielsweise gegenüber Personen männlichen Geschlechts oder Menschen mit Migrationshintergrund äußern.

■ **Besondere Sparsamkeit des Klienten**
Ebenfalls in Zusammenhang mit der Lebensgeschichte (und zusätzlich dem Umstand, dass sich bestimmte Eigenschaften oder Gewohnheiten im Alter noch verstärken können) kann die Sparsamkeit des Klienten der Pflegeperson die Arbeit erschweren oder den Klienten selbst gefährden (wenn er z. B. Verschimmeltes essen möchte).

- **Schwierige sanitäre Gegebenheiten, räumliche Enge, wenig pflegekompatible Einrichtung**

Nicht nur, aber besonders in der Pflege alter Menschen kann es dazu kommen, dass Helfer auf besonders prekäre sanitäre Gegebenheiten, räumliche Enge oder eben eine Wohnungseinrichtung treffen, die wenig Kompatibilität mit den Erfordernissen pflegerischen Handelns aufweist, was häufig mit der Weigerung des Klienten verbunden ist, Gewohnheiten aufzugeben und vielleicht Möbelpositionen zu verändern.

Betagte haben oft wirtschaftlich schlechte Zeiten erlebt und gelernt, mit wenigen oder für die Begriffe jüngerer Menschen unzulänglichen Möglichkeiten zurechtzukommen. Hier prallen nun einerseits Welten aufeinander, andererseits erfordert Pflegearbeit Raum und schließlich auch die Einhaltung bestimmter Hygienevorschriften, die nicht umgangen werden können.

- **Eigenheiten und Rituale**

Alte Menschen können im Lauf des Lebens Eigenheiten und Rituale entwickelt haben, von denen sie nicht abweichen wollen oder können. Das kann sowohl die Pflegearbeit behindern als auch zeitintensiv sein: So ist es möglich, dass bestimmte Handlungen und Abläufe nur nach einem vom Klienten »vorgegebenen« Muster ablaufen dürfen, was von Pflegenden häufig als Schikane oder zumindest als deutliche Arbeitserschwernis empfunden wird.

Grundsätzlich gilt für das Tätigsein in diesem Feld, dass es einerseits ermöglicht ist, eben autonom zu handeln, sich andererseits auch – im Gegensatz zur Pflege in Krankenanstalten oder Pflegeeinrichtungen, in denen jeweils eine Gruppe von Klienten zu versorgen ist – die Chance bietet, sich jeweils gut auf den einzelnen zu Versorgenden zu konzentrieren. Nun steigt zum einen der Grad der Klientenzentriertheit, da der Pflegeprofi ja in deren häuslicher Umgebung arbeitet, zum anderen darf das Pflegehandeln nicht zum reinen Service geraten, das sein eigentliches Ansinnen (etwa Ressourcenförderung) in den Hintergrund stellt.

Die folgenden Praxistipps beziehen sich auf die oben eben besprochenen Problemfelder und enthalten zusätzliche Denkanstöße und Anregungen.

14.3   Praxistipps

- Was die oben erwähnte persönliche Abgrenzung betrifft, gibt es keine einfache Lösung. Wichtig ist es, dem Klienten zu erklären, dass das »Abschlagen« mancher Wünsche nichts mit ihm zu tun hat, sondern der Vorschrift geschuldet ist.
- Misstrauen kann in der Regel nicht durch Beteuerungen (die im Gegenteil eher ungünstig sind), sondern durch klare Absprachen und sensiblen Umgang mit dem Eigentum des Klienten begegnet werden, was bedeutet, dass vor jedem Griff in den Kasten oder vor dem Betreten anderer Räume gefragt wird.
- Im günstigsten Fall wird, gerade was Geschlechter der Pflegenden betrifft, möglichst schon bei der Zuteilung Rücksicht genommen. Bei Pflegepersonen mit Migrationshintergrund lassen sich Vorurteile meist durch ein Gespräch schnell ausräumen. Ist dies wider Erwarten nicht der Fall, muss am Stützpunkt überlegt werden, wie – auch zum Schutz der betreffenden Pflegenden – vorgegangen wird.
- Auch betreffend die Sparsamkeit gibt es keine einfache Lösung – jedenfalls dürfen (auch verdorbene) Nahrungsmittel nicht einfach weggeworfen werden. Es ist sinnvoll, zu versuchen, derlei in einer ruhigen Minute abzuklären. An erster Stelle muss tatsächlich immer das Verständnis stehen: Zu bedenken ist, dass in Kriegszeiten jedes Stück Papier auf-

gehoben wurde, dass Mangel an Grundnahrungsmitteln und Hunger Normalität waren, dass z. B. Maden im Mehl ausgesiebt wurden, dass eine einzige Kartoffel ein wertvolles Nahrungsmittel war. Manchmal verstärken sich diese Erinnerungen im Alter und das ist meist auch nicht zu ändern. Weigert sich der Betagte trotz Erklärungen über die Toxizität verschimmelter Nahrungsmittel, sie wegzuwerfen, muss das dokumentiert und im Team überlegt werden, wie weiter vorzugehen ist. Im stationären Bereich ist das einfacher, da die Betroffenen sich oft durch das Austauschen von Lebensmitteln dazu bewegen lassen, Verdorbenes herzugeben.

- Pflegearbeit braucht Raum und mitunter ist es notwendig, dass die Anordnung von Möbelstücken oder Ähnliches geändert werden muss. Manchmal funktioniert das reibungslos, manchmal ist es für den Betagten schwierig zu akzeptieren. In jedem Fall ist es sinnvoll, erst ein wenig abzuwarten, bis eine Vertrauensbasis hergestellt ist, und den Betagten nicht zu überfordern. Nach einer Weile können Vorschläge zur Verbesserung oder Änderung gemacht werden, die besonders dann angenommen werden, wenn der alte Mensch selbst zu der Einsicht gelangt, dass die Änderung hilfreich ist.
- Rituale, auf die hochaltrige Klienten sowohl im stationären Bereich als auch im eigenen häuslichen Umfeld bestehen (das Essen am Tablett oder alles am Nachtkästchen muss in einer bestimmten Reihenfolge angeordnet sein, bei der Pflege müssen einzelne Vorgänge einem bestimmten Ablauf folgen etc.), können von Pflegenden als Schikane, Eigensinnigkeit oder Verschrobenheit empfunden werden. Tatsächlich haben sie meist eine andere Funktion, nämlich erstens das Gefühl von Sicherheit, zweitens eine Art der Kontrolle herzustellen. Wer das Nachlassen seiner körperlichen, manchmal auch kognitiven Ressourcen oder die Verkleinerung seines sozialen Umfelds und zugleich starke Beschränkung seiner individuellen Möglichkeiten spürt, kann dazu neigen, sich an bestimmte Vorgänge zu klammern. Wird darüber hinweggegangen, kann das Gefühle der Angst, Unsicherheit und in der Folge auch Aggression auslösen.
- Durch ihre Gastrolle bewegen sich professionell Pflegende im häuslichen Bereich auf einem Gebiet, in dem der Klient den »Heimvorteil« hat. Es ist eine große Herausforderung, nun einerseits klientenorientiert zu arbeiten und andererseits nicht die professionelle Handlungsfähigkeit aufzugeben. Deshalb ist es hier besonders wichtig, das eigene Handeln begründen zu können und sicher darin zu sein – nicht zuletzt auch aufgrund der ständigen Beobachtung durch die Angehörigen des Klienten. Andererseits bietet Pflege in diesem Setting – wie erwähnt – den Vorteil, dass volle Konzentration auf den Einzelnen möglich ist und dass es oft zu einem Miteinander und zu sehr herzlichen Beziehungen abseits von Abteilungsroutinen kommt.
- Gemeinsame Besprechungen, Austausch und wenn möglich auch Supervisionen sind für die Pflegenden, die im mobilen Bereich ja nicht im Team arbeiten, von besonderer Bedeutung.

❓ Angenommen, Sie versorgen im Rahmen der mobilen Pflege eine 90-jährige Klientin, die zufrieden scheint, wobei ihrer Tochter, die im selben Haushalt lebt, nichts recht zu machen ist. Wie gehen Sie vor?
Nennen Sie typische Problemfelder der mobilen Pflege und schlagen Sie Lösungsmöglichkeiten vor!
Erklären Sie, was »Netzwerkstress« und »Beziehungsstress« pflegender Angehöriger sind und was das Problematische an der so genannten »Rollenumkehr« in Zusammenhang mit der Pflege ist!

Literatur

Herrmann A, Palte H (2008) Leitfaden häusliche Pflege. Elsevier, München, 2. Auflage

Lademann J, Isfort M (2014) Pflege als Beruf und Profession. In: Menche N (2014) (Hg) Pflege Heute. Lehrbuch für Pflegeberufe. Elsevier, Urban&Fischer, München, 6., vollständig überarbeitete Auflage, S. 19–40

Van de Ven L (2004) Familiäre Problematik in der Altenpflege. In: Milisen et al. (Hg) (2004): Die Pflege alter Menschen in speziellen Lebenssituationen: modern – wissenschaftlich – praktisch. Springer, Heidelberg, 267–282

Pflegerische Interventionen in Zusammenhang mit ausgewählten Bedürfnissen und Ressourcen im Alter

Kapitel 15   Lernen und Gedächtnis im Alter – 113

Kapitel 16   Kommunikation mit älteren Menschen – 123

Kapitel 17   Einschränkungen der Orientiertheit – 129

Kapitel 18   Bewegung, Immobilität, Wandern und
                Sturzgefahr – 135

Kapitel 19   Alt ist nicht gleich Breikost – Essen und Trinken – 149

Kapitel 20   Harninkontinenz in der Pflege älterer Menschen – 167

Kapitel 21   Schlaf und Schlafbedürfnis älterer Menschen – 175

Kapitel 22   Sexualität und Geschlechterrollen in der Pflege
                älterer Menschen – 181

Lernen und Gedächtnis im Alter

Esther Matolycz

15.1   Adoleszenz-Maximum-Hypothese und Defizitmodell:
         Ein Rückblick auf überholtes Denken über Alter und
         Intelligenz – 114

15.2   Speicher- und Ressourcen-Modell – 115
15.2.1   Gedächtnisspeicher auf zeitlicher Ebene – 115
15.2.2   Gedächtnisspeicher auf inhaltlicher Ebene – 116

15.3   Lern- und Gedächtnisfunktion im Alter: Besonderheiten
         und beeinflussende Faktoren – 118

15.4   Zur Notwendigkeit des Lernens im Alter – 121

15.5   Praxistipps – 122

         Literatur – 122

E. Matolycz, *Pflege von alten Menschen*,
DOI 10.1007/978-3-662-48151-6_15, © Springer-Verlag Berlin Heidelberg 2016

Adoleszenz-Maximum-Hypothese und Defizitmodell sowie Speicher- und Ressourcen-Modelle des Gedächtnisses werden in diesem Kapitel vorgestellt. Es wird gezeigt, welche Besonderheiten und beeinflussenden Faktoren in Zusammenhang mit Lern- und Gedächtnisfunktionen im Alter vorliegen. Die Notwendigkeit des Lernens im Alter wird gezeigt, Pflegeinterventionen bzw. Praxistipps werden vorgestellt.

15.1   Adoleszenz-Maximum-Hypothese und Defizitmodell: Ein Rückblick auf überholtes Denken über Alter und Intelligenz

Die **Defizitmodelle des Alterns** gehen auf empirische Untersuchungen zurück, die zu Beginn des zwanzigsten Jahrhunderts in den USA durchgeführt wurden und denen eine biologisch dominierte Betrachtung des Alterns – die durch die Anschauung gekennzeichnet ist, dass es notwendigerweise mit **irreversiblen Funktionsverlusten** einhergeht – jeweils in irgendeiner Form zugrunde liegt. Man beschäftigte sich in diesen Untersuchungen mit den Zusammenhängen zwischen Lebensalter und Intelligenz, Gedächtnis sowie Reaktionsfähigkeit. Manche Autoren der durchgeführten Testungen, in denen jeweils Angehörige verschiedener Altersgruppen auf unterschiedliche kognitive Fähigkeiten untersucht wurden, wiesen darauf hin, dass die Ergebnisse nicht einfach im Sinn eines »allgemeinen Intelligenzabfalls mit zunehmendem Alter zu deuten« seien (Lehr 2003, S. 48). Dennoch setzte sich zunächst die Ansicht durch, dass bestimmte Formen der Intelligenz vom Lebensalter des Menschen abhängig seien und zwar dahingehend, dass der Höhepunkt der kognitiven Leistungsfähigkeit um das zwanzigste Lebensjahr vorliege, dann ein leichter Rückgang ab dem dreißigsten und gravierende Einbußen um das fünfzigste Lebensjahr zu verzeichnen seien. Man bezeichnet diese Annahme auch als **Adoleszenz-Maximum-Hypothese** – was dafür steht, dass Heranwachsende und junge Erwachsene am leichtesten lernen und im jungen Erwachsenenalter die besten intellektuellen Leistungen zu erwarten sind.

Einwände gegen diese Verallgemeinerungen kamen – wie erwähnt – auch von den Forschern selbst. So gab etwa der amerikanische Psychologe Yerkes zu bedenken, dass Testergebnisse, denen zufolge ältere Probanden weniger gute intellektuelle Leistungen erbrachten als jüngere, auch verschiedenen Auslesefaktoren geschuldet sein könnten, zumal die von ihm durchgeführte Testung eigentlich der Auswahl geeigneter Bewerber für eine Offizierslaufbahn diente. In einer anderen Testung wurde schließlich im Rückblick ebenfalls die Zusammenstellung der zu vergleichenden Gruppen kritisch betrachtet, da die Probanden der verschiedenen Altersgruppen hinsichtlich ihrer Gesundheit, ihres Sozialstatus und ihrer schulischen Bildung unterschiedliche Voraussetzungen mitbrachten.

Von Autoren weiterer Studien, die das Defizitmodell stützten, wurde auch darauf hingewiesen, dass die individuellen Leistungsunterschiede innerhalb einer einzelnen Altersgruppe größer seien als zwischen den Altersgruppen selbst. Als besonders populärer Vertreter der Defizitmodelle seien die **Wechsler-Skalen** von 1944 genannt: Sie wurden auf Grundlage von Intelligenztests erstellt, wobei die Ergebnisse von Probanden verschiedener Altersgruppen verglichen wurden. Dabei wurde die Zeit um das zwanzigste Lebensjahr als die mit der höchsten intellektuellen Leistungsfähigkeit herausgestellt, ab dem dreißigsten schienen sich die Leistungen langsam, ab dem fünfzigsten deutlich zu reduzieren.

Als **altersbeständig** zeigten sich in verschiedenen Untertests etwa der allgemeine Wissensumfang, das Vermögen, sich in Problemsituationen des Alltags zurechtzufinden, die Fähigkeit, zwischen Wesentlichem und Unwesentlichem zu unterscheiden, oder sprachliche Kenntnis, als **weniger altersbeständig** hingegen die Merkfähigkeit und das Gedächtnis, die Fähigkeit zur Umstellung und die Wendigkeit (Lehr 2003, S. 51).

Wie bereits angedeutet, gelten sowohl Adoleszenz-Maximum-Hypothese als auch Defizit-modell heute als überholt. Das hat damit zu tun, dass die gezeigten Korrelationen tatsächlich weder Krankheit noch Lebens- oder berufliche Situation oder -tätigkeit (also auch ein gewisses Training) oder Schulbildung berücksichtigen. Die große Variabilität von Altersverläufen, die letztlich individuell sind, findet keinen Niederschlag. Darüber hinaus bleibt dabei außer Acht, dass der menschliche Alternsprozess komplexer ist als einzeln herausgestellte Korrelationen und wesentlich mit der Möglichkeit zur Teilhabe am sozialen Leben, Gefordertsein, Training und zwischenmenschlichen Interaktionen, nicht zuletzt auch mit biografischen Gegebenheiten zu tun hat (Schneider 2007).

Was die Alternstheorien und das (Nach-)Denken über das Altern betrifft, ersetzen heute neuere, wesentlich komplexere Modelle das so genannte Defizitmodell und die Adoleszenz-Maximum-Hypothese (▶ Abschn. 3.1.1).

15.2 Speicher- und Ressourcen-Modell

Im Folgenden soll nun ein Sprung weg von der überholten Theorie des Defizitmodells getan werden, und zwar zu Gunsten der heute gängigen Differenzierung unterschiedlicher Gedächt-nisleistungen.

Das Speicher- und Ressourcen-Modell ist trotzdem nicht als Alternative zum Defizitmodell zu sehen (Alternativen dazu werden in ▶ Kap. 3 vorgestellt), sondern als Möglichkeit, die vor-handenen Denk- und Gedächtnisleistungen einzubeziehen und daraus sinnvolle Interventio-nen für die Pflege ableiten zu können.

In der geriatrischen Pflege und auch Geriatrie orientiert man sich in der Beschäftigung mit der Gedächtnisleistung alter Menschen heute weitgehend an der so genannten **Speicher-theorie.**

Es können dabei Speicher
- auf zeitlicher Ebene und
- auf inhaltlicher Ebene unterschieden werden.

15.2.1 Gedächtnisspeicher auf zeitlicher Ebene

- **Ultrakurzzeitgedächtnis** (auch: sensorisches Gedächtnis): Informationen werden wenige Sekunden lang gespeichert, aber auch schnell wieder vergessen (z. B. eben Gehörtes kann wiederholt werden)
- **Kurzzeitgedächtnis**: Informationen werden Minuten, Stunden bis maximal wenige Tage lang gespeichert (z. B. Was gab es gestern zum Mittagessen?)
- **Langzeitgedächtnis** (Informationen werden Jahre bis Jahrzehnte, prinzipiell unbegrenzt gespeichert) z. B. Erinnerungen an den ersten Schultag in der Kindheit

Für Erwin Böhm (dessen Pflegemodell in ▶ Kap. 31 eigens besprochen wird) hat das Tertiär-gedächtnis besondere Bedeutung; er schreibt: »Sehr stark im Tertiärgedächtnis geprägte Si-tuationen können z. B. sein: Gedanken als Kind, Träume, Phantome, Gelüste, Hirngespinste, heimliche Sünden, gestohlene Freuden.« Damit sind aber ebenso Inhalte gemeint, die »laufend benötigt und als ‚Routine' angesehen werden können.« (Böhm 1999, S. 96).

Manchmal wird auch unterschieden zwischen:

- primärem (»Kurzzeitgedächtnis« – Minuten bis Stunden),
- sekundärem (»Langzeitgedächtnis« – Monate bis Jahre) und
- tertiärem Gedächtnis (Alltagsgedächtnis), in dem Inhalte ein ganzes Leben lang gespeichert sind.

Im Alter ist die Kapazität des Kurzzeitspeichers reduziert bzw. weniger gut ausgeprägt. Dies zeigt sich mitunter sehr stark bei visuell (also: per Sehen) aufgenommenen Informationen (Lehr 2003, S. 96). Informationen aus dem Langzeitspeicher sind weitaus besser abrufbar. Der ältere Mensch weiß also unter Umständen nicht, ob das Frühstück schon da war oder was er gegessen hat, kann aber Erlebnisse und Gegebenheiten gut erinnern, die Jahre zurück liegen.

Auch wird das Kurzzeitgedächtnis im Fall demenzieller Erkrankung als erstes angegriffen, während das Langzeitgedächtnis gut funktioniert (ebenso das Tertiärgedächtnis).

15.2.2 Gedächtnisspeicher auf inhaltlicher Ebene

- **Episodisches Gedächtnis**: Es enthält Informationen zur eigenen Lebensgeschichte mit Zeitbezug (z. B. kann jemand sich an seine Hochzeit im Jahr 1960 erinnern).
- **Semantisches Gedächtnis**: Es enthält Informationen, die man zwar abrufen kann, von denen man aber nicht mehr unbedingt weiß, wann man sie erworben wurden. (z. B. dass Wien die Hauptstadt von Österreich ist, Regeln der Rechtschreibung).
- **Prozedurales Gedächtnis**: Es speichert Informationen zu Fertigkeiten und Abläufen, die man tut, ohne nachzudenken (z. B. Kartoffelschälen, eine Masche binden).
- **Primingsystem**: Es ermöglicht das Wiedererkennen von Gegenständen bzw. Dingen, die mit einem bekannten Reiz verbunden sind (z. B. das Werbe-Logo eines ganz bestimmten Produkts, oder das Hören einer Melodie macht sozusagen auch den Text dieses Liedes abrufbar).
- **Perzeptuelles Gedächtnis**: Es ermöglicht das Wiedererkennen vertrauter Dinge (z. B. ein Marmeladenglas, während Marmelade in kleinen Plastikverpackungen nicht sofort als solche erkannt wird) (Breuer 2009).

Informationen aus dem semantischen und prozeduralen Gedächtnis sowie dem Priming-System bleiben bis ins hohe Alter und – nach derzeitigem Wissensstand – am besten erhalten, das episodische Gedächtnis (Informationen mit Zeitbezug) dagegen erscheint eher störanfällig (Breuer 2009). Das prozedurale Gedächtnis sowie das Priming können selbst im Fall einer demenziellen Erkrankung noch lange erhalten bleiben (eben: Abläufe oder das Erkennen von Vertrautem).

Für die Speicherung von Informationen gilt allgemein:

Ihre langfristige Aufnahme (die ein »Abrufen« erlaubt) ist von mehreren Faktoren abhängig: Es spielt eine Rolle, wie stark der Reiz bei der **Wahrnehmung** der Informationen ist. Ist er besonders intensiv, kann die Information ein Leben lang gespeichert bleiben (beispielsweise ein Geburtserlebnis). Ist eine Wahrnehmung interessant, wird sie ebenfalls leicht aufgenommen, während das Speichern »uninteressanter« Informationen Kraft kostet. Wiederholungen sind in jedem Fall von großer Bedeutung (Nigg und Steidl 205, S. 40).

Erwin Böhm verweist in seinem Pflegemodell (▶ Kap. 31) immer wieder auf die **Adaptionszeit**. Damit ist jene Zeit gemeint, die zwischen der Wahrnehmung eines Reizes, seiner Verarbeitung und der anschließenden Reaktion vergeht. Beim alten Menschen wird sie immer länger. Zugleich dürfe der alte Mensch nicht zu vielen Reizen zugleich ausgesetzt sein, das gelte besonders in Zuständen abgebauter kognitiver Fähigkeiten. Böhm empfiehlt daher, beim Gehtraining entweder mit dem Klienten zu reden oder zu gehen, und bringt die Sache wie folgt auf den Punkt: »Das Reden während des Gehens ist eine Überforderung. Nicht umsonst bleiben alte Damen stehen, wenn sie sich die Handschuhe anziehen.« (Böhm 1999, S. 254).

Sind im Alter Lernprozesse beeinträchtigt, kann das, wie verschiedene Studien zeigen (Lehr 2003), unterschiedliche Gründe haben. Beeinträchtigt sein können etwa die Fähigkeit, neue Situationen wahrzunehmen und so weiter zu verarbeiten, dass neue Informationen mit den bestehenden Wissensvorräten quasi vernetzt werden, sowie der Kurzzeitspeicher. Werden in der geriatrischen Pflege die geänderten Kapazitäten bzw. Zugriffsmöglichkeiten auf die verschiedenen Speicher nicht bedacht, kann das zu Schwierigkeiten führen.

■ Praxistipps
– Grundsätzlich gibt es die Möglichkeit, mit Betagten so zu interagieren, dass man entweder versucht, die Leistung ihres Kurzzeitgedächtnisses zu verbessern, oder bemüht ist, so mit ihnen zu kommunizieren, dass sie mit großer Wahrscheinlichkeit recht wendig im Gespräch sind – etwa dann, wenn die Gefahr besteht, dass sie dadurch, etwas nicht zu »wissen«, (zusätzlich) frustriert werden können; hier muss das Langzeit- bzw. Tertiärgedächtnis bemüht werden, das Kurzzeitgedächtnis eignet sich nicht.
– Für den ersten Fall bieten sich – je nach kognitiven Fähigkeiten und Situation – Gedächtnis- bzw. Realitätsorientierungstrainings an (▶ Kap. 30). Darüber hinaus werden auf Gedächtnisambulanzen Diagnostik zur (Früh-)Erkennung von Gedächtnisstörungen und Erkrankungen sowie Therapie angeboten.
– Bevor man im Rahmen der Pflege Versuche unternimmt, mit alten Menschen etwa das Erinnern oder Behalten zu üben, muss man sich ein Bild von ihren diesbezüglichen Defiziten und Ressourcen gemacht haben, wenn es weder zu Überforderung noch dazu kommen soll, dass der Betagte sich wie ein Kind behandelt fühlt. Jede »Prüfungsatmosphäre« ist dabei unbedingt zu vermeiden.
– Vielen Betagten hilft es übrigens auch, wenn die Pflegeperson »zugibt«, auch etwas vergessen zu haben oder manchmal nach einem bestimmten Wort zu suchen: Zu wissen, dass es auch Jüngeren »so« geht, kann entlastend sein.
– Schließlich: Möchte man mit alten Menschen ein Gespräch anbahnen, sind Fragen, die im Kurzzeitgedächtnis gespeichert sind, höchst ungünstig. Fragen über Dinge, die entweder lange zurückliegen, die Antworten aus dem Bereich der Befindlichkeit ermöglichen oder die mit etwas zu tun haben, das geläufig ist, sind wesentlich geeigneter. Das gilt auch für Angehörige: Wird als Erstes gefragt, ob das Frühstück schon da war, kann das schnell zu Missstimmung führen. Kinder können betroffen sein, weil die Eltern selbst »so einfache Dinge« nicht mehr wissen, diese wiederum können mit Aggression, Rückzug oder Verzweiflung reagieren.
– Im »Alltagsgedächtnis« Verankertes soll trainiert werden, damit es nicht verloren geht. Übernehmen Pflegende zu viele »Alltagstätigkeiten«, ohne die Adaptionszeit zu berücksichtigen, kommt es zum Abbau von Fertigkeiten, Fähigkeiten und Ressourcen.
– Über im Langzeitgedächtnis Gespeichertes reden und erzählen zu können, erhöht das Selbstwertgefühl.

— Ältere Menschen benötigen mehr Zeit als jüngere, wenn sie sich auf eine neue Situation einstellen, sie erfassen wollen. Es ist möglich, dass dadurch der Eindruck entsteht, sie wären nicht orientiert oder würden etwas nicht begreifen/verstehen. Tatsächlich gilt das häufig nur für die Wahrnehmung und Verarbeitung von Informationen. Ist die Situation bekannt oder erinnert sie an Bekanntes, kann der Betroffene sich unter Umständen sehr frei und sicher darin bewegen. (Hat die betagte Klientin also z. B. erkannt, dass es jetzt ums Kochen geht und die Zutaten und Utensilien für sich erkannt und geordnet, kommt die »alte« Sicherheit und Wendigkeit zurück.)

— Vieles ist so tief im Alltagsgedächtnis gespeichert, dass bereits ein kleines Detail eine Kette an Erinnerungen auslöst: Gibt man einem alten Menschen z. B. einen Kamm oder eine Bürste in die Hand, wird er sich mit großer Wahrscheinlichkeit quasi »automatisch« die Haare frisieren.

15.3 Lern- und Gedächtnisfunktion im Alter: Besonderheiten und beeinflussende Faktoren

Abgesehen davon, dass alte Menschen natürlich Interesse am Lernen an sich haben können (und etwa Fremdsprachenkurse besuchen), ist besonders für die Pflege interessant, wo in Zusammenhang mit dem »normalen Alltag« Lernprozesse notwendig werden. Großen Stellenwert hat hier der Erwerb der so genannten **lebenspraktischen Kompetenzen**, die gemeinsam mit den »kreativen«, den »leistungsrelevanten« und den »Krisenbewältigungs- oder Problemlösungskompetenzen« als notwendig für ein selbstbestimmtes Erleben des Alters angesehen werden – und das ist ja erklärtes Ziel der Pflege alter Menschen:

» Hierbei geht es um die Bewältigung des Alltags, der sich durch Fertigkeiten wie z. B. Umgang mit Behörden, Benutzung von Verkehrsmitteln, Körperpflege, Einkaufen, Kochen und Waschen ausweist. (Haske 1993, S. 112)

Teilweise geschehen Lernprozesse in der Pflege alter Menschen, indem sie auch so benannt und dann eingeleitet werden (der Klient erlernt die Technik des Insulinspritzens), teilweise in Form dessen, was man **inzidentelles Lernen** nennt. Es kommt im Rahmen der Pflege oft gerade dann zum Tragen, wenn es um die Alltagsbewältigung geht, und geschieht unbewusst, nicht beabsichtigt und »nebenbei« (Siebert 2003, S. 318). So lernt ein Bewohner z. B. von einem Tag zum anderen das Pflegeheim immer besser kennen oder orientiert sich langsam in neuer Umgebung.

Was ist am Lernen alter Menschen nun anders als bei Jüngeren?

Es kann, wie oben ausgeführt, nicht grundsätzlich gesagt werden, dass die intellektuellen Fähigkeiten im Alter nachlassen, vielmehr verändern sich Fähigkeiten in unterschiedlicher Weise. Die Theorie, dass Heranwachsende am besten lernen (Adoleszenz-Maximum-Hypothese), gilt als überholt, da man heute annimmt, dass in Zusammenhang mit Lern- und Intelligenzleistungen viele Faktoren eine Rolle spielen. Das können soziale (Schulbildung, Verhältnis zum Lernen in der Biografie, andere Lebensumstände), physische (also der Gesundheitszustand) oder solche Einflüsse sein, die mit den aktuellen Lebensumständen (etwa Umgebung, Umfeld) zu tun haben. Nicht zuletzt spielen Emotion und Motivation des Betagten eine tragende Rolle.

Ein Modell, in dem Intelligenzveränderungen Erwachsener mit Blick auf ihre besonderen Eigenschaften unterschieden werden, ist das der fluiden und der kristallinen Intelligenz (Lehr 2003, S. 79 ff.):

- **Fluide Intelligenz** bedeutet die Fähigkeit, sich auf neue Situationen einzustellen und darin zu orientieren; es geht dabei darum, sich umstellen, kombinieren und wendig sein zu können.
- **Kristalline Intelligenz** ist durch Erfahrungen bestimmt und hat mit Alltags- und Allgemeinwissen zu tun, das zur Verfügung steht.

Das deckt sich mit bestimmten Eigenschaften, die älteren Arbeitnehmern attestiert werden. Lehr nennt beispielsweise, dass sie mit komplexen Sachverhalten und großen Gesamtkonzepten leichter umgehen, oft gut Energie einsparen und Dinge einfacher erreichen können sowie mit Blick auf »alternative Handlungsstile« toleranter sind oder Entscheidungen vorsichtiger und bedachter treffen (Lehr 2003, S. 215).

In der Untersuchung der Reaktionen von Hundertjährigen konnte allerdings gezeigt werden, dass sie trotz verschiedener funktionaler Einschränkungen angemessen auf ihre Lebenssituation reagieren können, etwa um mit Veränderungen ihres Gesundheitszustandes fertig zu werden. Dabei kommt ein so genanntes »kognitives Coping« zum Einsatz (Lehr 2003, S. 195), also eine Bewältigungsstrategie unter Zuhilfenahme verschiedener geistiger Fähigkeiten.

Einerseits geschieht das, wie Lehr weiter ausführt, durch die Akzeptanz der Situation, andererseits dadurch, dass sie positiv gedeutet wird, indem eben positive Gesichtspunkte besonders betont werden. Die Annahme der individuellen Lebensumstände gelang den Hundertjährigen besser als Angehörigen aller anderen Altersgruppen. Abgesehen davon scheint auch die Beibehaltung eines »aktiven Lebensstils« bedeutsam: Untersuchungen belegen, dass für viele Hundertjährige sowohl körperliches als auch geistiges Aktivsein lebenslang den Alltag bestimmte; viele gaben an, schon in der Kindheit hart gearbeitet und dies bis ins zehnte Lebensjahrzehnt fortgesetzt zu haben (Lehr 2003, S. 195 f.).

So genanntes »Expertenwissen«, also auf bestimmten Gebieten erworbene Erfahrungen, begründet nicht nur die Fähigkeit, Probleme besser zu lösen, sondern auch bessere Gedächtnisleistungen. Im Alter kann derartiges Wissen auch Defizite des Kurzzeitgedächtnisses ausgleichen (Lehr 2003, S. 101).

Für das Lernen bzw. Gedächtnis alter Menschen gilt, dass

- es auch ihnen leichter fällt, Dinge zu erinnern, die für sie von Bedeutung sind, als quasi belanglose,
- Wiederholungen auch hier eine große Rolle spielen, allerdings bei alten Menschen noch öfter notwendig sein können, damit es zur Merkleistung kommt,
- Lernstoff, der zu schnell angeboten wird, alten Menschen mehr als Jüngeren zu schaffen macht,
- weniger gute Lernleistungen alter Menschen oft in mangelndem Selbstvertrauen (emotionale Faktoren) begründet sind,
- der Lernprozess bei alten Menschen insgesamt störanfälliger ist als bei Jüngeren; Pausen sind hilfreich, besonders in der Phase des Übens,
- Üben und Training überhaupt ab dem Erwachsenenalter besonders wichtig sind,
- grundsätzlich die innere Bereitschaft, etwas zu erlernen (Motivation), von Bedeutung ist.

Unter den **psychomotorischen Fähigkeiten** wird die Gesamtheit der Organisation von willkürlichen, durch psychische Vorgänge beeinflussten Bewegungen verstanden. Werden sie nicht gestört, scheinen sie »automatisch« abzulaufen. Kommt es aber zu Störungen oder Behinderungen, konzentriert man sich wieder auf die »Einzelteile« des Vorganges, schaut also auf die Hände, Beine oder denkt beim Autofahren nach, was zuerst zu tun ist.

Ursula Lehr beschreibt eine Reihe von Experimenten, die mit Blick auf die **Reaktionsgeschwindigkeit** mit älteren Menschen durchgeführt wurden. Man kann zunächst nicht sagen, dass Betagte grundsätzlich langsamer reagieren. Wenn nämlich Reaktionszeiten untersucht werden, muss dabei zwischen zwei Teilen unterschieden werden, die man als **prämotorische** und **motorische Komponente** bezeichnet.

Für Erstere steht die »prämotorische Zeit«, also jene Zeit, die vom Erscheinen eines Signals bis zum Beginn der Bewegung vergeht, die dadurch ausgelöst wird. Sie verlängert sich – den Untersuchungen zufolge – mit zunehmendem Alter. Die »motorische Zeit« hingegen, also jene Zeit, die vom Beginn bis zum Ende der Bewegung vergeht, scheint nicht im selben Maß vom Altersprozess beeinflusst zu sein. Das bedeutet, dass es auch hier wieder etwas länger dauert, bis der Betroffene sich auf die Anforderung »eingestellt« hat (und das deckt sich mit dem, was oben besprochen wurde). Ist er erst »in der Sache«, funktioniert die Bewältigung der Aufgabe recht schnell.

Das **Erfassen** der »Reizgegebenheiten« dauert mit zunehmendem Alter also länger; die für die Reaktion selbst benötigte Zeit ist annähernd gleich wie bei Versuchsgruppen jüngeren Alters (Lehr 2003, S. 108 f.). Die Untersuchungen schienen auch zu zeigen, dass **Training** (etwa durch frühere Berufstätigkeit) sich äußerst positiv auswirkt.

Die Leistungsfähigkeit des Gedächtnisses in Zusammenhang mit dem Erinnern (bzw. auch dem Lernen) kann durch unterschiedliche Strategien verbessert werden. Dazu zählen zum Beispiel Wiederholen (= internale Strategien) aber auch Merkhilfen wie Einkaufszettel (= externale Strategien) oder das Bauen von Eselsbrücken. Häufig werden diese Strategien von Menschen, deren Kapazität des Kurzzeitgedächtnisses verbesserungsbedürftig ist, eingesetzt. Dies geschieht bewusst oder unbewusst (Lehr 2003, S. 99).

Insgesamt ergibt sich also ein Bild, das keineswegs den alten Menschen zeigt, der lediglich Fähigkeiten und Ressourcen verliert. Es werden – ganz im Gegenteil – unterschiedliche Kompetenzen zur Alltagsbewältigung neu erworben. Außerdem sind Lern- und Gedächtnisleistungen von so vielen Faktoren abhängig und gestalten sich individuell so unterschiedlich, dass je nach Atmosphäre, Motivation, emotionaler Befindlichkeit des Klienten und einem möglichst gut auf seine Möglichkeiten abgestimmten Lernangebot zumindest kleine Schritte des Erhalts, Neuerwerbs oder Übens von Kompetenzen möglich sind.

- ■ Praxistipps
- ▬ Im Rahmen der Pflege kann es erforderlich sein, alten Menschen etwas zielgerichtet beizubringen und sie im Kompetenzerwerb zu unterstützen (etwa die Anwendung eines Inkontinenzversorgungsmittels, Toilettentraining). Manchmal wird inzidentell (also »nebenbei«) gelernt und manchmal sind Pflegende auch »nur« darauf angewiesen, Situationen so zu gestalten und zu arrangieren, dass der Klient sie schnell erfassen bzw. sich an Notwendiges erinnern kann.
- ▬ Gerade wenn die Kapazität des Kurzzeitgedächtnisses nachlässt, ist die Anwendung so genannter **externaler Strategien** als Lern- bzw. Erinnerungshilfe oft ein probates Mittel, das von alten Menschen noch dazu häufig effektiver genutzt wird als von Jüngeren (Lehr 2003). Gemeint sind damit Merkhilfen aller Art – der berühmte Knoten im Taschentuch, Notizzettel oder kleine »Eselsbrücken«. Natürlich kann und soll die Pflege hier Unterstützung anbieten, das kann etwa durch Farbleitsysteme, Türschilder oder Symbole geschehen (▶ Kap. 17).

- Neue Situationen sind so zu gestalten, dass nicht zu viele Reize nebeneinander verarbeitet werden müssen, da das Erfassen und Einordnen von Neuem jener Teil des Lern- oder Reaktionsprozesses ist, der am schwersten fällt.
- Hier und allgemein gilt, dass dabei möglichst auch Gegebenheiten eine Rolle spielen sollen, die bekannt sind und an die mit Neuem angeknüpft werden kann. Das gibt Selbstsicherheit und erleichtert den Lernprozess. Man könnte auch sagen, dass so oft wie möglich auf die kristalline Intelligenz zurückgegriffen werden soll.
- Jedem Lernen – ob es nun »wie nebenbei« oder angeleitet und zielgerichtet geschieht – muss eine intrinsische Motivation vorangehen (also eine, die in der Sache selbst liegt – z. B. lernt der alte Mensch, den Optipen® zu bedienen, um unabhängiger zu sein und *nicht*, um der Pflegeperson oder den Angehörigen einen Gefallen zu tun).
- Ältere Menschen können durchaus Neues lernen. Was sie darin von Jüngeren unterscheidet, sind Prozesse des »Sich-Einfindens« und die benötigte Zeit.
- In allem, was vorgezeigt wird bzw. in Zusammenhang mit jedem Lernprozess, in den man gemeinsam einsteigt, soll die Adaptionszeit berücksichtigt werden, die eben einfach länger ist als bei jüngeren Menschen.
- Wichtig ist, dass die Atmosphäre beim Lernen entspannt ist. Nach- und Rückfragen können Erinnerungen an die Schulzeit wecken, der Betroffene kann sich entmündigt fühlen. Besser ist die Formulierung: »Versuchen wir das gemeinsam noch einmal« – auch dann, wenn dem »Pflege-Wir« ein schlechter Ruf anhaftet.
- Älteren Klienten im Rahmen pflegerischer Interventionen etwas zu erklären (etwa die Handhabung eines Blutzuckermessgerätes), kann aufgrund dessen, dass es sich dabei um ein technisches Gerät mit vielen Funktionen handelt, Unsicherheit hervorrufen. Zuerst ist es deshalb sinnvoll, die Motivation sicherzustellen und zu erklären, wo denn nun genau der Vorteil einer bestimmten Funktion liegt. Es muss ausreichend Raum zum Üben vorhanden sein (nicht vor »Publikum« im Mehrbettzimmer, das verunsichert eventuell), Wiederholungen am nächsten Tag sind sinnvoll, außerdem auch das selbstständige Üben und »Trainieren«.

15.4 Zur Notwendigkeit des Lernens im Alter

Die oben angesprochenen Studien, in denen gezeigt wurde, dass körperliche und geistige Aktivität bei vielen Hundertjährigen alltagsbestimmend war, verweisen auf eine Erfolgsgeschichte des Tätigseins und -bleibens. Andererseits führt Ursula Lehr aus, dass Menschen, die heute in den Ruhestand eintreten, im Durchschnitt noch ein Viertel, oft sogar ein Drittel ihres Lebens vor sich haben. Das Aussteigen aus dem Arbeitsprozess kann eine Gefahr darstellen, da
- das Gefühl des Wohlbefindens mit dem Gefühl, gebraucht zu sein, stark zusammenhängt,
- Fähigkeiten, die nicht mehr verwendet bzw. geübt werden, sich zurückbilden (dies besagt die so genannte **Disuse-Hypothese**).

Die Autorin vergleicht die geistigen Fähigkeiten sogar mit dem medizinischen Begriff der Inaktivitäts-Atrophie (mit dem ausgedrückt wird, dass sich etwa Muskeln, die nicht bewegt werden, zurückbilden) und meint schließlich: »Führt das ‚Inaktivmachen' zum Anstieg der Pflegefälle? (…) Bildung für das Alter und Bildung im Alter ist gefragt. (…)« und weiter: Bildungsangebote tragen »für viele Menschen erheblich zur Lebensqualität bei; sie bringen geistige Anregung, stärken das Selbstwertgefühl und begünstigen soziale Kontakte – Faktoren, die zu einer

Verminderung vorzeitiger Hinfälligkeit und Pflegebedürftigkeit beitragen und somit letzten Endes Geld sparen helfen!« (Lehr 2003, S. 45).

15.5   Praxistipps

- Alte Menschen, die aufhören, Neues zu lernen und sich mit ihrer Umgebung zu beschäftigen, können Fähigkeiten und Fertigkeiten verlieren, was insgesamt den Pflegeaufwand erhöht. »Investiert« man hingegen Zeit und Aufwand dahingehend, dass Betagte körperlich und geistig aktiv bleiben, verringert das letztlich auch den Pflege- und Unterstützungsbedarf.
- Derartige Anleitungen müssen nicht viel Zeit kosten: Inzidentelles Lernen geschieht quasi nebenbei, solange nur etwas zur Verfügung steht, das neu ist und vielleicht angesehen, berührt und ausprobiert werden kann.
- Sich zu erinnern kostet kaum Zeit: Immer wieder einmal »zwischendurch« über etwas »von früher« befragt, denkt der alte Mensch nach und bleibt auch »kommunikationsfit«.
- Ein zehn Minuten dauerndes Gedächtnistraining ist zwar nicht zeitaufwändig, wohl aber effizient. So lange keine Schul- und Prüfungsatmosphäre und Ängste zu »versagen« entstehen, werden die meisten Menschen gerne gefordert.

❓ Sprechen Sie über die Gedächtnisspeicher auf zeitlicher und die Gedächtnisspeicher auf inhaltlicher Ebene! Was ändert sich im Alter im Zugriff auf das Langzeit- und Kurzzeitgedächtnis und was bedeutet das für die Pflege und Betreuung?
Welche Bedeutung hat das Tertiärgedächtnis? Was ist das so genannte »Priming«? Wie lässt sich beides im Rahmen von Pflege und Betreuung ansprechen?
Was sind internale und externale Strategien, die das Erinnern erleichtern? Nennen Sie Beispiele!
Nennen Sie zehn Aufgaben, die mit Hilfe des »fluiden« Gedächtnisses zu bewältigen sind, und Beispiele für zehn Tätigkeiten, die im »kristallinen« Gedächtnis verankert sind. Könnte man einige davon in die Pflege alter Menschen einbeziehen – wie und wozu?

Literatur

Böhm E (1999) Psychobiographisches Pflegemodell nach Böhm. Band I: Grundlagen. Verlag Wilhelm Maudrich, Wien
Breuer P (2009) Visuelle Kommunikation für Menschen mit Demenz. Grundlagen zur visuellen Gestaltung des Umfeldes für Senioren mit (Alzheimer-) Demenz. Hans Huber, Bern
Haske H (1993) Soziale Kompetenz im Alter. – In: Howe J et al. (Hg) (1993): Lehrbuch der psychologischen und sozialen Alternswissenschaft, Bd. 1. Roland Asanger, Heidelberg
Köther I (Hg) (2005) Altenpflege. Zeitgemäß und zukunftsweisend. Thieme, Stuttgart
Lehr U (2003) Psychologie des Alterns. Quelle & Meyer, Wiebelsheim
Matolycz E (2015) Altenarbeit. Ein Lehrbuch für Sozialbetreuungsberufe. Facultas, Wien
Nigg B, Steidl S (2005) Gerontologie, Geriatrie und Gerontopsychiatrie. Ein Lehrbuch für Pflege- und Gesundheitsberufe. Facultas, Wien
Schneider C (2007) Pflege und Betreuung bei psychischen Alterserkrankungen. Eine gerontosoziologisch-pflegewissenschaftliche Analyse. Facultas, Wien
Siebert H (2003) Didaktisches Handeln in der Erwachsenenbildung. Didaktik aus konstruktivistischer Sicht. Wolters Kuver-Luchterhand, München, Unterschleißheim, 4. Auflage

Kommunikation mit älteren Menschen

Esther Matolycz

16.1   Die Bedeutung verschiedener Kommunikationsformen
in der Pflege älterer Menschen – 124

16.2   Die Frage der »Du«- oder »Sie«-Anrede und der so
genannten Babysprache – 125

16.3   Praxistipps – Verständigung mit demenziell erkrankten
Menschen – 127

Literatur – 128

E. Matolycz, *Pflege von alten Menschen*,
DOI 10.1007/978-3-662-48151-6_16, © Springer-Verlag Berlin Heidelberg 2016

Die Bedeutung verschiedener Kommunikationsformen in der geriatrischen Pflege wird in diesem Kapitel dargestellt, es wird auf die Frage der »Du«- oder »Sie«-Anrede und der sogenannten Babysprache eingegangen und es werden Praxistipps gegeben.

Gerade in Zusammenhang mit dem hier zu behandelnden Thema ist in der Pflege alter Menschen immer wieder zu bedenken: Es gibt nicht »den« alten Menschen. Folglich kann es für die geriatrische Pflege auch nicht »die richtige« Art zu kommunizieren und in Kontakt zu treten geben, da

- Betagte sich einerseits hinsichtlich ihrer Lebensgeschichte, Vorlieben, Interessen, Abneigungen und ihrer Weise, auf Ereignisse zu reagieren, unterscheiden – genau wie jüngere Menschen und
- gerade Betagte von unterschiedlichsten Erkrankungen (z. B. demenzielle Erkrankungen, Morbus Parkinson, Depressionen) bzw. Symptomen (Desorientiertheit, Schwerhörigkeit, Sehschwäche) betroffen sein können, die das Kommunikationsvermögen insgesamt mehr oder weniger und wiederum auf vielfältige Weise beeinträchtigen.

In vorliegendem Kapitel soll daher erstens anhand in der Praxis immer wieder auftretender Problemfelder bzw. Diskussionspunkte gezeigt werden, was in der Kommunikation mit Betagten grundsätzlich zu beachten/zu überdenken ist. Zweitens soll Überlegungen zur Verständigung mit demenziell erkrankten Menschen und schließlich wieder Praxistipps Raum gegeben werden.

16.1   Die Bedeutung verschiedener Kommunikationsformen in der Pflege älterer Menschen

Häufig wird, wenn es um kommunikatives Miteinander geht, von **verbaler** und **nonverbaler** Kommunikation gesprochen. Damit ist gemeint, dass die verbalen Anteile dabei die Worte, die nonverbalen Anteile etwa Mimik, Gestik, Körperhaltung sind.

In Zusammenhang mit der Pflege, gerade mit der Pflege alter Menschen, ist es allerdings sinnvoll, sich der Begrifflichkeit Paul Watzlawicks zu bedienen, der von **digitaler** und **analoger** Kommunikation spricht. Dabei werden unter digitalen Anteilen jene verstanden, in denen es um das Transportieren von Inhalten geht, indem ihnen sprachliche Zuordnungen (eben Wörter oder Zeichen) gegeben werden – und analoge Anteile sind jene, die sich in Mimik, Gestik, Körpersprache, aber auch in Tonfall, Stimmlage oder der Hervorhebung einzelner Worte zeigen.

Für Watzlawick wird in digitaler Form **Inhalt** vermittelt, während analog vorwiegend etwas über die **Beziehung** zwischen Sender und Empfänger einer Mitteilung ausgesagt wird, was ergänzend geschieht. Allerdings betont Watzlawick, dass überall dort, »wo die Beziehung zum zentralen Thema der Kommunikation wird«, sich »digitale Kommunikation als fast bedeutungslos« erweisen, als Beispiele werden »Liebesbeziehungen, Empathie, Feindschaft, Sorge« und der »Umgang mit sehr kleinen Kindern oder schwer gestörten Patienten« angesprochen (Watzlawick et al. 2007, S. 64), wobei unter »Störung« gravierende Probleme in der Interaktion zu verstehen sind, also der Fähigkeit, mit anderen in Beziehung zu treten.

Es fällt nicht schwer sich vorzustellen, dass dies gerade in Zusammenhang mit demenziell erkrankten Menschen oder überhaupt mit Klienten, die digitaler Kommunikation und damit der rationalen Vermittlung von Inhalten gegenüber nicht zugänglich sind, von besonderer Bedeutung ist. Insofern kann die analoge Kommunikation in diesen Fällen als die »Sprache der

Pflege« begriffen werden (Matolycz 2009, S. 31 f.). Wo nämlich Inhalt nicht (mehr) verstanden wird, können doch auf digitalem Weg (also durch den Klang der Stimme, Berührungen, Gesten, besondere Ruhe u. v. m.) Sicherheit, Geborgenheit oder Wohlwollen vermittelt werden. Hierunter fallen selbstverständlich auch Gerüche oder andere Reize, mit denen der Klient etwas verbindet (ein Umstand, den man sich z. B. bei der Basalen Stimulation® zunutze macht).

In Zusammenhang mit verschiedenen Formen der Kommunikation ist zunächst zu beachten, dass Betagte im Hör- sowie Sehvermögen beeinträchtigt sein können und dass mitunter die Zeit, die sie benötigen, um Gehörtes umzusetzen, verlängert sein kann. Es ist also unumgänglich, sich ein klares Bild von der diesbezüglichen Situation zu machen und demgemäß zu kommunizieren. In der Regel empfiehlt sich grundsätzlich, klar und deutlich zu sprechen und nicht mehrere Fragen auf einmal zu stellen.

Menschen mit beeinträchtigtem Hörvermögen (z. B. durch Presbyakusis = Altersschwerhörigkeit) profitieren eher davon, dass die Lippen deutlich bewegt werden (womit kein übertriebenes Grimassieren gemeint ist), als von einer unangemessenen Erhöhung der Sprechlautstärke (»Schreien«). Das setzt voraus, dass sie die Lippenbewegungen auch sehen können, es muss also auf entsprechende Lichtquellen geachtet werden.

Wichtig ist, schlecht hörende Betagte bewusst in Gespräche einzubeziehen und ihnen, wenn es um Gruppenaktivitäten geht, das Sitzen an einem Platz zu ermöglichen, von dem aus sie den Sprechenden gut sehen können. Das ist auch deshalb zu beachten, weil eine aus Hörbeeinträchtigungen resultierende Isolation sowohl Deprivation als auch psychische Probleme fördern kann (▶ Kap. 29). Will man auf sich aufmerksam machen, sind die Betroffenen nicht von hinten (weil das angsterzeugend wirkt), sondern eher am Ober- oder Unterarm zu berühren, um zu signalisieren, dass ein Gespräch angebahnt werden soll.

Ist das Sehvermögen beeinträchtigt, entfallen für den Betagten wesentliche Teile der analogen Kommunikation (er nimmt etwa Körperhaltung, Mimik oder Gestik des Sprechenden nicht wahr) – andere wieder (etwa der Tonfall oder die Grundstimmung, in der gesprochen wird) können wahrgenommen werden und haben darum, wie erwähnt, besondere Bedeutung.

Auch unabhängig von demenziellen Erkrankungen, die weiter unten besprochen werden, benötigen alte Menschen oft mehr Zeit, gerade bestimmte Arten neuer Informationen zu verarbeiten (▶ Kap. 15).

16.2   Die Frage der »Du«- oder »Sie«-Anrede und der so genannten Babysprache

Innerhalb einer Beziehung zwischen Pflegenden und Klienten, in der der Betagte als mündiger erwachsener Mensch respektiert wird, steht außer Frage, dass die Anrede mit »Herr«, »Frau« und »Sie« grundsätzlich eine Selbstverständlichkeit ist. In der Praxis lässt sich allerdings auch anderes beobachten: Bewohner werden entweder überhaupt geduzt oder es gibt Mischformen, in denen die Pflegenden vom »Du« zum »Sie« springen.

Grundloses, nicht vereinbartes Duzen eines Erwachsenen ist häufig Zeichen der Herabwürdigung oder Verkindlichung und bringt zum Ausdruck, dass der Duzende sich dem Gesprächspartner in irgendeiner Weise überlegen fühlt. Andererseits sind vereinbarte, von beiden Seiten gewünschte Du-Anreden ein Zeichen für Vertrautheit und Nähe.

Duzen orientierte Klienten die Pflegenden »einfach« (und vielleicht nur fallweise), kann dies vom Wunsch nach familiärer Atmosphäre und Vertrautheit zeugen, manchmal ist es mit etwa »großelterlichen« Gefühlen gegenüber der jungen Pflegeperson verbunden und mitunter ist es schlicht Ausdruck von Herabwürdigung.

Duzen umgekehrt Pflegende die Bewohner von Pflegeeinrichtungen, geschieht das meist
- ... aufgrund mehr oder weniger bewusster Vereinbarungen:
  Einerseits sollte sichergestellt sein, dass die betroffenen Klienten dies (immer noch) wünschen. Umgekehrt ist wichtig, dass auch Pflegende für sich entscheiden, ob sie die gegenseitige Du-Anrede wollen. Dabei ist zu bedenken, dass eine Ablehnung für den Bewohner
  oft die Bedeutung der Ablehnung seiner Person hat, was problematisch ist – auch weil
  Pflegende vielfach tatsächlich die nächsten, oft auch einzigen Bezugspersonen der Betagten sind. Für alte Menschen in Pflegeeinrichtungen kann es grundsätzlich bereichernd
  sein, (auf eigenen Wunsch!) jemanden duzen zu können oder geduzt zu werden. Wichtig
  ist, dass Pflegende die Professionalität nicht verlieren (▶ dazu Kap. 35).
- ... im Versuch, eine vertrautere Atmosphäre herzustellen oder desorientierte Klienten
  durch die Anrede per »Du« und (oder auch »Du« und »Herr/Frau« und Nachname) besser zu erreichen:
  Dabei wird vom »Sie« zum »Du« gewechselt (und umgekehrt), manchmal von einer
  Interaktion zu anderen, manchmal innerhalb weniger Sätze.

Hier gibt es kein Patentrezept, sondern das Bedürfnis des Betagten ist zentral: Wird nur die
Anrede mit »Du« und Vornamen verstanden und scheint sie positiv aufgenommen zu werden,
kann damit durchaus begründet und geplant gearbeitet werden (besser ist es, mit den Angehörigen Rücksprache zu halten; in jedem Fall muss der Grund dieser Maßnahme dokumentiert,
also im Pflegebericht festgehalten werden).

Häufige Wechsel innerhalb eines Gesprächs sind eher ungeeignet: Das ständige Variieren
der Anredeformen kann als Macht- oder Überlegenheitsdemonstration verstanden werden
und desorientierte alte Menschen werden dadurch evtl. zusätzlich verunsichert. Sich im
Rahmen einzelner Interaktionen anzusehen, worauf aktuell gut reagiert wird, kann gerade bei
dieser Gruppe von Klienten sinnvoll sein: Nicht immer sind Erreichbarkeit, Stimmung und
Atmosphäre gleich.

Genauso wie die Anrede per Du gilt auch die sogenannte **Babysprache** in der Pflege alter
Menschen in vielen Einrichtungen als unprofessionell. Damit sind all jene Teile aus dem Be-
reich sowohl der digitalen als auch der analogen Kommunikation gemeint, derer man sich in
der Verständigung mit Babys oder Kleinkindern bedient:
- Das Erhöhen der Stimmlage (manchmal werden auch tiefere Töne verwendet)
- Die Wahl besonders einfacher Begriffe und Sätze
- Der Einsatz überschwänglichen Lobs oder bestimmter Arten der Ermahnung oder des
  Tadels (»Das war aber gar nicht schön«),
- Der Einsatz von Verkleinerungsformen und der Wir-Form (»Jetzt gehen wir schön ins
  Bettchen«)
- Die Verwendung lautmalerischer Worte (»der Wau-Wau«) oder überhaupt Begriffen aus
  der »Kindersprache«, insbesondere für Ausscheidungen (»Lu-Lu machen«) und Ähnli-
  ches

Diese Art der Kommunikation gegenüber (vorwiegend demenziell erkrankten) Betagten ist
häufig zu beobachten und in den meisten Fällen wollen Pflegende damit die eigene Verständ-
lichkeit erhöhen, manchmal möchten sie besonderes Wohlwollen und Zuneigung vermitteln
und schließlich wird die Babysprache auch missbräuchlich verwendet, nämlich in der Absicht,
herabzusetzen und zu verkindlichen.

Die Linguistin Svenja Sachweh hält es nicht für grundverkehrt, diese Art der Kommunikation zum Einsatz kommen zu lassen, rät aber zur Vorsicht:

> (…) dass einige BewohnerInnen die Babysprache sehr wohl mögen, während andere sie ablehnen. Man kann daher nicht einfach pauschal sagen, dass die Verwendung der Babysprache in der Altenpflege abzulehnen ist. Ebenso wenig sind positive Reaktionen auf die Babysprache ein Grund, sie sich von heute auf morgen angewöhnen zu wollen. Es kommt eben immer auf die einzelnen BewohnerInnen an – und darüber hinaus natürlich auf die Persönlichkeit der Pflegenden (…). (Sachweh 2006, S. 133)

Bewusster und reflektierter Einsatz oben genannter Elemente (z. B. eben die Wahl besonders einfacher Sätze oder Worte) durch Pflegepersonen kann gerade demenziell erkrankten alten Menschen das Verstehen erleichtern und überdies ein Gefühl des Aufgehobenseins und Versorgtwerdens vermitteln. Allerdings ist das auch ohne den Einsatz der sogenannten Babysprache möglich und manche Betagte reagieren mit Ablehnung und Aggression, da sie sich herabgewürdigt und verkindlicht fühlen. Dies gilt es zu bedenken – und macht eine genaue Beobachtung der Reaktionen der Klienten unabdingbar. Die Verkindlichung von Klientinnen und Klienten ist in jedem Fall abzulehnen.

16.3 Praxistipps – Verständigung mit demenziell erkrankten Menschen

Die Linguistin Svenja Sachweh empfiehlt für die Kommunikation mit demenziell erkrankten Menschen u. a. Folgendes:
- Tiefe Tonlagen können beruhigend auf die Betagten wirken, wogegen hohe Stimmen mitunter als Aggression missdeutet werden, auch ist eher langsames Sprechen angezeigt.
- Sätze sollen kurz und klar formuliert werden, Aufforderungen sollten *nicht* als Frage formuliert werden und überhaupt sind Zustandsbeschreibungen durch Verneinungen ungünstig (also nicht: »Sie brauchen keine Angst zu haben«, sondern besser: »Es ist alles in Ordnung«, da demenziell Erkrankte derartige Formulierungen nicht immer verstehen).
- In Zusammenhang mit der Erklärung von Pflegeinterventionen sind Gesten und Vorzeigen oft die beste Variante; überhaupt sollen am besten Dinge angesprochen werden, die während des Gesprächs sicht- oder wahrnehmbar sind.
- Worte oder Sätze, die Abstraktionsleistungen vom Betagten erfordern, sind in der Kommunikation mit demenziell Erkrankten nicht angebracht (etwa: »Jetzt hüpfen Sie schnell ins Bett«) – da, wenn das Wort »hüpfen« zu hören ist, der alte Mensch wirklich ans Hüpfen denkt und nicht daran, dass damit eine schnelle kurze Handlung gemeint ist.
- Es soll in einem Satz immer nur eine Aussage enthalten sein und zwischen unterschiedlichen Themen sollen kurze Sprechpausen gemacht werden.

❓ Überlegen Sie, was die Kommunikation mit alten Menschen grundsätzlich schwierig machen kann. Denken Sie an Situationen, in denen sie nicht geglückt ist. Woran hat das gelegen und wie hätte es besser gelingen können?
Welche Ratschläge würden Sie einer Angehörigen für die Kommunikation mit ihrer – sich im Frühstadium einer Alzheimer-Demenz befindenden – Mutter geben?

Literatur

Matolycz E (2009) Kommunikation in der Pflege. Springer, Wien

Menche N (Hg) (2004) Pflege heute. Lehrbuch für Pflegeberufe. Elsevier, Urban & Fischer, München, 3., vollständig überarbeitete Auflage

Sachweh S (2006) »Noch ein Löffelchen?« Effektive Kommunikation in der Altenpflege. Verlag Hans Huber, Bern, 2., vollständig überarbeitete und erweiterte Auflage

Watzlawick P, Beavin J H, Jackson DD (2007) Menschliche Kommunikation. Formen, Störungen, Paradoxien. Verlag Hans Huber, Bern, 11., unveränderte Auflage

Einschränkungen der Orientiertheit

Esther Matolycz

17.1   Einschränkungen der Orientiertheit und mögliche
        Ursachen – 130

17.2   Wahrnehmung und Bewältigung von Einschränkungen
        der Orientiertheit durch die Betroffenen – 131

17.3   Formen und Beschreibung von Einschränkungen der
        Orientiertheit – 132

17.4   Pflegeinterventionen und Praxistipps in Zusammenhang
        mit Einschränkungen der Orientiertheit – 132

        Literatur – 134

E. Matolycz, *Pflege von alten Menschen*,
DOI 10.1007/978-3-662-48151-6_17, © Springer-Verlag Berlin Heidelberg 2016

In diesem Kapitel werden mögliche Ursachen für die Einschränkung der Orientiertheit gezeigt; ihre Formen werden vorgestellt. Möglichkeiten der Wahrnehmung und Bewältigung von Einschränkungen der Orientiertheit der Betroffenen werden skizziert, Pflegeinterventionen und Praxistipps sind angeschlossen.

17.1   Einschränkungen der Orientiertheit und mögliche Ursachen

Alte Menschen können aus unterschiedlichen Gründen in ihrer Orientiertheit eingeschränkt sein. Man spricht auch von **Orientierungsstörungen** oder **Desorientiertheit** und gibt zusätzlich jeweils an, worauf sie sich bezieht (▸ Abschn. 17.3).

Es ist möglich, dass eine solche Einschränkung als Folge und Begleitsymptom eines **Delir** auftritt (einer akuten organischen Psychose; Nigg und Steidl 2005, S. 79 ff.), dem wiederum unterschiedlichste Ursachen (etwa Stoffwechselentgleisungen, Infektionen, Fieber, Hirnmetastasen, Alkohol) zugrunde liegen und das besonders u. a. in der postoperativen Phase, bei Mangelernährung oder Exsikkose (Zustand der »Austrocknung«, lat. »ex« für »aus« und »siccus« für »trocken«) beobachtet wird. Das Delir ist nach Ermittlung der auslösenden Faktoren behandelbar, ist also in der Regel kein Dauerzustand, ebenso wenig die damit einhergehende Einschränkung der Orientiertheit.

Eingeschränkte Orientiertheit kann auch eine Folge **demenzieller Erkrankungen** sein. Man spricht vielfach von »chronischer Desorientiertheit« im Gegensatz zur »akuten Desorientiertheit«. Die eingeschränkte Orientiertheit, wenn ihr auch chronische und/oder fortschreitende Erkrankungen zugrunde liegen, ist ausdrücklich **nicht** immer in derselben Weise ausgeprägt. Sie kann je nach Tagesverfassung oder Eindrücken, die von außen kommen, variieren und natürlich spielt auch das Einfühlungsvermögen derer eine Rolle, die mit dem Betroffenen kommunizieren.

Schließlich können Einschränkungen der Orientiertheit auch in Zusammenhang mit als **krisenhaft erlebten Ereignissen** auftreten – jemand verliert etwa von heute auf morgen ihm wichtige Bezugspersonen oder überhaupt nahe Angehörige, wird (als Bewohner eines Pflegeheims) mit der Auflösung seiner Wohnung konfrontiert, fragt (obwohl bettlägerig und ansonsten »orientiert«) plötzlich nach dem Bus oder fühlt sich vielleicht durch ein aktuelles Geschehen an frühere hochtraumatisierende Ereignisse erinnert und kann das aktuelle Geschehen nicht mehr zuordnen (ein ehemaliges Folteropfer gerät beim Anblick des EKG-Gerätes in Panik).

Einschränkungen der Orientiertheit:
- können unterschiedliche Ursachen physischer und psychischer Natur haben,
- können akut oder chronisch, vorübergehend oder dauerhaft, reversibel und irreversibel sein,
- müssen nicht immer und zu jeder Zeit im gleichen Ausmaß vorhanden sein, sehr häufig kann eine plötzliche, unvermutete Besserung oder Verschlechterung eintreten.

Bei **plötzlich auftretenden Einschränkungen** der Orientiertheit (bzw. sogar Verwirrtheit) gilt es, den Auslöser (etwa Exsikkose, Blutzuckerentgleisungen, Vergiftungen o. Ä.) zu ermitteln (= umgehende Abklärung), da schwerwiegende Ursachen zugrunde liegen können!

Einschränkungen der Orientiertheit können – abhängig von Ursache, Tagesverfassung des Klienten und aktueller (Interaktions-)Situation unterschiedlich stark ausgeprägt sein. Das Spektrum der Möglichkeiten reicht von mangelhafter, etwa zeitlich oder örtlich eingeschränkter Orientierung bis hin zu völliger Desorientiertheit in fremden oder sogar vertrauten Situationen, womit die Gefahr von Unfällen aller Art gegeben sein kann.

17.2 Wahrnehmung und Bewältigung von Einschränkungen der Orientiertheit durch die Betroffenen

Einschränkungen der Orientiertheit werden subjektiv wahrgenommen und können mehr oder weniger großen Leidensdruck hervorrufen. Das wiederum hat mehrere Ursachen, da es einen Unterschied macht, wie stark sich jemand der Einschränkung bewusst ist, ebenso natürlich, wie seine Lebensgeschichte gestaltet ist oder war, wobei hier auch eine entscheidende Rolle spielt, wie jemand sozusagen »grundgestimmt« ist oder wie er grundsätzlich mit Problemen und Einschränkungen umgeht. Beides hat mit der Lebensgeschichte eines Menschen zu tun – und zwar weniger damit, *was* er nun genau erlebt hat, sondern *wie* etwas (bewusst oder unbewusst) empfunden wurde und welche typischen Reaktionsweisen sich dabei entwickelt haben.

- Der Begriff der **Resilienz** bezeichnet in der Psychologie ganz allgemein die Fähigkeit, schwierige Lebenssituationen zu bewältigen.
- Der Begriff der **Reaktanz** bezeichnet in der Psychologie die Summe aller Reaktionen, mit denen jemand einer wie auch immer gearteten Einschränkung seiner Freiheit gegenübertritt.
- Der Begriff des **Coping** steht dafür, dass jeder Mensch eigene Strategien hat, mit Problemen oder belastenden Situationen umzugehen.
- Das so genannte **Urvertrauen** (eine Bezeichnung, die vom Psychoanalytiker Erik H. Erikson eingeführt wurde) steht für die Fähigkeit, tendenziell eher positiv, eben vertrauensvoll an andere Menschen, Lebenssituationen und Umstände heranzugehen – wenn es stark ausgeprägt ist.

Mögliche Reaktionen Betroffener auf Einschränkungen der Orientiertheit sind:
- »Überspielen« (wobei dann die kognitiven Fähigkeiten noch verhältnismäßig gut ausgeprägt sind)
- Leugnung (= nicht wahrhaben wollen)
- Projektion (die Betroffenen neigen dazu, die eigenen empfundenen Defizite anderen, etwa den Pflegenden zuzuschreiben; es ist dann »die Schwester« diejenige, die sich »nicht auskennt«)
- Aggression
- Rückzug
- Angst

Das Zusammenspiel von lebensgeschichtlichen Faktoren einerseits und der stattfindenden Interaktion mit dem Umfeld andererseits kann (zumindest ansatzweise) Erklärungsmöglichkeiten dafür bieten, dass es desorientierte alte Menschen gibt, die weitgehend angstfrei und zufrieden wirken, während andere vorwiegend unglücklich scheinen.

Darüber hinaus können auch zusätzlich vorhandene Krankheitsbilder (wie etwa Depressionen, Suchterkrankungen u. Ä.) eine Rolle spielen und die Bewältigung eingeschränkter Orientiertheit beeinflussen. Naomi Feil (▶ Kap. 32) geht außerdem davon aus, dass Desorientierung im Alter (sofern keine organische Ursachen vorliegen) auch für einen Rückzug in Vertrautes, in eigene Welten, vor allem aber auch als Reaktion auf hinzunehmende Verluste stehen kann (Familie, Schönheit, Vitalität etc.).

17.3   Formen und Beschreibung von Einschränkungen der Orientiertheit

Einschränkungen der Orientiertheit finden auf verschiedenen Ebenen statt; jemand kann

- Zeitlich,
- örtlich/räumlich,
- situativ oder
- personal

mangelhaft oder eingeschränkt orientiert oder völlig desorientiert sein.

Mit Blick auf die Lebensgeschichte und oben Genanntes wirkt sich das mehr oder weniger stark auf das Sicherheitsempfinden des Betroffenen aus – grundsätzlich ist Orientierung in jeder Form nicht nur das Vermögen, sich in jeder Hinsicht unabhängig zu bewegen, sondern auch das Sicherheitsempfinden ist erhöht.

- **Zeitliche Desorientiertheit** kann bedeuten, dass jemand keine oder keine ausreichende Orientierung über die Tageszeit hat, das Datum nicht kennt oder sich überhaupt in einer anderen Lebensphase als der gegenwärtigen wähnt.
- **Örtliche Desorientiertheit** kann bedeuten, dass jemand sein Zimmer nicht findet oder die Einrichtung, in der er lebt, räumlich nicht einordnen kann.
- **Situative Desorientiertheit** kann bedeuten, dass jemand nicht weiß, warum er sich wo befindet und vor allem, was mit ihm geschieht.
- **Personale Desorientiertheit** (auch Desorientiertheit zur Person) kann bedeuten, dass jemand nicht weiß, wer er ist, nicht (mehr) auf seinen Namen reagiert, sich für jemand anders hält oder kein Gefühl für sich selbst hat.

Der Begriff »Verwirrtheit« wird übrigens manchmal verwendet, um diese Einschränkung auf allen vier genannten Ebenen zu bezeichnen. Genauer handelt es sich dabei um ein komplexes Bild, das Desorientiertheit auf allen Ebenen, sowie Denk- und Gedächtnisstörungen beinhalten kann. Chronische »Verwirrtheit« hat meist eine demenzielle Erkrankung zur Ursache (Menche 2014, S. 544f).

Für die Pflege muss nun interessieren, wie mit den unterschiedlichen Ebenen der Einschränkung des Orientierungsvermögens umzugehen ist. Zunächst und insbesondere bei plötzlich auftretenden Einschränkungen der Orientiertheit (bzw. sogar Verwirrtheit) gilt es, den Auslöser (etwa Exsikkose, Blutzuckerentgleisungen, Vergiftungen o. Ä.) zu ermitteln und dementsprechend zu reagieren.

In der geriatrischen Pflege hat man es generell immer wieder mit eingeschränkt oder weitgehend desorientierten Klienten zu tun. Völlig desorientierte oder eingeschränkt orientierte Menschen können – wie erwähnt – unterschiedlich auf diese Situation regieren. Das hängt neben oben genannten Faktoren besonders davon ab, wie sehr ihnen die eigenen Defizite bewusst sind.

17.4   Pflegeinterventionen und Praxistipps in Zusammenhang mit Einschränkungen der Orientiertheit

Die Erfahrung zeigt, dass in bewusstes Pflegehandeln jeweils auch das Wissen um die Persönlichkeitsstruktur des Betroffenen einbezogen werden muss (wofür wieder die Kenntnis seiner Biografie wertvoll sein kann). Die so genannte Umgangsempfehlung aus Cora van der Kooijs mäeutischem Pflegekonzept (▶ Kap. 33) kann hier im Pflegeteam gute Dienste leisten.

Im Allgemeinen ist in der Interaktion mit in der Orientierung eingeschränkten alten Menschen aber zu beachten, dass
- Reize aus der Außenumgebung schnell überfordernd wirken,
- sich eine langsame, ruhige Sprechweise und eher ruhiges Verhalten günstig auswirken, wogegen Unruhe und Hektik sich schnell übertragen,
- Wiederholungen (wenn möglich immer im gleichen Wortlaut) gut tun und
- Betroffene sich auf einzelne Pflegende, die sie immer wieder versorgen, gut einstellen können.

Der Einsatz sogenannter **externaler Strategien** (Lehr 2003) als Erinnerungshilfe spielt eine wesentliche Rolle. Es handelt sich dabei um Orientierungshilfen, die (hier von den Pflegenden) angeboten werden, um das Merken zu erleichtern; Beispiele dafür sind in den folgenden Interventionen und Praxistipps zu finden.

- **Praxistipps zur Förderung der zeitlichen Orientierung**
- Anbringen der R.O.T.-Tafel sowie Realitätsorientierungstraining (▶ Kap. 30)
- Anbringen großer Uhren (Bahnhofsuhr)
- Arbeiten mit Geräuschsignalen (Gong zu den Essenszeiten etc.)
- Saisonale Dekoration des Umfelds mit Gegenständen, die auf die Jahreszeit oder jahreszeitliche Bräuche hinweisen (Osterstrauch, Herbstblätter etc.)
- Bei Gelegenheit und immer wieder das Datum oder die Jahreszeit erwähnen
- Fragen, wie es früher im Herbst, Sommer, Winter etc. war
- Handlungen zu ungewohnter Zeit möglichst vermeiden

- **Praxistipps zur Förderung der örtlichen/räumlichen Orientierung**
- Evtl. ein Farbleitsystem zur Orientierung anbringen
- Ein Handlauf (entlang der Wand verlaufende »Stange« zum Halten an den Gängen) sollte in geriatrischen Pflegeeinrichtungen Standard sein – er dient nicht nur der Gangsicherheit, sondern eben auch der Orientierung
- An der Zimmertür je nach Orientierungsgrad des Betroffenen Symbole, Bilder oder den Namen (evtl. in Kurrentschrift) anbringen
- Symbolschilder mit bekannten Zeichen für Toilette, Bad, Speisesaal erleichtern ebenfalls die Orientierung

- **Praxistipps zur Förderung der situativen Orientierung**
- Vor Beginn einer Pflegehandlung erklären, was getan wird – am besten mit wenigen, aber eindeutigen Worten.
- Nicht immer kann aus dem Kontext auf das, was geschehen wird, geschlossen werden: Die Zeitschrift, die man dem alten Menschen in die Hand gibt, wird deshalb nicht »automatisch« durchgeblättert. Bei »bekannteren«, quasi »tief sitzenden« alltäglichen Vorgängen hingegen kann das durchaus der Fall sein (allerdings auch, dass jemand sich mit der Banane frisieren will), darum soll die Pflegeperson mit dem Gegenstand andeuten, was geschehen soll – z. B. den Waschlappen über die Hand streifen, sagen »Gesicht waschen« und die Bewegung bei sich selbst kurz vorzeigen.
- Auch hier: Eine »Überflutung« durch zu viele Parallelreize soll vermieden werden.
- Wiederholungen tun gut – eine gute Metapher ist hier tatsächlich der Fahrunterricht: Dort werden dieselben Bewegungen vom Lehrer so gut wie immer mit denselben klaren Worten begleitet, bis sich eine Bewegung quasi automatisiert.

- ■ Praxistipps zur Förderung der personalen Orientierung
- ▬ Den Bewohner immer wieder mit dem Namen ansprechen, auch hier tut Wiederholung gut.
- ▬ Es ist möglich, dass verheiratete alte Frauen nur (mehr) auf den Mädchennamen reagieren.
- ▬ Es ist möglich, dass alte desorientierte Menschen nur auf den Vornamen und die Du-Anrede reagieren. Dies muss dann begründet dokumentiert werden (Erreichbarkeit nur über diese Anredeform).
- ▬ Blättern in Fotoalben, besonders aber Fotos aus jungen Jahren, kann hilfreich sein – gerade wenn die Desorientiertheit als Leugnung des Alterns zu begreifen ist (mit Naomi Feil), da Betroffene sich mit Bildern aus der mittleren Lebensphase oft besser identifizieren können.

Die genannten Praxistipps erheben keinen Anspruch auf Vollständigkeit, sondern sind als Anregung zu verstehen. Sinnvoll ist es, Orientierungshilfen weitergehend so zu geben, dass sie mit für den Klienten relevanten Informationen gekoppelt sind, die wieder aus der Biografie des Einzelnen ermittelt werden können.

Insgesamt sollen Orientierungshilfen kein Orientierungstraining, auch kein anderes Pflegemodell ersetzen, sondern dem Klienten helfen,
- ▬ sich so frei wie möglich in der Umgebung zu bewegen,
- ▬ so wenig Angst wie möglich zu empfinden;
- ▬ gleichzeitig soll möglichst viel Schutz vor Unfällen (durch Stürze, nicht sachgerechte Verwendung von Gegenständen etc.) geboten werden.

? Nennen Sie die vier Ebenen, auf denen die Orientiertheit eingeschränkt sein kann und leiten Sie daraus Pflegeinterventionen, die die Orientierung Älterer fördern können, ab!
Sprechen Sie über den Begriff der »Verwirrtheit«!
Nennen Sie mögliche Reaktionen Betroffener auf Einschränkungen der Orientiertheit!

Literatur

Feil N (2002) Validation. Ein Weg zum Verständnis verwirrter alter Menschen. Ernst Reinhardt Verlag, München, 7. Auflage
Grond E (2003) Pflege Demenzkranker. Brigitte Kunz Verlag, Hannover
Köther I (Hg) (2005) Altenpflege. Zeitgemäß und zukunftsweisend. Thieme, Stuttgart
Lehr U (2003) Psychologie des Alterns. Quelle & Meyer, Wiebelsheim
Menche N (2014) (Hg) Pflege Heute. Lehrbuch für Pflegeberufe. Elsevier, Urban&Fischer, München, 6., vollständig überarbeitete Auflage
Nigg B, Steidl S (2005) Gerontologie, Geriatrie und Gerontopsychiatrie. Ein Lehrbuch für Pflege- und Gesundheitsberufe. Facultas, Wien

Bewegung, Immobilität, Wandern und Sturzgefahr

Esther Matolycz

18.1   Bedeutung bzw. Ursachen von Mobilität und Immobilität für
            Betagte (bed is bad) – 136
18.1.1   Ursachen von Immobilität und eingeschränkter Bewegungsfähigkeit
            bei alten Menschen – 136
18.1.2   Folgen von Immobilität und eingeschränkter
            Bewegungsfähigkeit – 137
18.1.3   »Bed is bad« – alte Menschen, Mobilität und pflegerische
            Aufgaben – 138

18.2   Immobilität, eingeschränkte Bewegungsfähigkeit und ihre
            Auswirkungen auf verschiedene Lebensaktivitäten – 138

18.3   Einfache Mobilitäts-Assessments in der geriatrischen
            Pflege – 139
18.3.1   Der »Timed ‚up and go'-Test« – 139
18.3.2   Der Tinetti-Score – 140

18.4   Wandering, Checking, Trailing, Pottering: besondere
            Pflegephänomene in Zusammenhang mit der Bewegung bei
            alten Menschen – 141

18.5   Sturz und Sturzprophylaxe – 142
18.5.1   Sturzfolgen – 142
18.5.2   Sturz und Sturzursachen – 143
18.5.3   Sturz in Krankenhäusern und Pflegeeinrichtungen – 145

            Literatur – 147

E. Matolycz, *Pflege von alten Menschen*,
DOI 10.1007/978-3-662-48151-6_18, © Springer-Verlag Berlin Heidelberg 2016

Bedeutung bzw. Ursachen von Mobilität und Immobilität in der geriatrischen Pflege werden vorgestellt. Folgen von Immobilität und eingeschränkter Bewegungsfähigkeit werden skizziert. Dem schließt sich die Darstellung einfacher Mobilitäts-Assessments in der geriatrischen Pflege an. Weiter werden besondere Pflegephänomene in Zusammenhang mit der Bewegung vorgestellt, auf die man bei älteren Menschen trifft (z. B. Wanderung, Checking, Trailing oder Pottering). Ebenfalls wird auf die Bedeutung von Sturz und Sturzprophylaxe eingegangen.

18.1   Bedeutung bzw. Ursachen von Mobilität und Immobilität für Betagte (bed is bad)

Mobilität (lat. mobilitas) steht – für sich genommen – zunächst für Beweglichkeit oder Bewegung, in der Pflege ist damit aber die Fähigkeit einer Person zur *Eigen*bewegung gemeint. Grundsätzlich unterscheidet man aktive (selbst durchgeführte), assistive (mithelfende) Bewegungen, bei denen der Klient unterstützt wird, passive Bewegungen (die etwa im Rahmen einer Kontrakturprophylaxe von den Pflegenden oder von Therapeuten übernommen werden) und resistive Bewegungen (bei denen z. B. gegen einen Widerstand gedrückt wird). Wesentlich ist außerdem, dass sich jemand mit oder ohne Hilfsmittel (verschiedene Arten von Gehstöcken, Krücken, Gehgestellen und -wägen, Rollstuhl) bzw. mit oder ohne Unterstützung durch andere Personen bewegen kann. Grundsätzlich kann ein alter Mensch, der aufgrund einer Paraplegie der Beine vom Hilfsmittel »Rollstuhl« abhängig ist, mobiler sein als einer, der an Krücken geht.

Immobilität steht für Unbeweglichkeit, womit hier gemeint ist, dass jemand in der Möglichkeit, seine Position zu wechseln und sich fortzubewegen, ganz oder teilweise eingeschränkt ist. Diese Situationen entstehen aufgrund von Erkrankungen, Behinderungen oder sind eine Folge des Alternsprozesses und können Folgeerkrankungen nach sich ziehen. Ältere Menschen können durch den Alternsprozess selbst, durch verschiedene Erkrankungen oder durch Umgebungsfaktoren in ihrer Mobilität eingeschränkt sein.

18.1.1   Ursachen von Immobilität und eingeschränkter Bewegungsfähigkeit bei alten Menschen

- Der Alternsprozess
… führt etwa zu Veränderungen von Knochen, Muskeln, Motorik:
  - Die Knochen sind einerseits poröser, andererseits instabiler, Knorpelgewebe verliert an Elastizität, die Körpergröße nimmt ab, die Haltung verändert und der Körper krümmt sich.
  - Muskelmasse und Muskelkraft nehmen ab, wobei ein Teil der Leistungsfähigkeit durch frühzeitiges Training ausgeglichen werden kann (den altersbedingten, degenerativen Abbau der Skelettmuskulatur bezeichnet man als Sarkopenie).
  - Veränderungen im zentralen Nervensystem führen zur allgemeinen Verlangsamung der Motorik, zu einer verlängerten Reaktionszeit und zu leichten Gleichgewichtsstörungen.

Weitere Veränderungen:
  - Schmerzen haben Einfluss auf die Bewegungsfähigkeit
  - Beeinträchtigungen des Sehens und/oder Hörens (Bartoszek et al. 2011, S. 171)

137

18

18.1 · Bedeutung bzw. Ursachen von Mobilität und Immobilität für Betagte (bed is bad)

Ebenso kann sich die zunehmende Menge an Zeit (▶ Kap. 15), die alte Menschen mitunter benötigen, um sich auf neue Situationen einzustellen, ungünstig auf ihre Mobilität gerade außerhalb der gewohnten Umgebung auswirken. Eventuell sinkt die Bereitschaft und/oder die Fähigkeit, sich mit öffentlichen Verkehrsmitteln oder dem Auto, mit Unterstützung diverser mechanischer Hilfsmittel oder anderer Personen in der Öffentlichkeit zu bewegen, und man bleibt lieber zu Hause.

■ Frailty

Gebrechlichkeit (Frailty): Es gibt für den Begriff keine einheitliche Definition, gemeint ist damit ein Abbau körperlicher und kognitiver Funktionen, zunehmende Vulnerabilität (Verletzlichkeit, Verletzungsanfälligkeit) gegenüber Erkrankungen und ihren psychosozialen Folgen. In den meisten Definitionen spielen motorische Defizite eine große Rolle, ebenso werden häufig die geriatrischen Syndrome (▶ Kap. 13) als Zeichen der Gebrechlichkeit gesehen (Nikolaus 2013, S. 3).

■ Erkrankungen

… die zu Einschränkungen der Mobilität führen, können
= im Bewegungsapparat selbst liegen (beispielsweise Arthritis, Arthrosen),
= neurologische Störungen zur Ursache haben (Morbus Parkinson, Multiple Sklerose),
= durch kardiovaskuläre Störungen (etwa Herzinsuffizienz) bedingt sein,
= Ebenso können hier psychische Störungen eine Rolle spielen (in Frage kommen u. a. Angsterkrankungen oder Einschränkungen der Orientiertheit).

■ Weitere Faktoren

… die die Mobilität alter Menschen ungünstig beeinflussen, können
= in deren Umwelt oder Umfeld liegen (Glatteis, nächtliche oder abendliche Dunkelheit),
= die Wirkungen oder Nebenwirkungen verschiedener, oft gleichzeitig eingenommener Medikamente sein, die häufig ein herabgesetztes Reaktionsvermögen und/oder eine leichte Ermüdbarkeit bedingen.
= Eingeschränkte Mobilität kann auch indirekt durch Erkrankungen bzw. Verletzungen bedingt sein (Gipsverbände, krankheitsbedingt notwendige Bettruhe oder andere Form der Fixierung).

18.1.2 Folgen von Immobilität und eingeschränkter Bewegungsfähigkeit

Eingeschränkte Mobilität bzw. Immobilität kann
= physische (etwa Immobilitätssyndrome),
= psychische oder
= soziale

Folgen haben, die teilweise irreversibel sind.

■ Physische Folgen von Immobilität
= An der **Haut** die Entstehung von Dekubitus und/oder Intertrigo
= In Zusammenhang mit dem **Herz-Kreislauf-System** orthostatische Dysregulation (beim Aufstehen kommt es zum »Kreislaufkollaps«), Durchblutungsstörungen oder Thrombosen

= In Zusammenhang mit der **Atmung** Sekretstau, verminderte Durchblutung und Belüftung der Lungen und in der Folge Atelektasen und Pneumonie
= In Zusammenhang mit der **Verdauung** Meteorismus und Obstipation
= In Zusammenhang mit der Veränderung von **Muskeln**, Sehnen und Gelenken etwa Kräfteverfall, reduzierte Beweglichkeit von Gelenken, Fehlstellungen und Kontrakturen
= Störungen des **Schlaf-Wach-Rhythmus** (Menche 2014, S. 493)

◾ Psychische und soziale Folgen von Immobilität

In Zusammenhang mit der **Wahrnehmung** kann es zu Orientierungsstörungen, reduzierter Fähigkeit zur Aufnahme und Verarbeitung von Informationen und Störungen des Körperbilds kommen, es können Einschränkungen der Autonomie und Handlungsfähigkeit sowie Selbstbildveränderungen und der Verlust sozialer Rollen (▸ Kap. 12) die Folge sein (Menche 2014, S. 493f).

Dies kann das Selbstwertgefühl und Verhalten weiter beeinflussen und schließlich zur **Isolation** führen sowie weitere psychische Veränderungen und Einschränkungen nach sich ziehen. (Bartoszek et al. 2011, S. 172)

Immobilität kann auch Auslöser des Failure-to-Thrive-Syndroms (▸ Kap. 19) sein, umgekehrt kann dieses wiederum zur Immobilität führen (Hagg-Grün 2013, S. 37).

18.1.3 »Bed is bad« – alte Menschen, Mobilität und pflegerische Aufgaben

»Bed is bad« gilt als eine der Devisen der englischsprachigen Geriatrie. Die eingeschränkte körperliche Mobilität stellt eines der häufigsten Probleme der geriatrischen Pflege dar.

Zunächst müssen im Fall von Bewegungseinschränkung bzw. völliger Immobilität
= die erforderlichen Prophylaxen (z. B. Dekubitus-, Kontraktur-, Thrombose-, Pneumonie-, Obstipationsprophylaxe) durchgeführt,
= ebenso die erforderlichen Hilfsmittel (Krücken, Gehgestell und -wagen, Rollstuhl etc.) zur Verfügung gestellt und angepasst werden.
= Je nach Grunderkrankung bieten sich verschiedene Konzepte an, mit denen die Bewegungsfähigkeit gefördert wird. Hier kommen (im Fall der neurologischen Pflege) etwa das Bobath®-Konzept oder die Kinästhetik® in Frage.

Jedenfalls muss versucht werden, jeder Form der Immobilität oder Bewegungseinschränkung (sofern sie nicht medizinisch indiziert sind wie etwa bei bestehender Thrombose u. Ä.) durch **Mobilisierung** des alten Menschen entgegenzuwirken.

18.2 Immobilität, eingeschränkte Bewegungsfähigkeit und ihre Auswirkungen auf verschiedene Lebensaktivitäten

Einschränkungen der Fähigkeit, sich zu bewegen, führen – je nach Ausmaß der Immobilität – zu Schwierigkeiten, verschiedene Lebensaktivitäten zu bewältigen. Beispiele hierfür sind im Folgenden angeführt:
= **Vitale Funktionen des Lebens** können nicht mehr adäquat aufrecht erhalten werden (z. B. wenn durch Immobilität die Atmung beeinträchtigt wird).

- **Sich zu pflegen und zu kleiden** kann je nach Schwere der Einschränkung erschwert bis unmöglich sein (wenn der Einstieg in Dusche oder Badewanne nicht möglich ist oder die eingeschränkte Fingermotorik das Anziehen oder Zuknöpfen von Kleidung nicht mehr erlaubt).
- **Zu essen und zu trinken** ist mit der Notwendigkeit der Beschaffung und Zubereitung von Nahrungsmitteln verbunden, was ebenfalls undurchführbar werden kann (wenn z. B. aufgrund von Gangunsicherheit der Supermarkt bei Glatteis nicht mehr erreicht oder aufgrund von Gelenksschmerzen Töpfe oder Gefäße nicht gehoben werden können).
- **Kontinenz** in Zusammenhang mit der Ausscheidung kann verhindert werden, wenn es nicht möglich ist, die Toilette schnell genug zu erreichen und/oder Kleidung schnell genug zu öffnen, was zu zeitweiliger Inkontinenz führen kann.
- **Zu ruhen und zu schlafen** erfordert einen sinnvollen Schlaf-Wach-Rhythmus. Ist angenehm erschöpfende und fordernde Aktivität nicht möglich und/oder erschweren mögliche Schmerzen und Unbeweglichkeit die Fähigkeit, auch in der Nacht für sich zu sorgen (kleinere Lage- und Positionswechsel u. Ä.), kann es zu Schlafstörungen kommen.
- **Sich zu beschäftigen** erfordert häufig Mobilität; viele Hobbys können im Rollstuhl oder mit Gehbehelf nicht mehr ausgeübt werden; misslingen Versuche, sich anderweitig zu orientieren, kann das Gefühl des Sinnverlustes entstehen.
- **Zu kommunizieren** steht ebenfalls in Zusammenhang mit dem Mobilitätsgrad des alten Menschen, etwa wenn er allein lebt und die Möglichkeit zu Austausch und Gespräch mit anderen an soziale Aktivitäten gebunden ist.

Beeinträchtigungen der Mobilität haben also physische, psychische und soziale Folgen und wirken sich letztlich auf die Selbstpflegefähigkeiten alter Menschen aus. Zugleich begünstigt Bewegung das Wohlbefinden in jeder der genannten Dimensionen und wirkt sich positiv auf die Fähigkeiten zur selbstständigen Bewältigung der unterschiedlichen Lebensaktivitäten aus.

18.3 Einfache Mobilitäts-Assessments in der geriatrischen Pflege

Soll Bewegung im Rahmen der Pflege gefördert werden, müssen die Ressourcen des Betroffenen richtig eingeschätzt und in die Pflegeplanung einbezogen werden. An dieser Stelle sollen zunächst zwei Möglichkeiten gezeigt werden, die Bewegungsfähigkeit zu überprüfen (Skalen, die sich mit dem Sturzrisiko beschäftigen, sollen beim Thema »Sturz« noch kurz Gegenstand des Interesses sein).

Es sind dies
- Timed ‚up and go‘-Test und
- Tinetti-Score.

18.3.1 Der »Timed ‚up and go‘-Test«

Der Test wurde zum ersten Mal 1991 veröffentlicht, dient der **Mobilitätsmessung** und wird wie folgt durchgeführt:
- Der Proband sitzt auf einer Sitzgelegenheit mit Arm- und Rückenlehne, die Arme liegen entspannt auf den Stützen und der Rücken berührt die Lehne, wobei der Proband auch diese Position schon selbst erreichen soll.

- Nach Aufforderung soll der Proband aufstehen, drei Meter gehen (meist gibt es eine Bodenmarkierung), sich umdrehen und wieder setzen. Der Bewegungsablauf wird einmal vorgezeigt und der Proband kann ihn vor der eigentlichen Messung üben, eine Gehhilfe darf benutzt werden.
- Danach wird festgehalten, ob der Test durchgeführt werden konnte, ob der Proband eine Gehhilfe benutzt hat und welche und schließlich, wie viel Zeit er dafür benötigt hat.

Beträgt die benötigte Zeit unter 10 Sekunden, liegt keine Einschränkung im Alltag vor. Bei einer Dauer von 11 bis 19 Sekunden liegt eine geringe Einschränkung vor, die aber keine Alltagsrelevanz haben muss. Ab einer Dauer von 20 bis 29 Sekunden spricht man von einer funktionell relevanten, abklärungsbedürftigen Mobilitätseinschränkung, und ab einer Dauer von 30 Sekunden ist die Mobilitätseinschränkung ausgeprägt, sodass in der Regel Hilfsmittel- und Interventionsbedarf besteht.

Der Vorteil dieses Instruments ist, dass der Test relativ einfach und ohne besondere Hilfsmittel durchgeführt werden kann, auch dauert dies – je nach Mobilitätsgrad des Getesteten – nur zwischen einer und fünf Minuten. Der Nachteil dabei ist, dass der Betroffene im Grunde in der Lage sein muss, selbstständig aufzustehen und zu gehen.

18.3.2 Der Tinetti-Score

Mit diesem Test, der erstmals 1986 veröffentlich wurde, werden Gang und Balance des Klienten überprüft, wobei es unterschiedliche Items gibt (die hier für einzelne Teile der Untersuchung stehen), in deren Rahmen verschiedene Fertigkeiten betrachtet werden. Auch hier muss der Proband unterschiedliche Anforderungen umsetzen, wobei jeweils eine unterschiedliche Anzahl an Punkten erreicht werden kann (je mehr Sicherheit er zeigt, desto höher ist der Punktewert).

- Für den **Gang** wird etwa überprüft, ob ein Schritt nach Aufforderung ausgelöst werden kann, wie groß Höhe, Länge, Breite und Symmetrie der einzelnen Schritte sind, wie weit die Gangkontinuität bei geschlossenen Augen gegeben oder wie groß die Rumpfstabilität ist.
- Was die **Balance** betrifft, werden das Gleichgewicht im Sitzen, das Aufstehen vom Sessel, die Balance danach, die Stehsicherheit, die Balancefähigkeit mit geschlossenen Augen und Ähnliches überprüft.

Für die Balance sind insgesamt 16 Punkte, für den Gang 12 Punkte zu erreichen. Ein Ergebnis von 28 Punkten spricht demnach dafür, dass keine Hinweise auf Gang- oder Gleichgewichtsprobleme vorhanden sind. Mit sinkender Punktezahl ergeben sich in der Auswertung leichte bis mäßige Mobilitätseinschränkungen und ein leicht bis deutlich erhöhtes Sturzrisiko. Erreicht der Proband 0 bis 9 Punkte, steht das sowohl für massiv eingeschränkte Mobilität als auch für ein massiv erhöhtes Sturzrisiko.

Der Vorteil des Tinetti-Score ist, dass er auch Einzelkomponenten von Mobilitätsstörungen erfasst. Allerdings ist er verhältnismäßig zeitaufwändig und wird in der Regel von erfahrenen Physiotherapeuten durchgeführt.

18.4 Wandering, Checking, Trailing, Pottering: besondere Pflegephänomene in Zusammenhang mit der Bewegung bei alten Menschen

In der Pflege alter Menschen bekommt man es mit mobilen Klienten zu tun, die sich selbstständig und ohne Hilfe bewegen können, mit solchen, die mehr oder weniger Unterstützung benötigen, und mit Klienten, die bettlägerig sind; die bereits erwähnten Klientengruppen der Go-gos, Slow-gos oder No-gos (▶ Kap. 3) finden sich also auch hier.

In Zusammenhang mit demenziellen Erkrankungen lässt sich häufig ein Verhalten beobachten, das gemeinhin als **Wandering** (also: Wandern) bezeichnet wird. Es ist Teil der so genannten **Agitiertheit**, die in ▶ Kap. 26 besprochen ist, und somit auch Teil der BPSD. Ergebnisse der Literaturanalysen von Margareta Halek und Sabine Bartholomeyczik weisen auf Folgendes hin:

- Es ist in irgendeiner Form bei allen Menschen mit kognitiver Beeinträchtigung anzutreffen, sofern keine Bewegungseinschränkung vorliegt. Bei demenziell Erkrankten kommt es besonders häufig vor und scheint in Zusammenhang mit Alzheimer-Demenz häufiger als bei an vaskulären Demenzformen Erkrankten aufzutreten, wobei
- das Ausmaß der kognitiven Beeinträchtigung mit der Tendenz zum Wandern in Zusammenhang zu stehen scheint und biografische Faktoren mit unterschiedlichen Ergebnissen diskutiert werden.
- Es muss zwischen Wandern und Weglaufen unterschieden werden: Die Prozentzahl der »Wegläufer« unter den Wanderern ist verhältnismäßig klein, allerdings laufen von Alzheimer-Demenz Betroffene offenbar verhältnismäßig häufig weg.
- Es stellt sich in der Literatur so dar, als sei das Wandern sinnvoll und letztlich an einem besseren Gesundheitsstatus zumindest mit beteiligt, da es die Durchblutung fördert und die Beweglichkeit verbessert, allerdings
- wird es von Pflegenden als besonders belastend wahrgenommen (Halek und Bartholomeyczik 2006, S. 34 ff.).

Weder gibt es für das Phänomen des Wanderns eine einheitliche Definition, noch ist die Abgrenzung zu anderen Verhaltensweisen klar (etwa dem so genannten Schreiten, auch: **Pacing**, wobei zwei Muster in allen Definitionen zu finden sind: »sich im Raum bewegen und kognitiv eingeschränkt sein« (Halek und Bartholomeyczik 2006, S. 35).

Einzelne Verhaltensweisen, die beim Wandern auftreten können, finden in der Literatur u. a. in den Begrifflichkeiten des

- **Checking** (wiederholtes Aufsuchen des Aufenthaltsortes des Pflegenden)
- **Trailing** (Nachlaufen) und
- **Pottering** (»Herumwerkeln«) Eingang, fallweise ist dies mit Weglauftendenzen verbunden (Halek und Bartholomeyczik 2006, S. 35 ff.).

Scheint das Wandern die Betroffenen fallweise zu beruhigen, ihrem Bedürfnis zu entsprechen und werden Versuche, sie daran zu hindern, mit Abwehr beantwortet, empfiehlt sich – auch mit Blick auf die beobachteten Vorteile (Durchblutungsförderung, bessere Beweglichkeit) – eine Atmosphäre und Raum zu schaffen, innerhalb dessen die Betroffenen sich frei bewegen können.

Das Nachtcafe, in dem sich Bewohner von Pflegeeinrichtungen aufhalten können, wenn sie in der Nacht nicht im Bett bzw. im Zimmer bleiben, mag hier unter Umständen eine Lösung darstellen. Das gilt vor allem auch, da manchmal ein Zusammenhang zwischen wenig sozialer

Interaktion und dem Wandern beobachtet wird und da Schlaflosigkeit ebenfalls zum Wandern führen kann. Es muss allerdings bedacht werden, dass die Betroffenen größeren Bedarf an Nahrung haben.

18.5   Sturz und Sturzprophylaxe

» In dem Bemühen, Stürze in Krankenhäusern und Pflegeeinrichtungen zu verhindern, versuchen Fachkräfte in Gesundheitsinstitutionen nach wie vor, Patienten oder Bewohner durch Einschränkung ihrer Mobilität vor Stürzen zu bewahren. Dafür bleibt ihnen häufig nichts anderes übrig, als auf Fixierungsmaßnahmen und Psychopharmaka zurückzugreifen. In den meisten Fällen haben sich jedoch diese freiheitsbeschränkenden Maßnahmen als ineffektiv bei der Verringerung von Stürzen erwiesen und sind für alte Menschen in vielerlei Hinsicht eher mit negativen Auswirkungen verbunden. (Tideiksaar 2000, S. 16)

Die Aussage des amerikanischen Geriaters Rein Tideiksaar, der sich mit Stürzen und deren Prävention beschäftigt, verdeutlicht das Problem, auf das man in der Pflege alter Menschen immer wieder trifft. Unter Einschränkungen der Mobilität müssen nicht nur freiheitsbeschränkende Maßnahmen im Sinne von (verordneten) Fixierungen verstanden werden, sondern auch die vielen, zweifellos gut gemeinten Bemühungen Pflegender, alte Menschen, die sich bewegen wollen, zum Sitzen- oder Liegenbleiben zu überreden, damit Stürze vermieden werden.

Zunächst es verständlich und liegt auf der Hand, dass Pflegende versuchen, Betagte vor Stürzen zu schützen, da Sturzfolgen gravierend sein können. Allerdings ist es *nicht* Ziel von Pflege, ältere Menschen an der Bewegung zu hindern, sondern man versucht einerseits, durch **Sturzprophylaxe** das Sturzrisiko zu minimieren, und andererseits, *beim* Stürzen zu schützen (z. B. durch Hüftprotektoren, Niederflurbetten), sollte es doch dazu kommen.

18.5.1 Sturzfolgen

- Körperverletzungen (Blutergüsse, Frakturen, Kopf- und Weichteilverletzungen u. v. m.)
- Bewegungseinschränkungen bis zur Immobilität (hierzu zählen auch alle Folgen von Maßnahmen, die aus Sicherheitsgründen durch Pflegende, Angehörige oder die Betroffenen selbst eingeleitet wurden)
- Angst und psychische/soziale Traumata wie etwa das Post-Fall-Syndrom
- Es ist möglich, dass Angehörige sich nach einem Sturzgeschehen Vorwürfe machen
- Pflegende werden häufig beschuldigt, den Sturz zugelassen zu haben bzw. nicht aufmerksam genug gewesen zu sein; sie erleben Sturzereignisse als durchaus belastend und sehen sich der Situation gegenüber, zwischen den Wünschen der Klienten nach Autonomie und ihrem individuellen Sturzrisiko abwägen und Entscheidungen treffen zu müssen, mitunter zweifeln sie in Zusammenhang mit (häufigen) Sturzgeschehen an der Qualität der von ihnen geleisteten Pflege (Tideiksaar 2000)

Die so genannte **Spirale der Sturzfolgen** verläuft in einem Abwärtstrend und kann schließlich wie folgt aussehen:
1. Sturz
2. Verlust des Selbstvertrauens (und in der Folge eingeschränkte Fortbewegung)
3. Sturz (evtl. Hüft- oder Oberschenkelhalsfraktur u. v. m.)

4. Bettlägerigkeit
5. Komplikationen in Zusammenhang mit der Bettruhe (etwa: Dekubitus, Pneumonie)
6. Tod (Tideiksaar 2000, S. 16)

Das **Post-Fall-Syndrom** (das ebenfalls den Kreislauf einer Reihe von Sturzfolgen zeigt) bezeichnet eine sich ungünstig entwickelnde Sturzangst:
1. Der Betagte ist bereits gestürzt.
2. Er entwickelt große Angst vor weiteren Stürzen und schränkt seine Bewegung ein.
3. Die angstbedingte Bewegungseinschränkung erhöht das Risiko weiterer Stürze.
4. Der Betagte stürzt wieder usw.

Soll nun eine Sturzprophylaxe durchgeführt werden, setzt dies folgende Schritte voraus:
- Erstens braucht es Klarheit über die Bedingungen, unter denen es zu Stürzen kommt: Es müssen also die Faktoren bestimmt werden, die mit dem Risiko zu stürzen verbunden sind (Gründe der Sturzneigung des Klienten oder Sturzrisikofaktoren; sie können mit etwas Übung und Kenntnis schnell ermittelt werden).
- Zweitens soll ein zur Einrichtung passendes Assessment (von Sturzrisiko und Stürzen) überlegt und in der Folge entsprechende Maßnahmen eingeleitet werden (Tideiksaar 2000, S. 17).

18.5.2 Sturz und Sturzursachen

» Ein Sturz kann als jedes Ereignis definiert werden, bei dem ein Mensch versehentlich oder absichtlich zu Boden oder auf eine andere tiefer gelegene Ebene wie beispielsweise einen Stuhl, eine Toilette oder ein Bett fällt und liegen bleibt. (Tideiksaar 2000, S. 33)

Grundsätzlich wird ein Sturz ausgelöst, wenn es im Zuge einer ausgeübten Aktivität zum Verlust der Balance (des Gleichgewichts) kommt **und** die sich anschließende Körperverlagerung nicht rechtzeitig registriert bzw. korrigiert wird. Sturzursachen können grundsätzlich **intern** oder **extern** sein, also in irgendeiner Form mit dem Betagten selbst zu tun haben oder in seiner Umgebung liegen (= **endogene** und **exogene** Faktoren).

Heute geht man davon aus, dass Stürze ein multifaktorielles Geschehen sind, wobei meist Faktoren aus beiden Gruppen kombiniert sind. Die Ausschaltung eines einzigen Risikofaktors mindert das Sturzrisiko allerdings oft schon erheblich.

- **Interne Faktoren**

Können alters- oder krankheitsbedingt sein, z. B.:
- **Veränderungen des Sehvermögens**, wobei z. B. die Hell-Dunkel-Adaption betroffen sein kann, was sich vor allem unter Bedingungen schwacher Beleuchtung auswirkt. Beim Eintreten von einem erleuchteten in einen dunklen Raum (bzw. umgekehrt) kann für kurze Zeit gar nichts gesehen werden.
  Auf reflektierenden Fußböden kann es zu Effekten der Blendung kommen, unter Umständen werden reflektierende Bodenbeläge auch fälschlicherweise als rutschig angenommen und der Gang geändert, was allerdings nicht mehr Sicherheit bietet, sondern im Gegenteil das Sturzrisiko erhöht.
  Gegenstände mit wenig ausgeprägten optischen Kontrasten können übersehen werden, ebenso können bestimmte Bodenmuster als Unebenheiten wahrgenommen werden.

- **Geänderte Balancefähigkeit:** Üblicherweise führt man viele verschiedene schützende Bewegungen aus, um das Gleichgewicht zu halten. Die Füße werden beim Transfer oder beim Sitzen leicht auseinander gestellt oder beim Stehen bzw. Gehen vor- oder zurückgeschoben, was die Funktion hat, den Körperschwerpunkt immer wieder mit seiner Stand- (oder Sitzfläche) in eine Linie zu bringen. Im Alter nehmen die so genannten Stellreflexe ab; der Mensch schwankt häufig, was eigentlich der Wiederherstellung des Gleichgewichts dient.
- **Veränderungen im Gangbild:** Bei alten Menschen ist eine Abnahme des Gehtempos, der Schritthöhe und der Schrittlänge zu beobachten.
  Darüber hinaus sind geschlechtsbezogene Unterschiede erkennbar: Frauen neigen dazu, kleine Schritte zu machen, wobei sich das Becken auf die Seite des nicht belasteten Beins beugt, Männer entwickeln einen eher schlurfenden Gang. Auch der Bewegungsapparat selbst verändert sich: Es kann zu Kalkeinlagerungen in Bändern und Sehnen kommen, ebenso zu Muskelatrophien, zu Osteoporose und/oder zur Abnutzung des Gelenksknorpels vor allem im Bereich der Knie und Hüften.
- **Veränderungen des Herz-Kreislauf-Systems** sowie akute und chronische Krankheiten: Dabei kann es zu visuellen (z. B. Katarakt oder Glaukom), neurologischen (etwa in Folge demenzieller Erkrankungen) oder kognitiven (z. B. bei Demenzen oder Depressionen) Störungen und zu Störungen des Bewegungsapparates kommen (z. B. durch rheumatische Erkrankungen oder Osteomalazie).
- **Sprachstörungen** spielen im Zusammenhang mit Stürzen eine Rolle, da der Betroffene unter Umständen nicht um Hilfe bitten kann, wenn er gangunsicher ist.
- **Blasenfunktionsstörungen** (Inkontinenz, häufige Miktion, Nykturie und besonders Harnwegsinfektionen) treten im Alter häufig auf. Der Betroffene will die Toilette möglichst schnell erreichen, wodurch das Sturzrisiko stark steigt.
- **Verschiedene Medikamente** können als Nebenwirkung Einfluss auf das Sturzrisiko haben, insbesondere Diuretika, Sedativa und Hypnotika, Psychopharmaka und Antihypertensiva. Je länger die Halbwertszeit der eingenommenen Arzneimittel ist und je mehr Medikamente gleichzeitig eingenommen werden, desto größer ist die Wahrscheinlichkeit, dass sie das Sturzrisiko erhöhen (Tideiksaar 2000).

- **Externe Faktoren**
- Schuhe mit Absätzen erhöhen die Gangunsicherheit, da sie die Standfläche (und damit die Standstabilität) verringern.
- Bei Schuhen mit schlechtem Sitz konzentriert sich der Träger darauf, sie nicht zu verlieren, was zunächst ein schlurfendes Gangbild zur Folge hat, das über kurz oder lang zum Stolpern führen kann.
- Zu dicke Sohlen verringern unter Umständen das propriorezeptive Feedback (Propriorezeption = Eigenwahrnehmung). Der Betroffene spürt z. B. den Gehvorgang am eigenen Körper nicht gut und verliert die Balance; manche Sohlen fördern das Ausrutschen, da sie keine gute Bodenhaftung haben, bei bestimmten Gummisohlen ist diese wiederum so ausgeprägt, dass auf einigen Böden durch das kurze Anhaften das Gehen abrupt unterbrochen wird, was ebenfalls zum Sturz führen kann.
- Es empfiehlt sich daher, mit dem Betagten zu probieren (bzw. ihn dahingehend zu beobachten), in welchem Schuhwerk er die größte Gangsicherheit hat – hier spielen aber auch Gewohnheiten eine Rolle.
- Als externe Faktoren sind außerdem z. B. Stolperfallen (Kabel, Teppiche), Beleuchtungssituation, rutschige und oder nasse Böden, Glatteis, nicht fixierte Leibstühle oder Betten zu nennen.

- Dual- oder Multitasking-Situationen

Diese Situationen gelten als besonders große Risikofaktoren für Stürze bei Älteren. Gemeint sind damit Situationen, in denen zwei oder mehrere Dinge zugleich getan oder beachtet werden (sollen); dies gilt besonders für ältere Menschen mit z. B. demenziellen Erkrankungen, alltagsrelevanten Parkinsonsyndromen sowie gehfähige Schlaganfallpatienten (Becker und Nicolai 2012, S. 402). Es sollte also vermieden werden, dass sturzgefährdete Ältere solchen Situationen ausgesetzt sind, wenn sie gehen, z. B.

- sollte man dann vermeiden, Fragen zu stellen, deren Beantwortung sie anstrengt
- oder es sollte Reizüberflutung auf Gängen und in Bereichen, in denen viel Bewegung stattfindet, vermieden werden.

18.5.3 Sturz in Krankenhäusern und Pflegeeinrichtungen

- Sturzhäufigkeit im Aufenthaltsverlauf

Stürze treten besonders häufig in der ersten sowie nach der dritten Woche des Aufenthalts Betagter in einer Einrichtung auf. Für Stürze in der ersten Woche werden vorrangig Ein- bzw. Umgewöhnung im Rahmen der Eintrittsphase als verantwortlich angesehen. Stürze nach der dritten Woche betrachtet man als Folge zwar teilweiser, aber eben noch nicht vollständig (wieder-)erlangter Bewegungsfähigkeit bzw. Mobilität (etwa im Krankenhaus). Fähigkeiten, Fertigkeiten, Orientierung bzw. insgesamt die selbstständige Bewegungsfähigkeit des Betagten werden von ihm selbst und/oder den Pflegenden überschätzt. Ebenso können unbeabsichtigt herbeigeführte oder entstandene Situationen das Sturzrisiko erhöhen – etwa in Folge der Nebenwirkung von Medikamenten, zunehmende Desorientierung u. Ä. Auch der Einzug in eine Pflegeeinrichtung erhöht das Sturzrisiko, so sind innerhalb der ersten drei Monate in der Einrichtung Stürze häufiger als zuvor zu beobachten (Russo 2014, S. 40).

- Sturzhäufigkeit und Personalstand

Grundsätzlich gilt, dass Stürze häufiger auftreten, wenn die personelle Besetzung im Verhältnis zur Anzahl der Bewohner gering ist. Es lässt sich allerdings auch beobachten, dass die Sturzhäufigkeit mitunter auch dann (noch) zunimmt, wenn weiteres Personal eingesetzt, also seine Anzahl erhöht wird. Dies könnte Rückschlüsse darauf zulassen, dass in Zusammenhang mit Sturzereignissen zwar

- der Personalstand, ebenso aber
- die Verfügbarkeit der Pflegenden sowie
- deren Einstellung und Haltung zur Unterstützung von Personen mit Mobilitätsstörungen

eine Rolle spielen.

Bewährt hat sich der Einsatz so genannter »**Sitters**«, das sind Personen (z. B. ehrenamtliche Helfer/innen, Angehörige etc.), die Klienten mit hohem Sturzrisiko »beaufsichtigen« und bei Bedarf Hilfe holen. Dabei ist allerdings darauf zu achten, dass die Klienten sich nicht bevormundet fühlen.[1]

---

1   ▶ http://www.ebn.at/cms/dokumente/10154106_5081774/2ebf2766/LL_Sturz__Kurzversion__Letztversion_20090205__01.pdf

■   **Ermittlung des Sturzrisikos und Sturzanamnese**

Sowohl in Zusammenhang mit der Ermittlung des Sturzrisikos als auch der Sturzanamnese sind verschiedene Instrumente in Verwendung, teilweise stehen Pflegeeinrichtungen auch hausinterne Formulare zur Verfügung.

Prinzipiell geht es dabei darum,

— das Risiko eines Sturzes zu erfassen und entsprechende prophylaktische Maßnahmen einzuleiten sowie

— die Umstände rund um Stürze zu erfassen und diese Daten so zu verwerten, dass sie auch in die individuelle Sturzanamnese einfließen können.

Im Folgenden sei beispielhaft je ein Instrument vorgestellt:

Die **Morse Fall Scale** ist ein einfaches Instrument zur Erfassung des Sturzrisikos Betagter und in vielen Einrichtungen der geriatrischen Pflege in Verwendung. Von den Pflegenden sind einfache Fragen zu beantworten (ob der Klient bereits ohne äußere Gewalteinwirkung gestürzt ist, ob Erkrankungen bekannt sind, ob intravenöse Therapie – die ja bewegungseinschränkend ist – durchgeführt wird u. Ä.) und schließlich wird nach Gehhilfen, Gangsicherheit und Orientiertheit gefragt. Pro Antwort werden Punkte vergeben. Ab einer Punkteanzahl von 44 bis 45 Punkten ist ein erhöhtes Sturzrisiko gegeben und die Sturzprophylaxe einzuleiten.

Es gibt auch die Anschauung, dass Skalen zur Risikoeinschätzung als mittlerweile überholt gelten, da darin Risikofaktoren unterschiedlich bewertet werden. Es ist demnach wichtiger, zu bedenken, dass Risikofaktoren situationsabhängig bedeutsam sind und daher personenbezogen und entsprechend der individuellen Situation erhoben werden sollen (Menche 2014, S. 513). Die Sturzanamnese würde hierzu einen Beitrag leisten. Zeitgemäße Sturzprophylaxe (bzw. Sturzmanagement) beinhaltet daher immer ein Management der gesamten, individuellen Situation unter Berücksichtigung einzelner Faktoren.

Die **SPLATT-Sturzanamnese** (Tideiksaar 2000) fasst in Form eines Akronyms[2] die elementaren Bestandteile einer Sturzanamnese zusammen; sie sind in den meisten Formblättern enthalten.

S steht dabei für »symptoms«, also Symptome: Damit sind die Krankheitszeichen gemeint, die zum Zeitpunkt des Sturzes zu sehen sind.

P steht für »previous falls«, also vorangegangene Stürze oder Stürze, die nur beinahe erfolgt wären.

L steht für »location«, meint also den Ort, an dem das Sturzereignis aufgetreten ist.

A steht für »activity«, also die Tätigkeit, die vom Betroffenen zum Zeitpunkt des Sturzes ausgeübt wurde.

T steht für »time«, also den Zeitpunkt des Sturzereignisses, und

T steht für »trauma«, also für körperliche und psychische Traumata, die durch den Sturz verursacht wurden.

❓ Sprechen Sie über das Problemfeld »Immobilität«, beziehen Sie das Phänomen »Gebrechlichkeit« (Frailty) ein und nennen sprechen Sie über einen zeitgemäßen, pflegerischen Zugang dazu, der *nicht* an der Bewegung hindert!
Sprechen Sie über externe und interne Sturzrisikofaktoren, das Problem der so genannten Dual- und Multitasking-Situationen, die Sturzprophylaxe und den Schutz *beim* Stürzen!

---

2   Dabei handelt es sich um ein Wort, das sich aus den Anfangsbuchstaben anderer Wörter zusammensetzt.

Was kann man tun, um die Umgebung in einer Abteilung eines Pflegeheims so zu gestalten, dass demenziell erkrankte Klienten »wandern« können, wenn sie den Drang dazu verspüren? Welche Überlegungen sind mit Blick auf die Sturzgefährdung zu tätigen, wenn ein Klient in eine Pflegeeinrichtung zieht, und was ist der Reihe nach zu tun?

Literatur

Bartoszek G et al. (2011) Sich bewegen können. – In: Köther I (Hg) Altenpflege. Thieme, Stuttgart, 3., überarbeitete und erweiterte Auflage, S. 169-195Menche N (Hg) (2004) Pflege heute. Lehrbuch für Pflegeberufe. Elsevier, Urban & Fischer, München, 3., vollständig überarbeitete Auflage

Becker C, Nicolai S (2012) Sturz und Motorik. – In: Wahl H-W et al. (Hg) (2012) Angewandte Gerontologie. Interventionen für ein gutes Altern in 100 Schlüsselbegriffen. Kohlhammer, Stuttgart, 2., vollständig überarbeitete und erweiterte Auflage, S. 401–406

Grond E (2003) Pflege Demenzkranker. Brigitte Kunz Verlag, Hannover

Hagg-Grün U (2013): Immobilität und Failure to Thrive. In: Zeyfang A et al: Basiswissen Medizin des Alterns und des alten Menschen. Springer, Berlin Heidelberg, 2. Auflage, S. 33–42

Halek M, Bartholomeyczik S (2006) Verstehen und Handeln. Forschungsergebnisse zur Pflege von Menschen mit Demenz und herausforderndem Verhalten. Schlütersche, Hannover

Menche N (2014) (Hg) Pflege Heute. Lehrbuch für Pflegeberufe. Elsevier, Urban&Fischer, München, 6., vollständig überarbeitete Auflage

Nikolaus T (2013): Frailty (Gebrechlichkeit) In: Zeyfang A et al: Basiswissen Medizin des Alterns und des alten Menschen. Springer, Berlin Heidelberg, 2. Auflage, S. 1–32

Russo S (2014) Im ersten Jahr nach dem Heimeintritt ist die Sterberate merklich höher. – In: Curaviva 12/2014, S. 40–43

Tideiksaar R (2000) Stürze und Sturzprävention. Assessment-Prävention-Management. Aus dem Amerikanischen von Silvia Mecke, Bonn. Deutschsprachige Ausgabe herausgegeben von Prof. Dr. Theo Dassen. Mit einem Geleitwort von René Schwendimann. Verlag Hans Huber, Bern Göttingen Toronto Seattle

► http://www.ebn.at/cms/dokumente/10154106_5081774/2ebf2766/LL_Sturz__Kurzversion__Letztversion_20090205__01.pdf ► http://flexikon.doccheck.com/de/Sarkopenie [Zugriff: 21.5.2015]

► http://www.kcgeriatrie.de/downloads/instrumente/tug.htm [Zugriff: 3.5.2015]

► http://www.kcgeriatrie.de/downloads/instrumente/tinetti.htm [Zugriff: 3.5.2015]

Alt ist nicht gleich Breikost – Essen und Trinken

Esther Matolycz

19.1   Die Bedeutung der Aktivität »Essen und Trinken« – 150

19.2   Das Problem der Mangelernährung in der geriatrischen Pflege – 151

19.3   Anorexie in der Pflege älterer Menschen – 152

19.4   Schluckbeeinträchtigungen und Aspirationsgefahr – 155

19.5   Beeinträchtigungen der Kauleistung und Xerostomie – 157

19.6   Selbstversorgungsdefizit durch eingeschränkte körperliche bzw. motorische Fähigkeiten – 160

19.7   Selbstversorgungsdefizit durch herabgesetzte kognitive Fähigkeiten (z. B. bei demenzieller Erkrankung) – 161

19.8   Selbstversorgungsdefizit durch soziale oder psychische Probleme – 163

19.9   Mangelhafte Verwertung der Nahrung und/oder Verdauungsschwierigkeiten bzw. allgemeine Schwäche – 164

19.10   Die Unterstützung bei der Nahrungs- und Getränkeaufnahme (»Essen reichen«) – 165

Literatur – 166

E. Matolycz, *Pflege von alten Menschen*,
DOI 10.1007/978-3-662-48151-6_19, © Springer-Verlag Berlin Heidelberg 2016

In diesem Kapitel wird die Bedeutung der Aktivität »Essen und Trinken« gezeigt, weiter das Problem der Mangelernährung in der geriatrischen Pflege skizziert. Es werden Problemsituationen in Zusammenhang mit der Ernährung Älterer dargestellt (z. B. Anorexie/Inappetenz, Schluckbeeinträchtigungen und Aspirationsgefahr, Beeinträchtigungen der Kauleistung und Xerostomie) sowie unterschiedliche Formen der Selbstversorgungsdefizite. Es werden Praxistipps gegeben, ebenso wird auf die Unterstützung bei der Aufnahme von Nahrung und Getränken eingegangen.

Das vorliegende Kapitel behandelt die Aktivität des Essens und Trinkens und geht dabei anhand des Themas »Mangelernährung« auf Pflegeinterventionen rund um

- Anorexie (= Appetitlosigkeit), Schluckstörungen und Aspirationsgefahr,
- Beeinträchtigungen der Kauleistung sowie Xerostomie (= Mundtrockenheit),
- Selbstversorgungsdefizite durch eingeschränkte körperliche bzw. motorische Fähigkeiten, kognitive Fähigkeiten sowie durch soziale oder psychische Probleme ein.

Anhand dieser Felder werden in praxisnaher Weise bekannte Probleme der geriatrischen Pflege, die sich hierbei ergeben können, aufgerollt und zahlreiche Pflegetipps und Interventionen gezeigt. Die Praxistipps sind den jeweiligen Unterkapiteln angeschlossen.

19.1   Die Bedeutung der Aktivität »Essen und Trinken«

In Zusammenhang mit der Aktivität des Essens und Trinkens sind in der Pflege alter Menschen – wie in der Gesundheits- und Krankenpflege überhaupt – zunächst sowohl

- die **Informationssammlung** im Rahmen des pflegerischen Assessments und
- die **laufende Beobachtung** des Ess- und Trinkverhaltens

von besonderer Bedeutung, da sie gemeinsam zu einem sinnvollen Ernährungsmanagement führen sollen.

Die Informationssammlung ist Teil des Pflegeprozesses und ohnehin unerlässlich, es werden also Ernährungszustand und Gewicht ermittelt. Liegt Kachexie (Abmagerung), Adipositas (Fettleibigkeit), Unter- oder Übergewicht oder eine Essstörung vor?

Darüber hinaus muss ermittelt werden, wie groß der Unterstützungsbedarf ist, welche Ressourcen vorhanden sind oder wie das Ernährungsverhalten des Klienten aussieht. Dies alles ist im Rahmen der Planung von Pflegeinterventionen zu berücksichtigen, ebenso die laufende Beobachtung, die eine Gewichtskontrolle einschließt.

Essen und Trinken haben besondere soziale Bedeutung, stehen für Wohlbefinden und sind – gerade im Rahmen des Aufenthalts in Institutionen (Krankenhaus, Pflegeheim) – oft die Höhepunkte des Tages, die ihn letztlich auch strukturieren helfen. In der geriatrischen Pflege interessiert aber noch anderes, das in Zusammenhang mit der Biografie des Klienten steht.

Es muss also überlegt werden,

- welche Bedeutung Essen und Trinken für ihn im Lauf seines Lebens hatte und
- welche Bedeutung es aktuell hat.
- Gab es das Erleben von Hunger und Durst?
- Wurde »gehamstert«, gesammelt und gehortet?
- War und ist es wichtig, schlank zu sein?
- War und ist Essen und Trinken (oder eine schlanke, vielleicht auch beleibtere Figur) ein Statussymbol?

– Hat Essen und Trinken die Bedeutung von Zuwendung? (Das könnte dann interessant werden, wenn der Klient in einen Zustand der Regression gerät.)
– Gibt es besondere Vorlieben oder Abneigungen?
– War Essen immer ein Gesellschaftsereignis und wird mit der Familie in Zusammenhang gebracht oder wird hier nur die Überlebensnotwendigkeit erinnert?

Diese Überlegungen sollen in die jeweils angestrengte Pflegeintervention einfließen, da gerade die hier besprochene Aktivität etwas durchwegs Individuelles ist. Die Beschäftigung mit der Bedeutung, die die Aufnahme von Nahrungsmitteln und Getränken für sie selbst hat, kann Pflegenden helfen, sich bewusst zu machen, wie wichtig gerade hier persönliche Erfahrungen und Vorlieben und daher eine genaue Informationssammlung sind.

19.2 Das Problem der Mangelernährung in der geriatrischen Pflege

In der geriatrischen Pflege können sich aufgrund physischer, psychischer und sozialer Veränderungen im Alter besondere Bedürfnisse und Probleme in Zusammenhang mit der Nahrungs- und Flüssigkeitsaufnahme ergeben. Grundsätzlich ist Folgendes zu bedenken: Zwar sinkt im Alter einerseits der **Grundumsatz** (d. h. die Energiemenge, die der Körper im Ruhezustand benötigt, um die Organfunktionen zu erhalten) und damit der Gesamtenergiebedarf, der Bedarf an Flüssigkeit, Vitaminen, Ballast- und Mineralstoffen ist jedoch nicht herabgesetzt.

Andererseits stellt aber die Mangelernährung durch zu geringe Energiemenge bzw. die **Malnutrition** (Mangel an Nährstoffen) für alte Menschen trotzdem ein Problem dar: Das Risiko für Mangelernährung ist im Alter erhöht, wozu zahlreiche Faktoren beitragen. Während ältere Menschen, die Zuhause leben, eher selten mangelernährt sind, können in Langzeitpflegeeinrichtungen und Krankenhäusern bis zu zwei Drittel der Älteren betroffen sein (Volkert et al. 2013, S. 2).

Rüstige mobile Senioren hingegen kämpfen durchaus auch mit Übergewicht, was zeigt, dass mit zunehmender Pflegebedürftigkeit auch die Gefahr der Mangelernährung steigt. Die Faktoren, die eine Mangelernährung begünstigen, sind vielfältig. Im Wesentlichen sind Folgende zu nennen:

– **Anorexie** (Appetitverlust), die zahlreiche psychische, soziale und physische Ursachen hat
– **Schluckbeeinträchtigungen** (Dysphagie) bis hin zur Aspirationsgefahr: Die Ursachen können physisch bedingt oder psychogen sein; in der geriatrischen Pflege unterscheidet man zwischen primären und sekundären Dysphagien.
– **Beeinträchtigungen der Kauleistung** durch den geänderten Zahnstatus oder Probleme beim Tragen von Zahnprothesen
– **Xerostomie** (= Trockenheit der Mundhöhle) als Nebenwirkung von Medikamenten mit parasympatikolytischer Wirkung oder altersbedingt verlangsamter Tätigkeit der Speicheldrüsen
– **Selbstversorgungsdefizit** durch eingeschränkte körperliche bzw. motorische Fähigkeiten
– **Selbstversorgungsdefizit** durch herabgesetzte kognitive Fähigkeiten, in deren Folge es z. B. zur Apraxie (= Störung der Ausführung willkürlicher Bewegungen bei intakter Motorik) besonders der Extremitäten und damit der Hände, oder jener Form der Agnosie, bei der Objekte nicht mehr erkannt und in ihrer Funktion eingeordnet werden können, oder zu insgesamt herabgesetzter Reaktionsfähigkeit bzw. verlängerter Adaptionszeit kommt (▶ Kap. 9 bzw. ▶ Kap. 15).

- **Selbstversorgungsdefizit** durch soziale Probleme wie Isolation oder durch psychische Probleme oder Erkrankungen, die Antriebslosigkeit nach sich ziehen können, z. B. Depressionen (▶ Kap. 10) oder Suchterkrankungen
- **Mangelhafte Verwertung** der Nahrung und/oder Verdauungsschwierigkeiten in Folge von Einschränkung der Funktion z. B. von Magenschleimhaut, Darmschleimhaut und Peristaltik, Leber oder Pankreas
- **Allgemeine Schwäche**, die sowohl die Selbstversorgung als auch die Aufnahme von Nahrung beeinflussen kann
- **Diätvorschriften**, die dazu führen, dass die Nahrungsaufnahme eingeschränkt wird (Volkert et al. 2013, S. 4)

Auch Unterstützung und Interaktion haben Einfluss auf die Ernährungssituation Älterer in Pflegeeinrichtungen. Angemessene Unterstützung hat, wie in Studien belegt werden konnte, günstigen Einfluss auf die Nahrungsaufnahme pflegeabhängiger Älterer (Volkert et al. 2013, S. 5). So kann einerseits schon der Abhängigkeit in Zusammenhang mit der Nahrungsaufnahme vorbeugt werden, andererseits konnte gezeigt werden, dass sowohl Berührungen als auch verbale Aufforderungen bei Bewohnern von Pflegeeinrichtungen (die nicht unter starken, kognitiven Beeinträchtigungen litten) die Aufnahme von Nahrung steigerten (Volkert et al. 2013, S. 4).

Allerdings muss berücksichtigt werden, dass die Interaktionen und pflegerischen Maßnahmen Zeit benötigen. Ein verbesserter Personalschlüssel erhöhte, wie sich ebenfalls zeigen ließ, auch die Aufnahme von Nahrung bzw. Flüssigkeit durch ältere Bewohner von Pflegeeinrichtungen (Volkert et al. 2013, S. 5).

19.3   Anorexie in der Pflege älterer Menschen

Die Ursachen für die Anorexie (in der Pflege ist meist der Begriff Inappetenz geläufiger) alter Menschen gründen sowohl auf physischen als auch auf psychischen oder sozialen Faktoren.

Physische Faktoren sind u. a.:
- Vermindertes Geschmacks- und/oder Geruchsvermögen, häufig bedingt durch den natürlichen Alterungsprozess
- Das im Alter abnehmende Durstgefühl
- Erkrankungen, die Müdigkeit, Schwäche oder geänderte Vigilanz (etwa Somnolenz) hervorrufen (beispielsweise bei malignen Erkrankungen)
- Schmerz: Einerseits verhindert Schmerz den Appetit, andererseits kann medikamentöse Schmerztherapie Appetitlosigkeit als Nebenwirkung haben
- Erkrankungen des Gastrointestinaltraktes, die Völlegefühl oder Übelkeit hervorrufen
- Medikamenteneinnahme (Nebenwirkungen in Form von Geschmacksveränderung der Nahrung, Appetitminderung, Übelkeit oder Somnolenz)
- Infektionen

Psychische Faktoren sind u. a.:
- Die Auswirkungen demenzieller Erkrankungen auf die Kognition (die Notwendigkeit, Nahrung und Flüssigkeit zuzuführen bzw. das Nahrungsmittel selbst werden nicht mehr erkannt, es kann zum Verzehr von nicht Ess- oder Trinkbarem kommen)
- Ekel, der als Nebenwirkung von Medikamenten oder in Zusammenhang mit dem Essen im Pflegeheim auftreten kann (Ausscheidungen von Zimmernachbarn, Speichelfluss,

neben das Essenstablett gelegte Zahnprothesen im Speisesaal, unbekannte oder ungeliebte Speisen etc.)
- Depressionen, Antriebslosigkeit, Traurigkeit
- Verluste (des Partners, der Unabhängigkeit, der individuellen Wohnsituation etc.)
- Leben im Heim als Grund für den Appetitverlust
- erschwerte oder schlechte Interaktion mit den Bezugspersonen
- Psychische Erkrankungen wie Depressionen oder Wahnerkrankungen (▶ Kap. 10 bzw. ▶ Kap. 11) und damit einhergehendes geändertes Empfinden (Ängste, Interesselosigkeit, Vergiftungswahn etc.)
- Abwehr gegenüber der Situation, beim Essen und Trinken Unterstützung zu benötigen

Soziale Faktoren sind u. a.:
- Verlust des Partners oder der Partnerin, wenn er/sie den größten Teil der Nahrungsversorgung und/oder -zubereitung übernommen hat
- Eingeschränkte Mobilität aufgrund psychischer oder psychischer Veränderungen im Alter, so dass keine oder weniger Restaurantbesuche oder Essen im Freundes- und Bekanntenkreis mehr stattfinden können
- Unbekannte Speisen, die von Lieferdiensten oder in Pflegeeinrichtungen angeboten werden
- Die Situation der Nahrungsaufnahme im Pflegeheim: Gemeinsam mit Fremden und im Speiseraum einer Pflegeabteilung essen zu müssen oder den Zeitdruck der dabei unterstützenden Pflegeperson zu spüren, kann als so belastend erlebt werden, dass es abgelehnt wird, zu essen und zu trinken
- Eingeschränkte finanzielle Möglichkeiten

Anorexie kann zur Kachexie (eine schwere Form der Abmagerung) führen. In diesem Zusammenhang ist das Failure-to-thrive-Syndrom (FTT) zu nennen, das eigentlich aus der Pädiatrie kommt, für »Gedeihstörung« steht und in den achtziger Jahren des 20. Jahrhunderts auch für in Zusammenhang mit der Geriatrie an Bedeutung gewonnen hat:

Demnach folgt normalen Veränderungen im Alter zunächst ein exogenes oder endogenes Triggerereignis (etwa eine somatische oder psychische Erkrankung, ein Verlusterlebnis oder auch Medikamenteneinnahme) und es folgt ein Symptomkomplex mit etwa Appetitlosigkeit, dadurch Gewichtsverlust, desweiteren Unter- oder Fehlernährung, mangelndem Antrieb, evtl. Depression, die wiederum zur Verschlechterung der kognitiven Funktionen und weiter zur sozialen Isolation und Einsamkeit führt, es folgen weitere Schwäche, möglicherweise Resignation, schließlich der Verlust der Eigenständigkeit bis zum Tod. Ziel sollte sein, »das Triggerereignis zu erkennen, andererseits auch ohne ein erkanntes Triggerereignis in diesen Kreis einbrechen zu können«, wozu intensives Vorgehen nötig ist, das auch interdisziplinär angepasst sein muss (Hagg-Grün 2013, S. 35).

- Pflegeinterventionen und Praxistipps in Zusammenhang mit Anorexie
- Es kann angebracht sein, besonders geschmacksintensive Speisen und Getränke anzubieten (je nach Vorliebe und kognitiven Möglichkeiten des alten Menschen z. B. Bekanntes wie das Würzmittel Maggi® zur freien Verwendung).
- Ebenso kleine Zwischenmahlzeiten, auf die jederzeit zugegriffen werden kann – womöglich in durchsichtigen Behältnissen, damit der Appetit angeregt wird, bzw. direkt auf kleinen Tellern. Besonders bewährt hat sich das so genannte Fingerfood, das, wie der

Name sagt, mit den Fingern direkt in kleinen Happen genommen und verzehrt werden kann.

- Zu große Portionen auf dem Teller sind bei Appetitlosigkeit grundsätzlich zu vermeiden, auch sind mehrere kleine Mahlzeiten drei großen Portionen vorzuziehen. Darüber hinaus kann beobachtet werden, dass mit der Häufigkeit der Zwischenmahlzeiten auch die Flüssigkeitsaufnahme zunimmt.

- Den alten Menschen immer wieder ans Trinken erinnern, ggf. mittels Symboltafeln, auf denen eine Trinkflasche o. Ä. zu sehen ist. Bei Bedarf muss die Ein- und Ausfuhr erhoben oder eine Dehydrationsprophylaxe durchgeführt werden. Anzustreben ist in der Regel und bei normaler Ausscheidung eine Flüssigkeitsmenge von 1,5 bis 2 Litern täglich. Ansammlungen von Getränkeflaschen und -packungen wirken eher abschreckend, und die Gläser und Trinkbehelfe sollen nicht bis zum Rand gefüllt werden (da dies den Umgang damit erschwert).

- In ihrem Orientierungsvermögen eingeschränkte alte Menschen sollen möglichst ebenfalls ans Essen und Trinken erinnert bzw. dabei, sofern notwendig, unterstützt werden, auch muss – gerade im Fall demenzieller Erkrankungen (▶ Kap. 9) – darauf geachtet werden, dass Nicht-Essbares (Pflanzen, Reinigungsmittel) nicht verzehrt wird. Sollte dies allerdings doch geschehen, kann jederzeit telefonische Auskunft über Maßnahmen zur Ersten Hilfe z. B. beim Notruf der Vergiftungszentrale Wien eingeholt werden (+43 (0)1/406 43 43).

- In ihrem Orientierungsvermögen eingeschränkte alte Menschen können in Speisesälen und Tagräumen befürchten, das Essen bezahlen zu müssen und kein Geld zu haben, häufig teilen sie das (im Flüsterton) mit. Bei stark eingeschränktem Realitätsbezug und großem Beharren bewährt es sich oft, nicht lange die Situation (Pflegeeinrichtung) zu erklären, sondern einfach zu sagen: »Ist schon bezahlt« o. Ä.

- Alten Menschen sollten eher bekannte Speisen und Getränke angeboten werden – so können Senioren z. B. mit Karotten-Zucchini-Rohkost unter Umständen nicht viel anfangen. Insgesamt gilt hier, dass die Biografiearbeit eine wertvolle Hilfestellung bieten kann, es aber nicht zwangsläufig so sein muss, dass im Alter das Bekannteste auch immer am beliebtesten ist. Im Rahmen der Pflegeanamnese sollten daher Vorlieben und Abneigungen unbedingt ermittelt werden.

- Keinesfalls soll jemand dazu gezwungen werden, »in Gesellschaft« zu essen, etwa im Tagraum oder Speisesaal einer geriatrischen Einrichtung, wenn er nicht möchte. Tatsächlich ist es vielen alten Menschen höchst unangenehm, etwa Zahnprothesen (die zum Essen nämlich häufig herausgenommen werden) anderer Bewohner zu sehen oder neben Fremden essen und trinken zu müssen, besonders wenn dies womöglich erschwert ist oder Unterstützung benötigt wird.

- Im Fall von Wahnerkrankungen (etwa der Idee, vergiftet zu werden) helfen Versuche, den Betroffenen dies »auszureden«, grundsätzlich nicht. Manchmal spielen sich aber kleine Rituale ein, die sich als hilfreich erweisen: Der Bewohner bekommt sein Essen (wahlweise) als Erster oder Letzter aus dem Schöpfwagen, isst später etc. Abgesehen davon sollten aber sowohl Depressionen als auch Wahnerkrankungen selbstverständlich ärztlich therapiert werden.

- Die Interaktion mit den bei der Nahrungsaufnahme unterstützenden Pflegenden sollte – trotz Zeitdruck – so entspannt wie möglich ablaufen. Weiter unten wird das Unterstützen bei der Nahrungsaufnahme sowie das Vorlegen/Bereitstellen von Speisen und Getränken noch gesondert besprochen.

— Die Erfahrungen mit dem Anbieten von Speisen und Getränken in Form eines Buffets sind gut. Das Frühstück bietet sich diesbezüglich in Pflegeeinrichtungen besonders an. Es ist den Versuch wert, auch motorisch eingeschränkte Bewohner (nicht nur, aber besonders) an Gemeinschaftstischen ohne Umhänge-Servietten und Schnabelbecher essen und trinken zu lassen – das funktioniert oft erstaunlich gut.

— Das Angebot individuell portionierter Nahrung (im Gegensatz zum vorportionierten Tablettsystem) kann nachweislich die Nahrungsaufnahme erhöhen.

— Mit einfachen (und nicht einmal zeitaufwändigen) Mitteln kann im Tagraum/Speisesaal einer geriatrischen Pflegeeinrichtung eine feierliche Atmosphäre entstehen, indem z. B. weiße Tischdecken verwendet, Blumen auf den Tisch gestellt und leise Musik im Hintergrund eingeschaltet wird (hier muss allerdings beachtet werden, dass demenziell erkrankte Menschen schnell von Reizen »überflutet« sind).

19.4 Schluckbeeinträchtigungen und Aspirationsgefahr

Die **physischen** Ursachen für Schluckstörungen können grundsätzlich zwischen Mundbereich und Mageneingang liegen und durch verschiedene Erkrankungen, Symptome oder Situationen bedingt sein, bei denen der Schluckakt in irgendeiner Form beeinträchtigt wird.

Häufig sind dies

— Insulte,

— andere neurologische Erkrankungen wie Multiple Sklerose oder Morbus Parkinson,

— Entzündungen, Verletzungen, Schwellungen, Schädigungen oder Tumore im Bereich des Mund- oder Rachenraums oder der Speiseröhre,

— Kieferfehlstellungen, Fehlbisse, schlecht sitzende Zahnprothesen,

— die Situation nach längerer Beatmung,

— Xerostomie (Mundtrockenheit, etwa durch Austrocknung der Mundschleimhäute bei Exsikkose, als Nebenwirkung von Medikamenten u. Ä.) oder

— demenzielle Erkrankungen.

Für die geriatrische Pflege interessiert darüber hinaus, ob es sich um **primäre** Dysphagien handelt, deren Ursache im normalen physiologischen Altersprozess liegt (schwächere Muskulatur im Kau- oder Schluckbereich, verringerte Speichelbildung, Zahnstatus), oder ob eine **sekundäre** Dysphagie vorliegt, die in Folge einer Erkrankung auftritt. Im Zuge von Erkrankungen, die Schluckbeeinträchtigungen bedingen, kann es zu Mundschlussstörungen (etwa bei Fazialisparesen), Gaumensegellähmungen, Koordinationsstörungen oder Bewegungsstörungen der Zunge kommen.

Grundsätzlich müssen nach der Diagnose einer Schluckstörung ein Schlucktraining (durch Logopäden, F.O.T.T.®-Therapeuten[1] oder geschulte Pflegende) sowie – falls die Verabreichung von Nahrung möglich ist – die Aspirationsprophylaxe durchgeführt werden. Die umfassende Diagnostik einer Schluckstörung erfolgt durch röntgendiagnostische Methoden und/oder

---

1   Die F.O.T.T. ®-Therapie basiert auf dem Bobath-Konzept und bezeichnet die Therapie des facio-oralen Traktes nach Kay Coombes. Die geschulten Therapeuten bzw. Pflegenden beschäftigen sich dabei mit der Nahrungsaufnahme, der Mundhygiene, dem Sprechen und der nonverbalen Kommunikation. Vgl. auch Nusser-Müller-Busch 2007.

Schluckversuche, die von Logopäden durchgeführt werden, die Überprüfung von Schluck- und Hustenreflex durch Logopäden oder F.O.T.T. ®-Therapeuten.

Essen und Trinken sind nur bei intaktem Schluck- und Hustenreflex erlaubt; evtl. wird vorübergehend das Setzen einer PEG-Sonde (perkutane endoskopische Gastrostomie) verordnet.

Auch die **psychischen** Ursachen für Schluckstörungen sind vielfältig und können u. a. in Depressionen, der Situation der Heimunterbringung und ihren negativen Folgen (psychischer Hospitalismus), dem Umstand, dass jemand etwas »nicht (mehr) schlucken« kann oder schlicht in starken Ekelgefühlen sowie kognitiven Einbußen (etwa durch demenzielle Erkrankungen) liegen.

Die Komplikation der Schluckstörung ist die **Aspiration**, die zur Aspirationspneumonie und zum Tod durch Ersticken führen kann. Dabei handelt es sich um das Eindringen von Fremdkörpern oder Flüssigkeit in die Atemwege (etwa beim Essen oder Trinken, Erbrechen oder durch Regurgitation = Magensaft strömt in die Mundhöhle zurück). Gelangen kleine Teile in die Lunge, kann das Gewebe mit einer Entzündung reagieren (= Aspirationspneumonie). Werden Fremdkörper oder Flüssigkeit aspiriert, löst dies normalerweise den Hustenreflex aus. Gelingt aber das Aushusten nicht, kann die Luftröhre verlegt werden, wodurch es akut zur Erstickungsgefahr kommt.

Häufige Anzeichen für Schluckstörungen:
- Speichel oder Essensreste fließen aus dem Mund
- Verschlucken und/oder mehrmaliges Schlucken hintereinander
- Husten und Würgen oder Ausbleiben von Husten und Würgen
- Ansammlung von Speiseresten/Nahrungsteilen im Mund oder den Backentaschen
- Bildung von Speichelseen
- Primitive Beiß- und Saugreflexe
- Störung des Mundschlusses
- Eine »feuchte«, gurgelnde Stimme nach dem Schlucken

- **Pflegeinterventionen und Praxistipps in Zusammenhang mit Schluckbeeinträchtigung und Aspirationsgefahr**

Wie oben schon gesagt, dürfen nur Klienten mit intaktem Schluck- und Hustenreflex essen und trinken und werden Schlucktrainings nur von geschulten Pflegepersonen durchgeführt. Bei alten Menschen mit Schluckstörungen ist in Zusammenhang mit der Unterstützung beim Essen und Trinken die **Aspirationsprophylaxe** durchzuführen:
- Der Klient befindet sich zum Essen/Trinken immer in Sitzposition und der Kopf ist leicht vorgebeugt, keinesfalls nach hinten überstreckt (da hier die Wege in die Luftwege »frei« sind und besonders leicht aspiriert werden kann).
- Der Sitz der Zahnprothese muss überprüft werden.
- Bei der Nahrungsaufnahme muss immer eine Pflegeperson anwesend sein.
- Dem Klienten muss ausreichend Zeit gegeben werden.
- Es dürfen nur dickflüssige Speisen und Getränke verabreicht werden. Flüssigkeiten werden mit speziellen Präparaten eingedickt, da Dickflüssiges Druck auf den Gaumenbogen ausübt, wodurch der Schluckreflex ausgelöst wird: Kartoffelbrei oder püriertes Gemüse ist daher sehr gut geeignet.
- Flüssigkeiten und Mischungen aus flüssigen und (halb-) festen Speisen dürfen nicht verabreicht werden.

- Milchig-breiige Speisen können zu subjektiv empfundener Verschleimung führen und sind daher nicht prinzipiell geeignet.
- Beim Anreichen der (dickflüssigen) Kost nur wenig auf den Löffel geben.
- Es soll versucht werden, dem Klienten – wenn möglich – Hilfsmittel zur Verfügung zu stellen, welche die selbstständige Nahrungsaufnahme unterstützen.
- Man achtet darauf, dass der Mund beim Schlucken geschlossen ist und auch auf die Kehlkopfbewegungen.
- Trinkversuche dürfen nur mit dickflüssigen Getränken durchgeführt werden, ein Strohhalm kann hilfreich sein.
- Die Verwendung von Schnabelbechern ist umstritten; es werden eher Becher mit Nasenkerbe oder weite Trinkgefäße empfohlen, die das Trinken bei unveränderter Kopfposition erlauben.
- Nach dem Essen müssen Nahrungsreste und Sekret aus Backentaschen, Mund- und Rachenraum entfernt werden, um einer Aspiration vorzubeugen; überhaupt soll eine sorgfältige Mundpflege durchgeführt werden.
- Bei aspirationsgefährdeten Klienten soll das funktionsbereite Absauggerät in Reichweite stehen.
- Nach dem Essen soll der Klient etwa eine halbe Stunde aufrecht sitzen bleiben, damit eine Aspiration vermieden wird.
- Wichtig ist schließlich, dass der Klient über den Sinn aller Maßnahmen informiert wird, um seine Compliance zu erhöhen.

19.5 Beeinträchtigungen der Kauleistung und Xerostomie

Die Kauleistung alter Menschen kann durch fehlende, lockere oder schmerzende **Zähne** sowie schlecht sitzende **Zahnprothesen** beeinträchtigt sein. Gerade Letztere sind weit verbreitet, in Untersuchungen wurde jedoch festgestellt, dass gerade die Mund- und Zahnpflege von Pflegekräften nicht kontinuierlich, unterschiedlich (Methoden und Hilfsmittel) oder gar nicht durchgeführt wird (Schreier und Bartholomeyczik 2004). Durch das Tragen von Vollprothesen kann es zu Fremdkörpergefühl, Geschmackseinbußen und deutlicher Beeinträchtigung der Kauleistung kommen.

Die so genannte pürierte Kost (»Breikost«) ist zwar das (notwendige) Mittel der Wahl, wirkt jedoch einerseits nicht immer appetitfördernd ist, da sie optisch wenig anregend bis einförmig und außerdem oft unbeliebt ist, weil sie an Kindernahrung erinnert. Schließlich fördert Breikost unter Umständen sogar die Mundtrockenheit, da sich die Speichelsekretion durch die Aufnahme breiiger/flüssiger Nahrung weiter verringern kann (Schreier und Bartholomeyczik 2004), was wiederum das Kariesrisiko für vorhandene eigene Zähne erhöht.

Die **Xerostomie** ist grundsätzlich ein häufiges Problem im Alter und erschwert das Schlucken, beeinträchtigt die Kauleistung und Einspeichelung der Nahrung und kann als sehr unangenehm empfunden werden (Zungenbrennen, das Gefühl, dass die Zunge an den Schleimhäuten »klebt«, Durst- und Trockenheitsgefühl u. v. m.).

Hinzu kommt, dass **Erkrankungen der Mundschleimhaut** wie Candidose (Mundsoor), Stomatitis (Entzündung der Mundschleimhaut), Aphten (kleine Erosionen im Mundraum, die z. B. durch Verletzungen entstehen können und stark schmerzen) oder Rhagaden (schmerzhafte Einrisse am Mundwinkel) die Kauleistung beeinträchtigen und damit teilweise auch die Mundtrockenheit fördern können. Dies gilt natürlich ebenfalls für Erkrankungen von Zähnen (Karies) und Zahnhalteapparat (Parodontose) oder Zahnfleischentzündung (Gingivitis), die einander teilweise bedingen.

- ▪ **Pflegeinterventionen und Praxistipps in Zusammenhang mit der Beeinträchtigung der Kauleistung und Xerostomie**
- ▬ Grundsätzlich sollte, sofern Unterstützungsbedarf vorliegt, eine adäquate allgemeine, ggf. auch spezielle Mundpflege durchgeführt werden. Letztere beinhaltet evtl. die Soor- und Parotitisprophylaxe und kann bei alten Menschen angezeigt sein, die unter Schluckstörungen und/oder Mundtrockenheit leiden.
- ▬ Je nach Ursache der Mundtrockenheit kann evtl. die ärztliche medikamentöse Therapie geändert werden (falls das Symptom als deren Nebenwirkung auftritt).
- ▬ Darüber hinaus kann versucht werden, die Speichelsekretion anzuregen und die Mundhöhle anzufeuchten. Problematisch ist, dass hierfür oft Mittel empfohlen werden, die für Menschen mit schlechtem Zahnstatus und vor allem Schluckstörungen und vorliegender Aspirationsgefahr nicht geeignet sind. Das muss bei der Wahl der geeigneten Pflegeintervention bedacht werden. Empfohlen sind:
  - ▬ Die Anregung zum Kauen
  - ▬ Verdünnter Zitronensaft oder etwa Pagavit® Lemonsticks (da Säuren den Speichelfluss anregen – andererseits kommt es im Fall kleiner Läsionen im Mundraum zum Brennen)
  - ▬ Bei Entzündungen wirken sich zudem etwa Salbei-Lösungen und Kamille positiv aus.
  - ▬ Künstlicher Speichel kann hilfreich sein wie auch insgesamt die Befeuchtung der Mundhöhle, ggf. Mundspülungen mit Wasser oder Tee.
  - ▬ Die Massage der Parotis (= Ohrspeicheldrüse) durch vorsichtiges Ausstreichen regt ebenfalls den Speichelfluss an.

Darüber hinaus muss bedacht werden, dass im Fall des Tragens einer Zahnprothese nicht nur diese selbst, sondern auch die Mundschleimhaut bzw. der Mundraum gepflegt werden muss. Dies gilt auch beim Vorliegen von Schluckstörungen und dient
- ▬ der Anregung der Durchblutung,
- ▬ der Speichelsekretion,
- ▬ der Mundhygiene,
- ▬ der Feuchthaltung des Mundinnenraums,
- ▬ der Verringerung von Hypersensibilität und
- ▬ der Stimulation durch das Setzen von Sinnesreizen.

Dazu wird entweder eine Zahnbürste verwendet oder, sofern das nicht möglich ist, eine Gazekompresse um den Finger gewickelt (geschmacksneutralen Einmalhandschuh oder Fingerling tragen) und in Kamillen- oder Salbeitee o. Ä. getaucht. Dann werden durch kreisenden, vorsichtigen sanften und gleichmäßigen Druck noch vorhandene Zähne sowie Mundschleimhäute und Zahnfleisch gereinigt (Köhler et al. 2008).

Sinnvoll wäre auch **die F.O.T.T.**®-Therapie, und schließlich gibt es aus dem Bereich der **Basalen Stimulation**® Möglichkeiten, Wachheit und Wohlbefinden zu fördern und zugleich den Speichelfluss anzuregen. Geschulte Pflegende können z. B. kleine Stücke von Nahrungsmitteln in – aufgefaltete – Gazekompressen wickeln – die allerdings von außen festgehalten werden müssen – und sie in die Wangentaschen des Klienten legen. Überhaupt fand in Zusammenhang mit der zunehmenden Anwendung dieses Konzepts in der Pflege auch ein Umdenken bei der Mundpflege statt: Die üblicherweise zur Mundpflege verwendeten Utensilien regen, so die Idee, nicht unbedingt zum Öffnen des Mundes an, weshalb zunächst mit etwas gearbeitet werden kann, das als angenehm empfunden wird, um Appetit und Speichelfluss anzuregen.

- Tipp zur Mundpflege: Auch Butter löst Zungenbeläge effizient und wird von gerade von alten Menschen sehr gut toleriert.
- Insgesamt gilt für alle Interventionen in Zusammenhang mit allgemeiner oder spezieller Mundpflege, oraler Stimulation oder den Versuchen, der Xerostomie entgegenzuwirken, dass der Mund eine sehr intime Zone ist. Gerade hier sind Information und behutsames Vorgehen wichtig.

- Zahnprothesen
- Zahnprothesen sollten grundsätzlich ohne Haftcreme sitzen, was in der Praxis häufig nicht der Fall ist. Haftcreme kann aber starke Ekelgefühle und unangenehme Geschmacksempfindungen hervorrufen, hinzu kommt ein mögliches Fremdkörpergefühl, sodass die Zahnprothese zum Essen häufig herausgenommen wird.
- Eigentlich sollten die Prothesen so oft wie möglich getragen werden, damit die Passung erhalten bleibt. Wie das in der Nacht gehandhabt wird, ist individuell: Manchmal wird sie im Mund belassen, ansonsten (im Wasserbad) eingelegt. Zahntechniker und -ärzte empfehlen zwar für die Eingewöhnungsphase, sie auch nachts zu tragen, ansonsten aber darauf zu verzichten, da dies die Durchblutungssituation verbessert.
- In der Praxis sitzen die Prothesen (gerade bei pflegeabhängigen alten Menschen) aber oft schlecht und müssen darum nachts entfernt werden, um das gefährliche (!) Zurückrutschen des Zahnersatzes im Schlaf zu vermeiden; bei kleinen, einseitigen bzw. partiellen Teilprothesen besteht auch die Gefahr des Verschluckens.

Derlei Pflegemaßnahmen müssen unbedingt dokumentiert werden, ebenso wenn es ein alter Mensch trotz Aufklärung über die Gefahr ablehnt, dass die schlecht sitzende Prothese zum Schlafen entfernt wird. Grundsätzlich kann Zahnersatz mit schlechtem Sitz (der wieder durch den natürlichen Abbau des Kieferknochens oder durch Gewichtsabnahme entsteht) durch Unterfütterung wieder passend gemacht werden, wofür eine zahnärztliche Begutachtung erfolgen muss.

In der Pflege ist darüber hinaus zu bedenken, dass Zahnprothesen für den, der sie besitzt, als Wertgegenstände gelten, weshalb im Umgang damit auch die üblichen Sicherheitsvorkehrungen zu treffen sind (Reinigung über dem eingelassenen Waschbecken, damit es nicht zum Bruch kommt, sollte der Zahnersatz entgleiten, beim Einsammeln von Essenstabletts nachsehen, ob er dort – in Zellstoff eingewickelt – liegt etc.). Das Einwickeln in Zellstoff verbietet sich übrigens, da Zahnprothesen Feuchtigkeit brauchen. Werden sie trocken gelagert, wird das Material porös und schadhaft.

- Pürierte Kost (»Breikost«) ist – wie oben erwähnt – nicht unproblematisch, allerdings lässt sich das bekannt unappetitliche Aussehen recht einfach vermeiden: Wenn angeregt werden kann, dass in der Küche der Einrichtung mit einem Dressiersack (Spritztülle) gearbeitet wird, sieht der »Hauptgang« der Breikost wesentlich ansprechender aus, besonders, wenn er mit ein paar grünen Kräutern (Petersilie etc.) dekoriert wird.

    — Desweiteren ist es sinnvoll, dafür zu sorgen, dass der alte Mensch, der beispielsweise pü-
riertes Fleisch bekommt, einen Bezug zur »Ursprungsspeise« herstellen kann. Bilder und/
oder Information können durchaus hilfreich sein, damit die »Breikost« besser angenommen und akzeptiert wird.

    — Last but not least bedeutet »alt« nicht automatisch »Breikost«, sondern Pflegende können
durch genaue Beobachtung und Informationssammlung feststellen, wie groß die Kauleistung tatsächlich ist. Nicht vorhandene Zähne oder nicht vorhandene Zahnprothesen sind
(solange keine Schluckstörung vorliegt) kein Grund für die (durchgängige) Gabe pürier-
ter Kost. Häufig sind alte Menschen hier wendig; besonders dann, wenn der Zahnverlust
schon lange zurück liegt, können weiche Speisen, die nicht püriert, aber gut zerkleinert
sind, problemlos mit den Kiefern »gekaut« werden.

19.6   Selbstversorgungsdefizit durch eingeschränkte körperliche bzw. motorische Fähigkeiten

Alte Menschen können aufgrund des physiologischen Prozesses des Alterns und aufgrund von
Erkrankungen in ihren körperlichen bzw. motorischen Fähigkeiten eingeschränkt sein. Es ist
z. B. möglich, dass
    — die nötige Mobilität zur Beschaffung und Zubereitung von Nahrungsmitteln nicht vor-
handen ist, das kann vorübergehend (Bewegungseinschränkungen nach Verletzungen,
Schwäche nach Krankheit, Schmerz u. v. m.) oder dauerhaft der Fall sein;
    — aufgrund verschiedener Beschwerden und Zustandsbilder (z. B. Hemiplegie nach
Insult, rheumatische Erkrankungen, Tremor) die handmotorischen und natürlich auch
die mundmotorischen Fähigkeiten eingeschränkt sind, ebenso die Hand-Mund-Ko-
ordination, das kann zur Folge haben, dass das selbstständige Zubereiten, Anrichten und
Zerkleinern und Aufnehmen von Nahrung nur schwer oder gar nicht bewältigt werden
kann,
    — Einschränkungen der Sehfähigkeit (z. B. Katarakt) bis Blindheit vorliegen, die ebenfalls
ein Selbstversorgungsdefizit mit Blick auf die Aktivität des Essens und Trinkens bedingen
können.

■ Pflegeinterventionen und Praxistipps
    — Allgemeine Praxistipps in Zusammenhang mit der Unterstützung bei der Nahrungsauf-
nahme durch eine Pflegeperson finden sich am Ende des Kapitels.
    — Alte Menschen, die von Mobilitätseinschränkungen oder Immobilität betroffen sind,
müssen im Bedarfsfall über zuliefernde Dienste und Möglichkeiten der pflegerischen
Unterstützung informiert sein (▶ Kap. 4).
    — Bei Betagten gibt es (oft aufgrund des Erlebens von Hunger in den Kriegs- und Nach-
kriegsjahren) ein grundsätzliches Bedürfnis, Nahrungsmittel und Getränke in großen
Mengen vorrätig haben zu wollen. Das kann sich durch Mobilitätseinschränkungen
noch verstärken. Manchmal werden auch verdorbene Lebensmittel »gehortet«. Mit
»vernünftigem« Zureden wird hier meist nicht viel erreicht. Am ehesten ist ein »Austauschen« von »alten« Lebensmitteln gegen neue erfolgreich.
    — Im Bedarfsfall müssen adäquate Ess- und Trinkhilfen zur Verfügung gestellt werden. Sie
ermöglichen entweder das Schneiden und Essen mit nur einer Hand, verhindern, dass

Speisen und Geschirr verrutschen, oder sind speziell gesichert, sodass sie auch von Menschen verwendet werden können, die schlecht sehen oder eingeschränkte Körperkraft haben. Im Folgenden einige Beispiele:

- Einfach und wirkungsvoll ist eine Matte aus rutschfestem Material, die unter den Teller gelegt werden kann.
- Schneidehilfen können so konstruiert sein, dass sie entweder mit nur einer Hand und mit geringem Kraftaufwand bedient bzw. mit zwei Händen geführt werden können; spezielle Vorrichtungen wieder halten das Schneidegut fest und führen und fixieren das Messer während des Schneidevorgangs, so dass auch schlecht sehende Menschen problemlos damit umgehen können.
- Klammergabeln können am Rand des Tellers befestigt werden und fixieren zu schneidende Speisen.
- Teller mit erhöhtem Rand verhindern, dass Speisen vom Teller rutschen; ein Eierbecher wird durch einen Saugnapf an der Unterlage fixiert, darüber hinaus gibt es Trinkgefäße mit verschiedenen Aufsätzen bzw. besonderen Haltegriffen oder Spezial-Essbesteck, dessen Formung ermöglicht, dass es auch bei eingeschränkten handmotorischen Fähigkeiten gehalten und zum Mund geführt werden kann.

- Das Nachlassen der Sehkraft ist äußerst belastend und kann an sich schon appetitmindernd wirken. Dazu kommt, dass visuelle Reize den Appetit nicht mehr im gewohnten Maß anregen. Je größer der Grad der Sehbehinderung, desto wichtiger sind genaue Informationen zu den Speisen; Blinden wird nach den Zahlen eines Uhrzifferblattes erklärt, was sich am Teller wo befindet (»Reis bei drei Uhr« etc.).
- Wichtig sind große Teller und Servietten, evtl. auch weitere Behelfe.
- Gläser sollen nur halb gefüllt werden.

19.7 Selbstversorgungsdefizit durch herabgesetzte kognitive Fähigkeiten (z. B. bei demenzieller Erkrankung)

Einschränkungen durch herabgesetzte kognitive Fähigkeiten sind u. a. eine Folge demenzieller Erkrankungen und fordern damit besonders geriatrisch Pflegende. Mit Blick auf die Aktivitäten des Essen und Trinken kann es bei diesbezüglichen Defiziten dazu kommen, dass Nahrungsmittel, Ess- und Trinkbehelfe nicht erkannt oder richtig verwendet bzw. verzehrt werden können und/oder die Einsicht in die Notwendigkeit des Essens und Trinkens nicht mehr gegeben ist. Möglich sind etwa:

- **Das Ablehnen von Nahrung**
  und zwar aus unterschiedlichen Gründen: Nachlassen der Geschmacks- und Geruchsempfindungen; Ekel; der Klient meint, schon gegessen zu haben; häufig auch das Gefühl, »sparen« zu müssen; Schmerzen bzw. Schwierigkeiten beim Kauen und/oder Schlucken; Übelkeit, psychische Erregtheit; wahnhafte Ideen, etwa verfolgt oder vergiftet zu werden; Regression, in deren Folge der Klient den Pflegenden und/oder Angehörigen durch die (an kindliches Verhalten erinnernde, oft auch unbewusste) Ablehnung zu essen »eins auswischen« will; Abgelenktsein durch anderes, evtl. Überbelastung durch zu viele verschiedene Reize (Fernseher im Speisesaal etc.).
- **Unkontrolliertes Essen**
  kommt häufig in weit fortgeschrittenen Stadien demenzieller Erkrankungen vor. Dabei können nicht essbare Dinge (Pflanzen am Tisch, Reinigungsmittel, Ausscheidungen,

»fremde« Medikamente u. v. m.) in den Mund gesteckt und geschluckt werden. Es kann zu starkem Verlangen nach Nahrungsmitteln kommen, so dass überall Essbares genommen (Teller des Zimmernachbarn, Personalraum etc.) bzw. lautstark eingefordert wird. Es ist möglich, dass ein schier unstillbares Verlangen z. B. nach Süßem entsteht.

— **Mangelndes Vermögen, selbstständig zu essen und zu trinken**
Demenziell erkrankte alte Menschen können unter Apraxie (= Unvermögen, Handlungen richtig durchzuführen, obwohl die motorischen Fähigkeiten dazu vorhanden sind) und Agnosie leiden (= Unvermögen, Dinge und Gegenstände richtig zu erkennen bzw. zuzuordnen).

Orientierungsstörungen aller Art – besonders situative – können die Nahrungs- und Flüssigkeitsaufnahme erschweren. Möglicherweise versuchen die Betroffenen, heißen Tee zu trinken, oder sie leeren Getränke aus, verteilen Medikamente aus dem Dispenser im gesamten Tagraum, ziehen an der Tischdecke, wissen nicht, was mit dem Besteck oder Nahrungsmitteln anzufangen ist. Es ist möglich, dass das Essen durch das Vermischen mit zu großen Mengen von Salz oder in Reichweite stehenden Flüssigkeiten ungenießbar gemacht wird. Die Betroffenen können vor dem vollen Teller lachen und singen oder alles in den Mund stecken, was sich »anbietet«, können gesteigerten oder kaum Appetit haben; Aspirationsgefahr besteht durch Verschlucken bei hastigem und unkonzentriertem Essen (es wird dabei gelacht u. Ä.).

■   **Pflegeinterventionen und Praxistipps**
Ressourcen, Vorlieben und Befindlichkeiten sind gerade in Zusammenhang mit kognitiven Einschränkungen sehr individuell. Was für einen Klienten angenehm ist und zur Compliance verhilft, bewirkt bei einem anderen das Gegenteil. Hinzu kommt, dass sich das von einem zum anderen Tag oder auch Moment ändern kann. Hier ist also besondere Sensibilität auf Seiten der Pflegenden nötig und wie immer gilt, dass eine möglichst entspannte Interaktion mit Gelassenheit und auch Humor oft sehr wirksam ist.

— Grundsätzlich geben Strukturen und Wiederholungen Sicherheit und können die Orientierung erhöhen. Eventuell kann ein bestimmtes Signal (Gong) oder Ritual zu den Essenszeiten hilfreich sein.
— Kontraste am Esstisch wirken sich günstig auf das Erkennen der (Ess-)Situation aus, also z. B. ein heller Teller auf einer dunkleren Tischdecke, ungünstig für demenziell Erkrankte wäre hingegen, wenn beides weiß wäre; auch kräftige Farben der Speisen selbst können appetitanregend wirken (Deutsche Gesellschaft für Ernährung 2012).
— Werden Speisen vorab ausgesucht, empfehlen sich Bilder mit »Beispieltellern« am Speiseplan (Deutsche Gesellschaft für Ernährung 2012).
— Wer nicht neben anderen Klienten essen möchte, soll dazu nicht gezwungen werden; häufig wird aber gerade die Gemeinschaft recht gut toleriert.
— Demenziell Erkrankte, die »wandern« (▶ Kap. 18), nehmen oft mehr zu sich, wenn sie während des Gehens essen können und dazu geeignete Speisen erhalten, die sie in die Hand nehmen (**Eat by walking),** auch **Imbiss-Stationen**, auf die »unterwegs« zugegriffen werden kann, sind oft günstig.
— Beteiligung und Mithilfe beim Anrichten der Mahlzeiten ist oft förderlich – gemeinsames Backen oder Kochen erhöhen den Bezug zum Essen und Trinken.
— Unzerbrechliches Geschirr (Plastik) kann notwendig sein.

- Zu große Portionen verderben den Appetit, kleine Zwischenmahlzeiten hingegen sind sinnvoll – es können auch kleine Häppchen bereitgestellt werden, die einfach mit den Fingern genommen und gegessen werden können (**Finger-Food**).
- Wenn jemand unbedingt etwas vom »anderen Teller« nehmen möchte, kann er ganz einfach zusätzlich zum eigenen einen zweiten Teller bekommen, von dem etwas »stibitzt« werden darf.
- Da Dehydration (neben vielen anderen Symptomen) auch Desorientiertheit hervorrufen kann, soll der alte Mensch ausreichend trinken. Ist das nicht möglich, muss Flüssigkeit per PEG-Sonde, i.v.- oder s.c.-Infusion zugeführt werden (Letzteres ist Arztverordnung).
- Oft ist es für diese Klienten nötig, dass die Pflegeperson – wenn auch sanft – die »Führungsrolle« übernimmt: den Klienten also zum Tisch führt, die Nahrungsauswahl dort begrenzt hält (Reizüberflutung erschwert die Entscheidung und überfordert oft), die Medikamenteneinnahme anregt und überwacht, alles außer Reichweite bringt, womit der Klient das Essen ungenießbar machen (Salz, Pfeffer etc.) bzw. sich gefährden kann (Pflanzen, die evtl. verzehrt werden etc.). Auf die Temperatur der Speisen und Getränke muss geachtet werden. Es kann helfen, (geschnittene) Brotscheiben in die Hand zu geben, das Schneiden mit Messer und Gabel vorzumachen oder die Trinkbewegung zu zeigen. Das »Zuprosten« kann ebenfalls Erinnerungen an den Vorgang des Trinkens wecken.
- Vertrautes Geschirr (Zuckerdose, Marmeladenglas) wird besser wahrgenommen und in seiner Bedeutung »verstanden« als kleine Marmeladen- und Butterpäckchen.
- Wenn ein alter Mensch nicht essen will, ist das zwar eine Willensentscheidung, die zu akzeptieren ist, aber evtl. muss auf andere Maßnahmen zur Versorgung zurückgegriffen werden (PEG-Sonde, Infusion). Ablehnung kann jedoch oft andere Gründe als un- erwünschte Nahrungs- oder Flüssigkeitszufuhr haben: etwa Desorientierung, in deren Rahmen die Situation nicht verstanden wird. Vorsichtiges freundliches Probieren führt häufig zum Erfolg; dazu kommt, dass alte Menschen, die sich im Zustand der Regression befinden, zunächst prinzipiell mit Ablehnung reagieren, egal, was angeboten wird. Oft hilft es auch, diesen Willen zu akzeptieren und es später (z. B. augenzwinkernd oder mit verschwörerischer Miene »Ich hab' was Gutes für Sie«) noch einmal zu versuchen.
- Wenn Essen »für die Kinder« aufgehoben wird, machen lange Erklärungen meist wenig Sinn. Besser ist es zu sagen: »Die Kinder (evtl. Namen sagen) haben schon gegessen und sind satt.«
- Manchmal erklären alte Menschen auch, kein Essen bekommen zu haben – wobei die Brösel und Reste am Teller sichtbar sind. Erfahrungsgemäß ist die beste Reaktion zu sa- gen: »Wirklich? Das darf aber nicht sein.« und einfach noch eine Semmel oder ein wenig Brot auszuteilen. Oft wird es dann in die Handtasche geschoben und ein kleiner Triumph erlebt. Diskussionen erzeugen eher Streit und Unfrieden.

19.8   Selbstversorgungsdefizit durch soziale oder psychische Probleme

Alte Menschen können aus verschiedenen Gründen beginnen, das Haus nur mehr selten zu verlassen (Witterung, Gangunsicherheit, Angst nach Verlust des Partners, allein etwas zu unternehmen etc.). Das kann zu Isolation oder Antriebslosigkeit führen bzw. kann diese auch ursächlich für den Rückzug sein (etwa im Zuge einer Depression). Auch Suchterkrankungen (wie Alkoholismus) verschieben oft die Wertigkeit der Selbstversorgung mit Nahrung und

Flüssigkeit, was zu Mangelernährung führen kann. Dasselbe gilt für das Auftreten von Wahn-erkrankungen mit Vergiftungs- oder paranoiden Phantasien.

Im Fall psychischer Erkrankung muss die medizinisch-therapeutische Versorgung gesichert sein und sind in der Pflege einige Dinge zu beachten. Pflegeinterventionen in Zusammenhang mit der Pflege alter Menschen mit wahnhaften Störungen finden sich in ▶ Kap. 11. Alte Menschen sind seltener mangelernährt, wenn sie sozial aktiv und eingebunden sind (Schreier und Bartholomeyczik 2006, Volkert et al. 2013). Deshalb sollten immer wieder Bemühungen in diese Richtung unternommen werden. Hinweise zum Rollenerhalt finden sich in ▶ Kap. 12.

19.9 Mangelhafte Verwertung der Nahrung und/oder Verdauungs-schwierigkeiten bzw. allgemeine Schwäche

Bei alten Menschen kann es aufgrund des physiologischen Altersvorganges und/oder aufgrund verschiedener Erkrankungen zu mangelhafter Verwertung der zugeführten Nahrung kommen, ebenso kann ein erhöhter Bedarf an bestimmten Nährstoffen gegeben sein. Hier werden entweder bestimmte Diäten, hochkalorische Kost oder andere Kostformen verordnet bzw. im Rahmen des interdisziplinären Ernährungsmanagements erarbeitet. Besonders relevant für die Pflege ist der erhöhte Bedarf an Eiweiß und Zink beim Vorliegen eines Dekubitus, da Eiweiß beim Aufbau von Granulationsgewebe und Zink in Zusammenhang mit der Wundheilung eine bedeutende Rolle spielen.

Verdauungsschwierigkeiten können eine ballaststoffreiche Kost notwendig machen. Demenziell erkrankte Klienten haben im Falle einer starken (motorischen) Unruhe oft einen erhöhten Bedarf an Energiezufuhr, ebenso kachektische Klienten in herabgesetztem Allgemeinzustand.

- **Pflegeinterventionen und Praxistipps**
- Kost- und Verabreichungsformen sollen nicht nur verordnet, sondern möglichst in Zusammenarbeit verschiedener Berufsgruppen ermittelt werden. Die Einbeziehung des Klienten (sofern möglich) erhöht in jedem Fall die Compliance.
- Wenn ein Klient, der ohnehin schwer zum Essen zu motivieren ist, großen Appetit auf etwas nicht»Erlaubtes« hat, muss im interdisziplinären Team überlegt werden, ob ein Abweichen von der Diät oder die Frustration des Betroffenen das größere Übel ist.
- Angehörige möchten oft etwas ins Pflegeheim mitbringen, wissen aber nicht so recht, was. Mitunter häufigen sich daher typische Mitbringsel (Zeitschriften etc.) am Nachtkästchen, ohne das Interesse des Bewohners zu wecken. Manchmal bedarf es eines kleinen Hinweises durch die Pflegenden (»Wenn Sie etwas für Ihre Mutter tun wollen, können Sie ihr das Lieblingsessen kochen und mitbringen.«), so dass beiden Seiten geholfen ist. Sicherlich dürfen (gerade ältere Angehörige) nicht überfordert werden, aber erfahrungsgemäß kommen auch einfache Speisen (Apfelkompott von zu Hause) sehr gut an, und wird das Gefühl, »etwas tun zu können«, sehr geschätzt.
- Wunschkost kann – im Rahmen der Möglichkeiten, die in der Institution geboten sind – Erfolg bringen; wenn seitens der medizinischen Therapie nichts dagegen spricht, durchaus auch etwas Bier oder Wein.
- Medikamentenekel verleidet manchmal das gesamte Essen – wenn die Applikationsform (Tablette) es zulässt und dadurch die Resorption nicht behindert wird, kann das Medikament pulverisiert und/oder in etwas Joghurt gerührt werden.

19.10   Die Unterstützung bei der Nahrungs- und Getränkeaufnahme (»Essen reichen«)

Die Unterstützung beim Essen und Trinken durch eine Pflegeperson kann aus unterschiedlichen Gründen erforderlich sein, vor allem bei motorischen und/oder kognitiven Defiziten des Klienten. Schreier und Bartholomeyczik weisen auf verschiedene (internationale) Studien hin, denen zufolge dieser pflegerischen Intervention in der Praxis nicht der nötige Raum gegeben wird bzw. aus Gründen der personellen Situation nicht gegeben werden kann. Wiederholt wird der Zusammenhang zwischen einerseits Wissensdefiziten und unzureichender Qualifikation, andererseits einem Mangel an Pflegepersonen und der Mangelernährung alter Menschen betont.

Zudem wird, so die Autorinnen, diese Tätigkeit in ihrer Bedeutung oft abgewertet und ist unbeliebt; Pflegende gaben an, teilweise Ungeduld oder Ekel beim Reichen des Essens zu haben. Die Studien zeigen, dass Pflegende mitunter während des Eingebens der Nahrung mit anderen Personen im Zimmer sprechen, das Essen abwechselnd mehreren Bewohnern reichen (und zwar eher denen mit kognitiven Einschränkungen) oder Verzehrmengen häufig nicht registrieren (da von Abteilungshilfen abserviert wird).

Oft können Pflegende das Ablehnen der Nahrung nicht vom Unvermögen unterscheiden, diese aufzunehmen; Bewohner wiederum glauben, den Pflegenden Arbeit zu verursachen. Eine Untersuchung zeigt, dass die Ressourcen der Bewohner manchmal ungenutzt bleiben und sie durch das Übernehmen der Nahrungsaufnahme durch Pflegende abhängiger werden, besonders, wenn dies zu schnell und nicht in der richtigen Weise geschieht.

Darüber hinaus weisen die Autorinnen darauf hin, dass gezeigt werden konnte, dass die soziokulturellen Faktoren mit Blick aufs Essen, die im Lauf der Biografie vieler Bewohnerinnen und Bewohner eine Rolle spielten, sich von jenen im Pflegeheim oft deutlich unterscheiden: Sie sind weder Tischdekorationen noch eine tägliche Nachspeise gewohnt (Schreier und Bartholomeyczik 2006).

- ▪ Pflegeinterventionen und Praxistipps
- ▬ Das Reichen von Essen ist eine komplexe Interaktion – das sensible und vorsichtige Deuten vom Klienten ausgesendeter Signale (Handbewegungen, Verziehen des Gesichts, Gesten der Abwehr oder der Zufriedenheit) durch die Pflegeperson ist unverzichtbar.
- ▬ Wenn möglich, soll der Klient die ungeteilte Aufmerksamkeit der Pflegeperson genießen können.
- ▬ Wie oben schon angesprochen, soll pürierte Kost (»Breikost«) nicht unreflektiert gegeben werden.
- ▬ Das Eingeben von Nahrung muss nicht notwendigerweise mit dem Löffel geschehen, sondern ist je nach Situation und Ressourcen des Klienten auch mit der Gabel möglich. Auch Schnabelbecher oder »Umhängeservietten« sind oft nicht nötig. Erfahrungen an Frühstücksbuffets zeigen das deutlich.
- ▬ Von »Lätzchen« und »Füttern« zu sprechen, erinnert unangenehm an den Umgang mit Kleinkindern.
- ▬ Im Rahmen einer entspannten, freundlichen Atmosphäre und Interaktion wird von alten Menschen nachweislich mehr Nahrung aufgenommen.
- ▬ Der Teller soll unbedingt in Sichtweite des Klienten stehen, Blickkontakt zwischen ihm und der Pflegeperson ist erforderlich, wenn möglich auf »Augenhöhe«.
- ▬ Das »Vorhalten« des nächsten Bissens wird als unangenehm empfunden und kann Abwehr auslösen.

- Fingerfood und Strohhalm können die Unterstützung zumindest teilweise unnötig machen – es lohnt sich, das je nach Tagesverfassung auszuprobieren.
- Wegdrehen des Kopfes, Zusammenpressen der Lippen und andere Signale der Ablehnung müssen ernst genommen werden. Zugleich kann man versuchen, die Ursache zu ermitteln: Liegen physische, psychische oder evtl. kulturelle Gründe (der Klient meint vielleicht, das pürierte Fleisch sei Schweinefleisch) vor?

❷ Nennen Sie Ursachen für Mangelernährung bei Älteren, erklären Sie, worum es sich beim Failure-to-Thrive-Syndrom handelt und nennen Sie Pflegeinterventionen in Zusammenhang mit Anorexie/Inappetenz Älterer!

Worauf ist in der Vorbereitung und Bereitstellung einer Mahlzeit zu achten, die ein demenziell erkrankter Mensch ohne Unterstützung zu sich nehmen soll?

Was ist mit Blick auf die so genannten »sozialen Faktoren« zu beachten, damit ein alter Mensch in einer Einrichtung zur Pflege und Betreuung sich aufs Essen freut?

Literatur

Bayerisches Staatsministerium für Arbeit, Sozialordnung, Familie und Frauen (Hg) (2006) Ratgeber für die richtige Ernährung bei Demenz. Appetit wecken, Essen und Trinken genießen. Ernst Reinhardt, München

Deutsche Gesellschaft für Ernährung e. V. (DGE) (2012): DGE-Praxiswissen. Essen und Trinken bei Demenz. Broschüre, GDE Preprint- und Mediaservice GmbH, Bonn, 2. aktualisierte Auflage (▶ https://www.in-form.de/nc/profiportal/in-form-presse/medien/ernaehrung-und-bewegung-im-alter.html?tx_drblob_pi1[downloadUid]=142)

Hagg-Grün U (2013): Immobilität und Failure to Thrive. In: Zeyfang A et al: Basiswissen Medizin des Alterns und des alten Menschen. Springer, Berlin Heidelberg, 2. Auflage, S. 33–42

Hien P et al (2013) Moderne Geriatrie und Akutmedizin: Geriatrisch-internistische Strategien in Notaufnahme und Klinik. Springer, Berlin Heidelberg

Köhler W et al. (2008) Schluckstörungen. Ein Überblick aus neurologischer Sicht. – Broschüre »Lila Reihe«, Erlangen: Pfrimmer Nutricia Advanced Medical Nutricion

Menche N (2014) (Hg) Pflege Heute. Lehrbuch für Pflegeberufe. Elsevier, Urban&Fischer, München, 6., vollständig überarbeitete Auflage

Nusser-Müller-Busch R (Hg) (2007) Die Therapie des Facio-Oralen Trakts: F.O.T.T® nach Kay Coombes. Funktionell-komplex-alltagsbezogen. Springer, Heidelberg

Schiff S (2006) Ernährungsmanagement statt Mangelernährung. Interdisziplinäre Zusammenarbeit verhindert Mangelernährung im Pflegeheim. In: magazin.pflegenetz. Das Magazin für die Pflege 02/2006, 14–16

Schreier M M, Bartholomeyczik S (2004) Mangelernährung bei alten und pflegebedürftigen Menschen. Ursachen und Prävention aus pflegerischer Perspektive – Review/Literaturanalyse. Schlütersche, Hannover

Verbraucherzentrale Bundesverband e.V. (2004) Essen im Alter. Zu wenig? Zu viel? Das Falsche? Dossier zu Seniorenernährung in Deutschland. Stuttgart

Volkert D et al (2013) Leitlinie der Deutschen Gesellschaft für Ernährungsmedizin (DGEM). In: Aktuelle Ernährungsmedizin 2013; vol 38, e1–e48

▶ http://www.meduniwien.ac.at/viz/ [Stand: 10.6.2010]

▶ http://www.pqsg.de [Zugriff: 18.5.2015]

▶ http://www.vzbv.de/mediapics/essen_im_alter_januar_2004.pdf [Zugriff: 18.5.2015]

Harninkontinenz in der Pflege älterer Menschen

Esther Matolycz

20.1   Formen der Harninkontinenz – 168

20.2   Das Erleben von Inkontinenz – 169

20.3   Pflegeinterventionen und Praxistipps in Zusammenhang
         mit der Harninkontinenz älterer Menschen – 170
20.3.1   Praxistipps in Zusammenhang mit der funktionalen Inkontinenz – 171
20.3.2   Praxistipps in Zusammenhang mit der »erlernten« Inkontinenz – 172
20.3.3   Praxistipps in Zusammenhang mit der durch psychosoziale Faktoren
         ausgelösten Inkontinenz – 172

         Literatur und Quellen – 173

E. Matolycz, *Pflege von alten Menschen*,
DOI 10.1007/978-3-662-48151-6_20, © Springer-Verlag Berlin Heidelberg 2016

Das vorliegende Kapitel gibt zunächst einen kurzen Überblick über die Formen der Harninkontinenz und beschäftigt sich dann mit jenen, unter denen alte Menschen besonders häufig leiden. Darüber hinaus sollen Arten der Inkontinenz vorgestellt werden, die durch die Lebens-, Pflege- bzw. körperliche Gesamtsituation Betagter bedingt sind. Im Anschluss wird insbesondere das Erleben der Inkontinenz sowohl von Klienten und pflegenden Angehörigen als auch durch Pflegende thematisiert, und schließlich werden Anregungen für die Pflege geriatrischer Klienten gegeben, wobei am Ende wieder Praxistipps zu finden sind.

20.1   Formen der Harninkontinenz

Grundsätzlich ist unter **Inkontinenz** der unfreiwillige Abgang von Harn und/oder Stuhl zu verstehen. Bei der Harninkontinenz wird unterschieden zwischen Stressinkontinenz, Dranginkontinenz, Überlaufinkontinenz sowie neurogenen Blasenfunktionsstörungen (Reflexinkontinenz) und als Sonderform extraurethraler Inkontinenz.

Die **Stress- oder Belastungsinkontinenz** betrifft überwiegend Frauen. Aufgrund von Schwäche der Beckenbodenmuskulatur, Senkung der inneren Genitale oder Östrogenmangel im Klimakterium kommt es zum unfreiwilligen – zunächst tröpfchenweisen – Harnabgang beim Husten, Lachen, Niesen oder Heben schwerer Lasten bis hin zur kompletten Entleerung der Blase, wenn der Druck im Bauchraum erhöht ist.

Die **Drang- oder Urgeinkontinenz** (urge = engl. »Drang«) kann motorisch (etwa durch demenzielle Erkrankungen, Medikamenteneinnahme, degenerative Erkrankungen des zentralen Nervensystems) oder sensorisch (durch Erkrankungen der Blase wie etwa Zystitis) bedingt sein. Die Betroffenen leiden unter intensivem Harndrang.

Bei **neurogenen Blasenfunktionsstörungen** sind die zum Gehirn überleitenden Nervenbahnen unterbrochen und die Entleerung der Blase erfolgt reflektorisch (auch: **Reflexinkontinenz**) und ohne Harndrang (z. B. bei Multipler Sklerose oder Querschnittslähmung).

Von der **Überlaufinkontinenz** sind häufig Männer betroffen: Durch Einengung der Harnröhre (z. B. aufgrund einer Prostatavergrößerung) und sich daraus ergebender Abflussbehinderung kommt es zur häufigen Entleerung kleiner Harnmengen und vermindertem Harnstrahl bei gefüllter Blase; oft finden sich große Mengen an Restharn.

Die **extraurethrale Inkontinenz** ist ein Sonderfall, bei dem sowohl Speicherfunktion der Blase als auch der Schließmuskelapparat unbeeinträchtigt sind. Der Harnverlust ergibt sich hier durch Fistelbildungen (bedingt durch Tumore oder angeborene Anomalien), die dazu führen, dass Urin unter Umgehung des Urogenitaltrakts abgeht.

▪   Häufige Formen der Harninkontinenz bei alten Menschen

Betrachtet man die oben genannten Harninkontinenz-Formen, findet sich davon bei Betagten am häufigsten einerseits die

▬ **Dranginkontinenz**, die – wie erwähnt – oft in Zusammenhang mit demenziellen oder degenerativen Erkrankungen des zentralen Nervensystems auftritt. Andererseits kommt auch häufig die so genannte
▬ **Mischinkontinenz** vor, bei der sich Symptome sowohl der Drang- oder Urgeinkontinenz als auch der Stress- oder Belastungsinkontinenz zeigen.

Für die geriatrische Pflege sind aber noch weitere Formen von Interesse. Sie haben nicht oder nicht vorrangig physische bzw. pathologische Ursachen, sondern können durch die körperliche Gesamtsituation Betagter, ihr Erleben und ihre Lebenssituation bedingt sein:

- **Funktionale Inkontinenz** ist nicht (allein) auf physische Probleme zurückzuführen, sondern kann darin begründet sein, dass jemand die Toilette nicht allein aufsuchen und/ oder seine Kleidung nicht zeitgerecht öffnen kann – bedingt durch Einschränkungen in Mobilität oder auch Kognition, was eben in demenziellen Erkrankungen, gestörter Feinmotorik, verminderten Reflexen, Depression und vielem mehr begründet sein kann.
- **»Erlernte« Inkontinenz** kann vor allem im stationären Bereich beobachtet werden. Unbewusst ablaufende innerpsychische Prozesse (etwa in Zusammenhang mit der Regression, also einem Rückfall in frühere, meist kindliche Entwicklungsstufen) können dazu führen, dass jemand ein bestimmtes Verhalten wiederholt, weil es ihm Aufmerksamkeit und Zuwendung sichert. Gerade wenn Betagte regredieren, kann dies damit verbunden sein, dass die häufige Versorgung durch Pflegende, die inkontinenten Klienten zukommt, als positiv empfunden und das »zugehörige« Verhalten verstärkt wird. Die Betroffenen tun dies nicht bewusst oder manipulierend, sondern unbewusst (Hoogers 1993, S 31 f.).

  In Pflegeeinrichtungen werden häufig auch Betagte mit Inkontinenzartikeln versorgt, die allein oder in Begleitung die Toilette aufsuchen könnten. Dies kann ebenfalls zur Folge haben, dass die Betroffenen Ressourcen aufgeben und letztlich verlieren.
- Die **durch psychosoziale Faktoren ausgelöste Inkontinenz** kann, wie der Name schon sagt, durch belastende Ereignisse und/oder einen Umgebungswechsel entstehen. Eine besondere Rolle spielt hier der Eintritt in eine Pflegeeinrichtung oder die Aufnahme ins Krankenhaus. Genau genommen ist die »erlernte« Inkontinenz dieser Gruppe zuzurechnen.

20.2 Das Erleben von Inkontinenz

Betagte, die sich mit Harninkontinenz konfrontiert sehen, suchen häufig keine professionelle Hilfe für dieses Problem, weil es mitunter – fälschlicherweise – als etwas betrachtet wird, das zum Altern sozusagen dazugehört. Manchmal ist dieses Verhalten mit einem Abwarten und der Hoffnung verbunden, die Schwierigkeiten würden sich von selbst wieder geben. Zugleich ist das Thema Ausscheidung für sich schon tabuisiert und mit Scham behaftet, was weiter dazu beiträgt, dass Betroffene dazu neigen, es zu verharmlosen oder zu verdrängen. Dies gilt sowohl für alte Menschen, die im häuslichen Umfeld leben, als auch für jene in Pflegeeinrichtungen: Bei Ersteren führt die Angst vor nicht kontrollierbarem Harnverlust mitunter zum Rückzug aus dem sozialen Leben; Letztere versuchen, soweit sie dazu in der Lage sind, verunreinigte Kleidungsstücke selbst im Waschbecken zu waschen oder sie zu verstecken.

Angehörige alter Menschen sehen sich in Zusammenhang mit beginnender Inkontinenz häufig in der Situation, »nun etwas tun« zu müssen. Tatsächlich stellt sie einen häufigen Grund für die Unterbringung in einer Pflegeeinrichtung dar. Leisten Angehörige die Pflege inkontinenter alter Menschen selbst, finden sie sich mitunter in einer Rolle, die ihnen unangenehm ist: Mit den Ausscheidungen der alternden Eltern befasst zu sein, gestaltet sich oft schwierig, da es als »Umkehrung des Eltern-Kind-Verhältnisses« empfunden wird. Sie können das Einnässen als eine Art persönlichen Versagens empfinden und »die Schweigemauer, die die Inkontinenten um sich errichten, schließt dann die pflegenden Angehörigen mit ein« (Hoogers 1993, S. 74). Schließlich können Aggressionen die Folge sein, für die sich dann wiederum die Angehörigen schuldig fühlen.

Das **Umfeld** inkontinenter Betagter in Pflegeheimen reagiert häufig ebenfalls mit Rückzug oder Ärger, was viele Gründe hat: über Geruch im Zimmer, die Pflegeinterventionen, die vielleicht als störend empfunden werden oder (unbewusster) Neid auf die Zeit, die die

Pflegenden mit den Betroffenen verbringen. Nicht zuletzt führen Inkontinente den Betroffenen auch etwas vor Augen, was ihnen selbst Angst macht.

Professionell Pflegende schließlich können durchaus Ekel empfinden. Das mitunter schlechte Image, das den in der geriatrischen (Langzeit-)Pflege Tätigen anhaftet, hat auch damit zu tun, dass ihre Leistungen oft in abwertender Weise mit »den Hintern abwischen« (Hoogers 1993, S. 76) beschrieben werden.

Darüber hinaus ist es möglich, dass Betroffene die Inkontinenz nur schwer annehmen können, was zu Reaktionen führen kann, die von den Pflegenden als »beleidigend« empfunden werden: »Die Pflegende kann zum Gegenstand der Verarbeitung werden, gegen die sich direkt die Aggression und Wut richtet.« Pflegende sollen wissen, dass derartige Reaktionen möglich sind und lernen, sie richtig einzuschätzen (Sachsenmaier 2011, S. 309), hier ist es besonders wichtig, dass die professionelle Haltung (▶ Kap. 35) nicht verloren geht.

20.3 Pflegeinterventionen und Praxistipps in Zusammenhang mit der Harninkontinenz älterer Menschen

Beim Auftreten von Inkontinenz ist zunächst immer eine medizinische Diagnostik und Behandlung wesentlich. Falsch wäre jedoch, das vorhandene Problem lediglich »auffangend« und mit Hilfe verschiedener Inkontinenzversorgungsprodukte zu lösen. Es gilt also, die Ursachen zu erkennen und sich seitens der Pflege dieser Aufgabe anzunehmen, vor allem, wenn es sich um **reversible** Inkontinenzformen handelt – die also wieder rückgängig zu machen sind (insbesondere »erlernte« Inkontinenz oder Inkontinenz, die durch psychosoziale Faktoren ausgelöst ist).

Das schließt eine ausführliche
- Pflegeanamnese,
- je nach Ursache und Ressourcen des Klienten etwa das Führen eines Miktionsprotokolls,
- die Durchführung von Kontinenz- bzw. Blasentraining,
- die Durchführung von Training der Beckenbodenmuskulatur durch Therapeuten und schließlich
- eine phasengerechte und auf den individuellen Bedarf abgestimmte Versorgung mit entsprechenden Produkten zur Inkontinenzversorgung ein, die auch adäquate Hautpflege beinhaltet.

Je nach Ursache der Inkontinenz sind also gerade pflegerische Interventionen von herausragender Bedeutung; sie sollen im Folgenden kurz erklärt werden. Wesentlich ist für Pflegende aber zunächst, den **Miktionszyklus** zu kennen (also den Kreislauf, in dem die Ausscheidung von Urin erfolgt):
- Erst wird die Blase bis zum Harndrang gefüllt,
- dann kommt es zur Prämiktionsphase und schließlich
- zur Urinausscheidung.

Ein erster, zunächst noch leicht zu kontrollierender Harndrang stellt sich ab einem Volumen von 150 bis 250 ml ein. Sind um 350 ml erreicht, wird der Harndrang dringend und ab 450 ml wird er stark. Ab hier nimmt der Druck auf die Blase, der anfangs nur langsam steigt, sehr schnell zu und die Blasenentleerung lässt sich nicht mehr aufschieben (Devreese 2004, S. 99 f.).

Soll die Toilette zeitgerecht – ohne Harnabgang – erreicht werden, ist es notwendig, dass nach dem Harndrang, also in der Prämiktionsphase, die **Beckenbodenmuskulatur** kontrolliert werden kann. Falls erforderlich, soll daher ein diesbezügliches **Training** durch Therapeuten oder speziell ausgebildete Pflegepersonen in die Wege geleitet werden. Damit sich die Blase sowohl füllen als auch entleeren kann, ist eine tägliche **Flüssigkeitszufuhr** von mindestens 1500 ml notwendig.

Wesentlich für die Kontinenz (also die willkürliche, absichtsvolle Ausscheidung ohne vorzeitigen Harnverlust) ist darüber hinaus die **Propriorezeption** (Eigenempfindung des Betroffenen) bezüglich seiner Blase, die unter Umständen wieder hergestellt werden muss. Er soll dazu aufgefordert bzw. darin unterstützt werden, ein Gefühl für Harndrang und Füllungszustand der Blase zu entwickeln (ist die diesbezügliche Sensibilität eingeschränkt, kann dies zu schlechter Entleerung und in der Folge zu Harnwegsinfekten führen) (Devreese 2004, S. 100).

Dafür ist es sinnvoll, ein **Miktionsprotokoll** zu führen, in das der Betagte bzw. die Pflegenden Volumen und Zeitpunkt jeder Miktion eintragen. Daraus lässt sich ableiten, ob trainiert werden soll, die Blasenentleerung hinauszuzögern, oder ob es besser ist, häufiger zur Toilette zu gehen. Gerade alte Menschen mit eingeschränkter Mobilität sollen dazu aufgefordert bzw. darin unterstützt werden, spätestens nach dem dritten Harndrang (also bei einem Füllungsvolumen von 450 bis 500 ml) die Blase zu entleeren und den Drang nicht zu unterdrücken, indem sie etwa die Beckenbodenmuskulatur kontrahieren (Devreese 2004, S. 100). Besonders für Klienten, die (z. B. aufgrund motorischer Dranginkontinenz) die Toilette nicht zeitgerecht erreichen können, ist in der Folge ein **Kontinenztraining** sinnvoll.

Auf Grundlage des Miktionsprotokolls (und unter Einbeziehung aller ärztlichen Verordnungen) wird ein Plan erstellt mit dem Ziel, dass der Betagte die Toilette erreicht, bevor es zu unfreiwilligem Harnverlust kommt. Im Verlauf dieses Trainings können die Abstände zwischen den einzelnen Toilettengängen gesteigert werden, wobei letztlich Intervalle von drei bis vier Stunden anzustreben sind. Wesentlich ist dabei, dass der Klient sicherheitshalber mit einer kleinen Vorlage versorgt wird und dass die Abstände nicht zu rasch gesteigert werden, da sich Misserfolge höchst ungünstig auf Motivation und Compliance des Betagten auswirken können.

Die Intervalle müssen immer wieder auf ihre Sinnhaftigkeit überprüft werden; auch mit Blick auf Medikamenteneinnahme (z. B. Diuretika), individuelle Gewohnheiten und die genaue Ursache der Inkontinenz. Miktionszeitpunkte und -mengen müssen weiterhin beobachtet und dokumentiert und auch die zugeführte Menge an Flüssigkeit kontrolliert werden.

Inkontinenzhilfsmittel stehen in unterschiedlichen Formen (sie saugen den Harn entweder auf oder fangen bzw. leiten ihn ab) und Größen zur Verfügung. Individuelle, ressourcen- und bedürfnisorientierte Pflege bedient sich der gesamten Produktpalette, aus der das geeignete Material ausgesucht, angeboten und verwendet werden soll.

20.3.1 Praxistipps in Zusammenhang mit der funktionalen Inkontinenz

In Abhängigkeit von Unterstützungsbedarf und Ressourcen des Klienten können hier verschiedene Maßnahmen sinnvoll sein:
- Mangelhaft orientierten Klienten hilft oft eine Kennzeichnung der Toilettentür bzw. des Weges dorthin, wobei unterstützend ein allgemeines Orientierungstraining und/oder Orientierungshilfen günstig sein können (▶ Kap. 30 und ▶ Kap. 17).
- Mitunter mindern bereits erfolgte Stürze und/oder Gangunsicherheit die Bereitschaft, die Toilette aufzusuchen. Hier empfiehlt sich eine Erhebung des Sturzrisikos sowie eine ihm angepasste Sturzprophylaxe (▶ Kap. 18).
- Schwer zu öffnende und zu handhabende Kleidung kann dazu führen, dass der Harnverlust zu früh erfolgt. Dies sollte bei der Bekleidungsauswahl berücksichtigt werden.

- Gewohntes und Vertrautes erleichtert den Umgang mit Alltagssituationen. Es ist daher hilfreich, Daten aus der Biografie eines Klienten auch mit Blick auf die Ausscheidung einzubeziehen. (Vielleicht ist nur das »Rockhochziehen« vertraut und jemand weiß mit der Kombination »Jogginghose und Inkontinenzeinlage« nichts anzufangen.)
- Haltegriffe in der Toilette und Sitzgelegenheiten auf dem Weg dorthin erleichtern dem Klienten die selbstständige Ausscheidung ebenso wie das Üben bestimmter Handlungsabläufe mit Pflegenden.

20.3.2 Praxistipps in Zusammenhang mit der »erlernten« Inkontinenz

- Hilfsmittel zur Versorgung im Rahmen einer Inkontinenz sollen deren Behandlung nicht ersetzen, sondern nur begleiten. Sie dienen zunächst dem Erhalt oder der Wiederherstellung sozialer Möglichkeiten bzw. größtmöglichem Wohlbefinden. Ein häufiger Fehler im Rahmen der Pflege ist allerdings die Überversorgung. Es sollte nicht immer sofort zu jenen Produkten gegriffen werden, die am »sichersten« erscheinen, da Betagte sich daran gewöhnen und Inkontinenz tatsächlich »erlernen« können.
- Einer der unbewussten Gründe, aus denen Betroffene sich nicht mehr um Kontinenz bemühen, kann der Versuch sein, sich Aufmerksamkeit und Zuwendung durch die Pflegenden zu sichern. In der Praxis wird in Pflegeeinrichtungen beobachtet, dass Klienten, deren Zimmernachbarn inkontinent sind, mitunter angeben, auch nicht selbst auf die Toilette gehen zu können oder eben einnässen. Ist die Suche nach dem Gefühl der Versorgung tatsächlich der Grund dafür, kann es zielführend sein, dieses anders als in Zusammenhang mit der Inkontinenzversorgung zu vermitteln (z. B. durch Zeit zum Plaudern für die nicht inkontinente Bewohnerin, obwohl deren Pflegebedarf geringer ist). Schließlich kann auch zur Selbstpflege angeleitet und soll nicht sofort – womöglich mit geschlossenen Schutzhosen – »rundumversorgt« werden, damit eine gelegentliche Blasenschwäche nicht zur dauernden Harninkontinenz führt.

20.3.3 Praxistipps in Zusammenhang mit der durch psychosoziale Faktoren ausgelösten Inkontinenz

- Allem voran ist hier der Eintritt ins Pflegeheim als ein kritisches Lebensereignis zu sehen, das häufig als derart belastend erlebt wird, dass zunächst eine Inkontinenz auftreten kann, die sehr häufig reversibel ist. Hier ist es besonders wichtig, dass die Pflegenden zeitgerecht und unter Einbeziehung der individuellen Bedürfnisse des Klienten eingreifen (▶ Kap. 12). Ansonsten ist wesentlich, dass es nicht aufgrund von Überversorgung mit Inkontinenzhilfsmitteln zur »erlernten« Inkontinenz kommt, sondern dass die vorhandenen Ressourcen ermittelt und gefördert werden (der Klient soll sagen, wann er Harndrang verspürt, soll in Begleitung zur Toilette gehen, wird darin angeleitet, sich selbst mit einer kleinen Inkontinenzeinlage zu versorgen etc.). Wichtig ist auch, ihn darüber zu informieren, dass das Kontinenzproblem in seiner Situation nicht ungewöhnlich und in der Regel vorübergehend ist.
- Der Verarbeitung belastender Ereignisse, die zu Nervosität, Angst oder Rückzug führen, soll Raum gegeben werden, durchaus unter Einbeziehung anderer Berufsgruppen (Psychologen, Fachärzte für Psychiatrie, Seelsorger, Ergotherapeuten, Besuchsdienste etc.); mitunter ist (beginnende) Inkontinenz ein unbewusster Hilferuf (Hoogers 1993, S. 49 f.).

— Das Problem des Rollen- und Sinnverlusts kann durch den Eintritt in eine Pflegeeinrichtung, ebenso aber in Zusammenhang mit dem Altern selbst (Verlust naher Angehöriger und Bezugspersonen, zunehmender Pflegebedarf durch Einschränkung der Mobilität u. v. m.) ausgelöst oder mit bedingt sein. Es kann zu Depressionen (▶ Kap. 10) kommen, die wiederum eine Inkontinenz mit bedingen können. Deshalb ist es besonders wichtig, dass Betagte in der Ausübung ihrer Rollen unterstützt werden bzw. dass sie neue Rollen übernehmen und als sinn- und lustvoll erleben können (▶ Kap. 12).

❓ Funktionale und erlernte Inkontinenz: Erklären Sie, worum es sich dabei handelt und leiten Sie Pflegeinterventionen ab!
Stellen Sie sich vor, Sie müssten die Tochter einer Klientin beraten, die fallweise an funktionaler Harninkontinenz leidet. Die Klientin zieht sich zurück, weil sie befürchtet, dass jemand ihr »Problem«, wie sie es bezeichnet, bemerken könnte. Welche Produkte und Vorgehensweisen empfehlen Sie?
Sprechen Sie über mögliche Reaktionen von Klienten und professionell Pflegenden auf Inkontinenz und schlagen Sie Strategien im Umgang damit vor!

Literatur und Quellen

Devreese A (2004) Inkontinenz bei älteren Menschen. In: Milisen et al. (Hg) (2004) Die Pflege alter Menschen in speziellen Lebenssituationen: modern – wissenschaftlich – praktisch. Springer, Heidelberg, 95–108
Hoogers K (1993) Inkontinenz verstehen. Ernst Reinhardt Verlag, München
Köther I (Hg) (2005) Altenpflege. Zeitgemäß und zukunftsweisend. Thieme, Stuttgart
Sachsenmaier B (2011) Ausscheiden können. – In: Köther I (Hg) Altenpflege. Thieme, Stuttgart, 3., überarbeitete und erweiterte Auflage, S. Sexualität 97–340
Wingchen J (2004) Geragogik. Von der Interventionsgerontologie zur Seniorenbildung. Lehr- und Arbeitsbuch für Pflegeberufe. Brigitte Kunz Verlag, Hannover, 5., überarbeitete Auflage
▶ http://www.inkontinenz-selbsthilfe.com [Zugriff: 4.5.2015] ▶ http://www.special-harninkontinenz.de [Zugriff: 4.5.2015]

Schlaf und Schlafbedürfnis älterer Menschen

Esther Matolycz

21.1   Schlaf und Schlafbedürfnis im Alter – 176

21.2   Schlafstörungen und schlafstörende Faktoren in der
        geriatrischen Pflege – 177
21.2.1 Schlafstörungen – 177
21.2.2 Faktoren, die den Schlaf stören – 177

21.3   Pflegeinterventionen und Praxistipps – 178

        Literatur – 180

E. Matolycz, *Pflege von alten Menschen*,
DOI 10.1007/978-3-662-48151-6_21, © Springer-Verlag Berlin Heidelberg 2016

Einführend werden Schlaf und Schlafbedürfnis im Alter thematisiert, dem schließt sich eine Darstellung von Schlafstörungen und schlafstörende Faktoren an, mit denen man in der geriatrischen Pflege konfrontiert sein kann. Pflegeinterventionen und Praxistipps sind angeschlossen.

21.1   Schlaf und Schlafbedürfnis im Alter

Beim gesunden älteren Menschen bleibt die durchschnittliche Schlafdauer (ungefähr 7–9 Stunden) bis etwa zum 60. Lebensjahr so gut wie konstant; ab dem 60.–70. Lebensjahr beginnt die Schlafarchitektur, sich zu verändern (Menche 2014, S. 530).

Schlafstörungen werden von 30 bis 40% der über 65-Jährigen angegeben (Köther und Gnamm 2000); demenziell erkrankte alte Menschen sind bis zu 70% davon betroffen (Grond 2003). Klienten wie Pflegende sind dadurch nachts gleichermaßen belastet. Hier sollen daher zunächst kurz der gesunde Schlaf, dann seine Veränderungen im Alter, schlafbeeinflussende bzw. -störende Faktoren benannt und schließlich praktische Tipps für pflegerische Interventionen gegeben werden. Dem Ritual wird dabei besondere Bedeutung zukommen.

Zu ruhen und zu schlafen ist ein elementares, menschliches Bedürfnis, das sich im Lauf des Lebens aber in seiner **Dauer** und auch seinem Aufbau, der **Schlafarchitektur**, verändert. Grundsätzlich werden unterschieden:

- Fünf **Schlafstadien** (auch: Schlafphasen), 1. Einschlafphase, 2. Leichtschlaf, 3. mitteltiefer Schlaf, 4. Tiefschlaf und 5. REM-Schlaf
- Zwei **Schlaftypen**, nämlich der REM- (Stadium 5) und der Non-REM- (Stadium 1–4) Schlaf

REM steht für »rapid eye movements«, also »schnelle Augenbewegungen«, die den REM-Schlaf kennzeichnen, der das fünfte Schlafstadium darstellt. Hier träumt man; er wird daher auch als »Traumschlaf« bezeichnet. Die übrigen vier Schlafstadien bilden den NON-REM-Schlaf, der in Einschlafphase, Leicht-Stadium (Stadium 1 und 2) und mitteltiefen Schlaf und Tiefschlaf (Stadium 3 und 4) eingeteilt werden kann, am Ende folgt wieder Stadium 5, der REM-Schlaf. In einer Nacht kann der Mensch vier bis fünf solcher Schlafzyklen (jeweils aus allen Stadien bestehend) durchlaufen, die sich allerdings verändern. Die REM-Phasen werden im Verlauf der Nacht immer länger, die Tiefschlafphasen immer kürzer.

Mehrmaliges Aufwachen in der Nacht ist zunächst keine Schlafstörung, sondern ein normaler Vorgang, der dem Menschen allerdings erst um das 30. bis 40. Lebensjahr stark bewusst werden kann. Zu diesem Zeitpunkt ändert sich auch tatsächlich die Schlafqualität. Unter der **Schlafeffizienz** versteht man das Verhältnis der Zeit, die in der Nacht insgesamt im Bett verbracht wird, zur insgesamt tatsächlichen, nächtlichen Schlafzeit. Im Alter verändert sich nun der Schlaf wie folgt:

- Subjektive Beschwerden über gestörten Schlaf nehmen zu.
- Die gesamte **Schlafdauer** kann im Alter abnehmen, was damit zu tun hat, dass die Wachphasen sowohl häufiger als auch länger werden, außerdem wird das Einschlafen danach schwieriger.
- Der Anteil des **Tiefschlafs** sowie der REM-Phasen am Gesamtschlaf wird geringer; es ist möglich, dass der Tiefschlaf völlig fehlt; die Leichtschlafphasen nehmen zu.
- Auch nehmen Aufwachhäufigkeit und die Zahl der nächtlichen Wachperioden zu, was wiederum die Schlafeffizienz herabsetzt.
- Manchmal können kurze Schlafperioden (Mittagsschlaf) am Tag für alte Menschen zur Gewohnheit werden, wobei diese nicht unbedingt auf ein gesteigertes physiologisches

Schlafbedürfnis zurückzuführen sein müssen, da etwa Achtzigjährige tagsüber nicht so schnell einschlafen wie junge Menschen (Beullens und Aubry 2004).

— Ältere Menschen gehen häufig früher schlafen und stehen früher wieder auf.

21.2 Schlafstörungen und schlafstörende Faktoren in der geriatrischen Pflege

21.2.1 Schlafstörungen

Schlafstörungen können **akut** oder **chronisch** sein, wobei chronische Schlafstörungen länger als drei Wochen bestehen und meist keine Ursache dafür erkennbar ist, während akute Schlafstörungen nur bis zu drei Wochen andauern und meist mit einem aktuellen Ereignis zu tun haben (bevorstehende Operation etc.).

Darüber hinaus gibt es grundsätzlich die **Einschlaf**- und die **Durchschlafstörung** sowie das frühe Erwachen. Sie führen zu einer verkürzten Schlafdauer und werden – in leichten Formen – als Hyposomnien bezeichnet. Schläft jemand gar nicht, leidet er unter Insomnie. Das frühe Erwachen ist die für alte Menschen geradezu typische Schlafstörung, die mit den altersbedingten Veränderungen des Schlafs zu tun hat.

Bei relativ gesunden älteren Menschen sind die Faktoren, die Schlafstörungen verursachen können, häufig durch Lebensgewohnheiten bedingt. Mögliche Ursachen sind bestimmte, die jeweilige Persönlichkeit betreffende Faktoren (z. B. starke Ängste) oder dass z. B. das Erleben von Verlusten so belastend ist, dass es den Schlaf beeinträchtigt.

21.2.2 Faktoren, die den Schlaf stören

Solche Faktoren können **krankheitsbedingt** sein. Hier kommen in der geriatrischen Pflege besonders Inkontinenz bzw. Miktionsstörungen (oft Nykturie, also nächtliches Wasserlassen), Schmerzen, neurologische Erkrankungen (z. B. Morbus Parkinson, Restless-Legs-Syndrom), oder Stoffwechselstörungen (Abfall des Blutzuckers) oder Herz-Kreislauf-Erkrankungen (etwa Blutdruckveränderungen) sowie Delirien in Frage. Auch das Schlafapnoesyndrom – bei dem es zu Sauerstoffverlusten kommt, die sich oft erst am nächsten Tag durch sehr starke Müdigkeit bemerkbar machen – stellt eine mögliche Ursache dar.

Physiologische Faktoren sind beispielsweise ein Mangel an Aktivität und Bewegung am Tag oder Hunger, weil die letzte Mahlzeit zu lange zurückliegt. **Psychoreaktive** Schlafstörungen können mit belastenden Erlebnissen am Tag, Ängsten, Verlusterleben oder Einsamkeit zu tun haben. Was **psychiatrische** Ursachen betrifft, sind für Schlafstörungen im Alter vor allem Depressionen und demenzielle Erkrankungen von Bedeutung. Bei Letzteren kann es zur Schlafumkehr kommen: Die Betroffenen sind nachts hellwach und haben den Drang zu wandern. Das so genannte Sundowning-Syndrom (▶ Abschn. 9.3) ist ein Zustand nächtlicher Aktivität, der ebenfalls im Zuge einer Demenzkrankheit auftreten kann.

Außerdem können Schlafstörungen quasi als Nebenwirkung von **Medikamenten** (z. B. Digitalisglykosiden) oder Genussmitteln (Kaffee, Alkohol) auftreten. Umgebungs- oder exogene Faktoren spielen gerade im Pflegeheim oder Krankenhaus (▶ Kap. 13) eine besondere Rolle: **Lärm** gilt als eine der bedeutendsten exogenen Ursachen von Schlafstörungen, wobei ältere Menschen dadurch eher aufwachen als Jüngere. Er verringert – auch wenn er nicht weckt – die REM-Phasen und verlängert die Wach- und Leichtschlafphasen (Beullens und Aubry 2004).

Auch **Pflege- bzw. Behandlungsmaßnahmen** (Durchführung von Lagerungen, Anhängen von Infusionen etc.) stören, genauso wie **Licht** (auch von außen, etwa Straßenlaternen), das bei Befragungen wiederholt als deutliche Schlafbehinderung genannt wird. Schließlich sind im Krankenhaus meist die **Tagesabläufe** so gestaltet, dass die individuellen Schlafenszeiten der Patienten nicht berücksichtigt werden.

Bett und Zimmer sind ungewohnt; alte Menschen haben auch hier eine verlängerte Adaptionszeit (▶ Kap. 15). Zimmernachbarn können ebenfalls den Schlaf be- oder verhindern, da sie ihrerseits desorientiert sein können, andere Schlafgewohnheiten haben (beim Einschlafen noch fernsehen etc.) oder vielleicht schnarchen.

Die Gabe von **Schlafmitteln** (Hypnotika) bedarf selbstverständlich in jedem Fall einer ärztlichen Verordnung. Klienten, die sie einnehmen, müssen beobachtet und überwacht werden, da sie stärker sturzgefährdet sind und desorientiert bis verwirrt sein können, ebenso sind (je nach Präparat) blutdrucksenkende und atemdepressive Nebenwirkungen möglich.

Am folgenden Tag kann es (etwa bei zu spät erfolgter Einnahme oder zu hoher Dosierung) zum so genannten Hang over kommen, bei dem die Medikamente – in unterschiedlichem Ausmaß – noch nachwirken. Die Klienten können noch schläfrig bzw. benommen oder schwer bis gar nicht weckbar sein. Pflanzliche Arzneimittel (Johanniskraut, Baldrian etc.) haben auch eine schlaffördernde Wirkung, müssen jedoch ebenfalls verordnet werden.

21.3   Pflegeinterventionen und Praxistipps

- Zunächst soll der Tag möglichst aktiv verbracht, der Tagesablauf nahe am Gewohnten orientiert und die Schlafenszeit bestmöglich an die individuellen Bedürfnisse des Klienten angepasst werden.
- Klienten mit eingeschränkter Orientierung sollen nicht nur am Abend auf die Tageszeit hingewiesen werden.
- Die medikamentöse Therapie soll so gestaltet sein, dass der Klient schmerzfrei ist.
- Hunger behindert das Ein- und Durchschlafen – deshalb empfiehlt es sich, bei Bedarf Spätmahlzeiten anzubieten. Zu schweres Essen sowie anregende Getränke (Kaffee, Tee) am Abend erschweren oder verhindern jedoch das Einschlafen.
- Prinzipiell stehen der Pflege zur Schlafförderung Tees (Baldrian, Johanniskraut, Lavendel, Melisse) oder physikalische Maßnahmen (Wadenwickel oder kalte Armbäder, basal stimulierende, beruhigende Ganzkörperwaschung) zur Verfügung, die nach Bedarf eingesetzt werden können. Tees und physikalische Maßnahmen sollten aber mit dem Arzt abgesprochen werden – das gilt auch für die Gabe von kleinen Mengen an Alkohol (besonders gut tut oft ein Glas Bier oder Rotwein).
- Die Positionierung und möglichst auch die Beschaffenheit des Bettes und der Umgebung (bis hin zur Raumtemperatur) sollen den individuellen Bedürfnissen des alten Menschen entsprechen. Im Wohnbereich kann das Umfeld entsprechend gestaltet werden, im Krankenhaus ist oft zumindest ein kleines »eigenes« Kissen hilfreich.
- Soweit möglich, sollen Licht (evtl. Schlafbrille) und Lärm vermieden werden (Tragen von Schuhen mit Gummisohlen, Stationstelefone leise schalten, Kontrollgänge nicht mehr als nötig, bei Inkontinenzversorgung etc. sinnvolles Abwägen). Es muss darauf geachtet werden, dass Infusionsleitungen nicht »spannen« oder behindern.
- Vor dem Schlafen das Entleeren von Blase/Darm ermöglichen, Diuretika und Laxanzien sollen nicht abends verabreicht werden.

- Alte Menschen können, wenn Interesse und Ressourcen vorhanden sind, durchaus Entspannungstechniken erlernen.
- Lavendelgeruch hat auf viele alte Menschen eine beruhigende Wirkung, da er sie an frisch gewaschene Wäsche erinnert und damit angenehme Gefühle des »Daheimseins« hervorruft.
- Freundliche Zuwendung, evtl. ein gemeinsames »Ausprobieren« des Patientenrufs (Glocke) geben Sicherheit. Humor ist besonders zu empfehlen, da Lachen entspannend wirkt.
- Ein kurzes Telefonat mit nahen Angehörigen (Partner, Kinder) gibt die Sicherheit, dass zu Hause alles in Ordnung ist.
- Unruhige, umherirrende alte Menschen wollen – gerade im Pflegeheim – oft einfach nur da sein, wo »etwas los« ist. In vielen Einrichtungen gibt es bereits so genannte Nachtcafés, in denen die Klienten – statt immer wieder aufs Zimmer gebracht zu werden – gemeinsam sitzen können und betreut werden. Existiert eine solche Einrichtung nicht, ist es oft besser, den Bewohner eben im Tagraum sitzen zu lassen – besonders gut bewähren sich in der Praxis Schlaf- bzw. Ausruhgelegenheiten am Gang, von wo aus die Pflegenden »beobachtet« werden können; oft werden sie zumindest vorübergehend gerne genutzt.
- Will ein alter, demenziell erkrankter Mensch unbedingt die Einrichtung verlassen, um z. B. »nach Hause« zu fahren, empfiehlt sich eine bestimmte Gesprächstechnik aus der Validation (▶ Kap. 32): Es soll nämlich nicht an der Realität »orientiert« (»Jetzt fährt kein Bus und Sie sind im Pflegeheim«), sondern eher versucht werden, das dahinterliegende Gefühl (»zu Hause sein«) auszulösen und zu stärken. Man kann z. B. sagen: »Stimmt's, zu Hause ist es immer gut«, den Bewohner dabei vorsichtig am Handgelenk nehmen und versuchen, mit ihm auf die Abteilung zurückzugehen.
- Nützt das alles nichts, kann ihm durch das Öffnen der Eingangstür gezeigt werden, dass es draußen dunkel und kalt ist. Man kann auch versuchen, ihn auf den nächsten Tag zu »vertrösten«: »Aber heute schlafen Sie noch bei uns, ja?«
- Die besondere Bedeutung von Ritualen wird im Folgenden beschrieben. Allerdings werden sie der dargestellten Form eher im Wohnbereich bzw. in der Langzeitpflege zum Einsatz gelangen können.

Der Psychiater und Psychoanalytiker Johannes Kemper beschreibt, dass ein »einziger verwirrter, agitierter, schlafloser Patient genügt, um Chaos zu erzeugen und diejenigen zu überfordern, die nachts arbeiten«. Er benennt **Schlafrituale** als »kleine Lösungen« (Kemper 1995).

Es gilt dabei, so der Autor, »(…) anhand individueller Dokumentation und Pflegeplanung viele kleine Schritte nach und nach zu entwickeln und vorzubereiten, die in Richtung Zu-Bett-Gehen und Schlafen führen (…)«.

Kemper nennt dazu etwa
- eine vertraute Melodie, die das abendliche Ritual begleitet,
- das Aufräumen des Tisches oder die Gestaltung des Nachtkästchens,
- den Blick aus dem Fenster, vielleicht ein kurzes »Luftschnappen«,
- das Aufziehen einer Uhr, die Verdunkelung des Raumes,
- die »Umwandlung des Bettes von der Ruhe- und Erholungsstätte in eine Schlafstätte, Wechseln von der Tages- zur Nachtbeleuchtung«.
- Die Rituale vor dem Zu-Bett-Gehen sollten immer in der gleichen Reihenfolge ablaufen, »und zwar so, dass sich der Heimbewohner mit seinen Handlungen immer mehr dem Bett und der Einschlafsituation nähert«.

- Unterbrechungen des Rituals hingegen werden als »störend und erneut spannungs-
induzierend erlebt, sie führen weg von Ruhe und Einstellung auf den Schlaf«.
- Wenn der Bewohner auch pflegeabhängig bzw. stark auf Unterstützung angewiesen ist, ist
laut Kemper doch darauf zu achten, »das Zeremoniell so zu gestalten, dass er [Anm.: der
Bewohner] die Gelegenheit bekommt, wenigstens in Teilbereichen eigenverantwortlich
und selbstständig einzelne Abläufe durchzuführen, um dabei zu erfahren, selbst Verantwortung für das ‚In-den-Schlaf-Kommen‘ übernehmen zu können« (Kemper 1995,
S. 90, 91).

❓ Sprechen Sie über Änderungen der Schlafarchitektur Älterer und nennen Sie mögliche
Pflegeinterventionen!
Überlegen Sie ein »Schlafritual«, das für einen demenziell erkrankten, ängstlichen Bewohner eines Pflegeheims hilfreich sein könnte, da es a) zur Situation orientiert, b) angstmin-
dernd und c) strukturierend wirkt.

Literatur

Beullens J, Aubry C (2004) Schlafstörungen bei älteren Menschen im Krankenhaus. In: Milisen, K et al. (Hg)
(2004): Die Pflege alter Menschen in speziellen Lebenssituationen: modern – wissenschaftlich – praktisch.
Springer, Heidelberg
Grond E (2003) Pflege Demenzkranker. Brigitte Kunz Verlag, Hannover
Kemper J (1995) Schlafstörungen im Alter erkennen und behandeln. Ernst Reinhardt Verlag, München
Köther I, Gnamm E (Hg) (2000) Altenpflege in Ausbildung und Praxis. Georg Thieme Verlag, Stuttgart
Köther I (Hg) (2005) Altenpflege. Zeitgemäß und zukunftsweisend. Thieme, Stuttgart
Menche N (Hg) (2014) Pflege heute. Lehrbuch für Pflegeberufe. Elsevier, Urban & Fischer, München, 6., voll-
ständig überarbeitete Auflage
Müller T, Paterok B (1999) Schlaftraining. Ein Therapiemanual zur Behandlung von Schlafstörungen. Hogrefe
Nigg B, Steidl S (2005) Gerontologie, Geriatrie und Gerontopsychiatrie. Ein Lehrbuch für Pflege- und Gesund-
heitsberufe. Facultas, Wien[1] Beullens J, Aubry C (2004) Schlafstörungen bei älteren Menschen im Krankenhaus. In: Milisen, K et al. (Hg) (2004): Die

Sexualität und Geschlechterrollen in der Pflege älterer Menschen

Esther Matolycz

22.1   Sexualität und Alter – 182

22.2   Alterssexualität in der Pflege Betagter – 183

22.3   Sich als Mann oder Frau fühlen können und die Rolle der Pflege – 184

Literatur – 186

E. Matolycz, *Pflege von alten Menschen*,
DOI 10.1007/978-3-662-48151-6_22, © Springer-Verlag Berlin Heidelberg 2016

Einführenden Überlegungen zu Sexualität und Alter schließt sich eine Darstellung der Rolle der Alterssexualität in der Pflege Betagter an. Weiter wird skizziert, wie im Rahmen geriatrischer Pflege das Leben der Geschlechterrollen (sich als Mann oder Frau fühlen können) unterstützt werden kann. Pflegeinterventionen und Praxistipps sind angeschlossen.

22.1   Sexualität und Alter

Dieses Kapitel behandelt zunächst die Rolle, die Sexualität im Leben älterer Menschen grundsätzlich spielt; im Zuge dessen werden biologische Veränderungen und die soziale Situation im Alter dargestellt, die Auswirkungen auf die Rolle der Sexualität haben können. Dass Sexualität auch im Alter von Bedeutung ist, zeigen etwa die Zahlen des so genannten Starr-Weiner-Reports von 1982, die Jürgen Wingchen in seinem Standardwerk »Geragogik« wie folgt nennt:

» 97% der befragten 60- bis 69-jährigen und 70- bis 79-jährigen Männer und Frauen und 93% der 80- bis 91-Jährigen gaben demnach an, nicht nur oft an Sex zu denken, sondern sich auch danach zu sehnen. (Wingchen 2004, S. 162)

Prinzipiell bleibt die Orgasmusfähigkeit sowohl bei Männern als auch bei Frauen bis ins hohe Alter erhalten, wobei sich das Tempo der körperlichen Reaktionen insgesamt verlangsamt. Bei Frauen nimmt die Elastizität der Scheidenwand ab und die Vaginalschleimhaut wird weniger schnell feucht als bei Jüngeren, bei Männern kommt es erst nach längerer Stimulation zur Erektion, die häufig weniger stark ist, aber durchaus aufrechterhalten werden kann.

Allerdings ändert sich mit dem Alter auch die Lebenssituation, und zwar dahingehend, dass es (aufgrund ihrer im Durchschnitt gesehen höheren Lebenserwartung) häufig die Frauen sind, die nach dem Tod des Partners allein zurückbleiben. Suchen betagte Frauen aktiv nach einem neuen Lebenspartner, wird dies – gerade in der eigenen Altersgruppe – häufig negativ bewertet (was wieder mit dem früher vermittelten weiblichen Rollenbild zu tun hat), weshalb derartige Bemühungen oft unterbleiben.

Es gibt Belege dafür, dass »das Fortbestehen sexueller Verhaltensweisen« bis ins hohe Alter mit besserer Lebensqualität für beide Geschlechter in Zusammenhang zu stehen scheint. Andererseits aber ist ein aktives Sexualleben unter bestimmten Umständen (nämlich z. B. männliches Geschlecht, jüngeres Lebensalter, bestehende, feste Partnerschaft) wahrscheinlicher (Heidenblut und Zank 2012, S. 443).

Nicht immer gibt es – trotz physischer »Möglichkeiten« – den Wunsch nach Sexualität: Frauen, die heute hochaltrig sind, haben mitunter nicht aus Liebe geheiratet, sondern es gab verschiedene Formen von Vernunfts- bzw. Versorgungsehen. Manchmal haben Frauen ihr »Soll« zwar sozusagen »erfüllt«, sind im Alter aber eher froh, das Thema Sexualität quasi ad acta legen zu können. Auch wenn es sich um eine so genannte »gute« Ehe oder Beziehung handelt, kann die Bedeutung der Sexualität im Alter in den Hintergrund treten.

Der Sozialmediziner und Psychotherapeut Erich Grond dazu:

» Für viele alte Menschen ist Sexualität nicht mehr wichtig, auch wenn sie lustvolles Genießen, Zärtlichkeit und erfüllte Partnerschaft noch erleben und als lebenswichtige Erfahrung im Alter einschätzen können. (Grond 2001, S. 13)

22.2 Alterssexualität in der Pflege Betagter

Grond empfiehlt Pflegenden, zunächst für sich zu reflektieren, was der Umstand, dass Betagte sexuelle Bedürfnisse haben, in ihnen selbst auslöst. Gefühle der Peinlichkeit, Scham oder des Ekels sollen nicht verdrängt werden; der Autor empfiehlt, zur Entlastung die Möglichkeit zur Aussprache im Team zu nutzen, immer auch die eigene Situation zu überdenken und zu überlegen, warum eine bestimmte Situation so schwer ertragen werden kann.

Da diese Empfindungen je nach Kontext und Beteiligten unterschiedlich sind, soll versucht werden, nach Möglichkeit Unterstützung durch Kollegen zu einzuholen; sinnvolles Abwechseln ist ebenso angeraten wie die Durchführung der Pflege zu zweit.

- **Sexuelle Belästigung in der Pflege alter Menschen**
Weibliche Pflegende können sich von älteren Männern belästigt fühlen, etwa durch anzügliche Bemerkungen, die Äußerung sexueller Wünsche, Berührungen, Klapse, Selbststimulation oder Selbstbefriedigung.

Erich Grond rät hier,
- ganz klare Grenzen zu setzen, zugleich aber nicht aggressiv überzureagieren,
- mit Handschuhen zu pflegen,
- sich mit Kollegen darüber auszutauschen, wie diese mit derartigen Situationen umgehen,
- zu überlegen, was im Klienten Reize auslöst, und solche Situationen zu umgehen (ggf. auch männliche Pflegende einzusetzen),
- Selbstbefriedigung soll nicht bekämpft, sondern akzeptiert werden (Grond 2001, S. 28). In Zusammenhang mit demenziellen Erkrankungen kann es zu besonderer Enthemmung kommen. Mit Blick auf Mitbewohner (etwa am Gang) sollen dem klare Grenzen gesetzt werden.

Wenn auch seltener, so kommt es doch vor, dass betagte Frauen männlichen Pflegepersonen gegenüber Anzüglichkeiten äußern oder Pflegesituationen sexualisieren. Auch hier sind klare Grenzen zu setzen, sobald Pflegende unter dem Geschehen leiden.

Problematisch ist die Schwierigkeit, überhaupt zum Ausdruck zu bringen, wie und wodurch genau Unbehagen entstanden ist, denn:

> Stimmungen, ,sexuelle Energie', Blicke oder ,zufällige Berührungen' sind oft schwer zu verbalisieren, was zu Schweigen, Verleugnungen und Bagatellisierungen führt – und so bleiben Grenzverletzungen meist ungeklärt. (Eder 2001, S. 19)

Derartige Ereignisse sollen daher in Team und Supervision thematisiert werden, auch wenn die Betroffenen sich nicht im Klaren darüber sind, was nun eigentlich Auslöser des Gefühls der Belästigung war. Unterbleibt das, kann es – nach einer Zeit des Verdrängens – zu Überreaktionen und davor schon zu unterschwelligen Aggressionen kommen, was sich auf die Pflegesituation und die Befindlichkeit aller Beteiligten negativ auswirkt.

Intime Beziehungen und Sexualität unter Bewohnern von Pflegeeinrichtungen
- sollen von Pflegenden natürlich toleriert werden, wobei es für sie aber belastend sein kann, »wenn sie zum Voyeur werden« (Grond 2001, S. 29), deshalb
- muss überlegt werden, wie den Klienten Möglichkeiten zu Rückzug und vor allem Ungestörtheit geboten werden können.

Den Überlegungen zur Rolle der Sexualität im Leben alter Menschen bzw. der Bedeutung für die Pflege müssen sich auch solche zur Wahrnehmung der Geschlechterrolle durch Betagte generell anschließen – dies soll im Folgenden geschehen.

22.3   Sich als Mann oder Frau fühlen können und die Rolle der Pflege

Betagte darin zu unterstützen, dass sie ihr Mann-/Frau-Sein leben können, ist Aufgabe der Pflege, da es sich positiv auf das Selbst(wert)gefühl auswirkt. Zwar gibt es in jeder Gesellschaft Zuschreibungen bezüglich der Geschlechterrollen, allerdings gibt die Biografie des Klienten genaue Auskunft darüber, was hier für ihn ausschlaggebend und wichtig war.

So waren oder sind etwa Schönheit für Frauen und Körperkraft für Männer jeweils von mehr oder weniger großer Bedeutung. Allerdings sind Schönheitsideale bekanntlich am jungen Menschen orientiert, wobei für Männer gilt, dass es neben dem Ideal des »jungen Mannes« auch das »des ‚Herrn mit den grauen Schläfen‘ gibt, während für Frauen nur das mädchenhafte Ideal zu existieren scheint« (Wingchen 2004, S. 164).

- ▪ Was kann die Pflege nun dazu beitragen, dass betagte Klienten sich als Mann oder Frau fühlen können?

Zunächst gilt es, die **Intimsphäre** bestmöglich zu wahren und sich nicht durch die Pflegesituation oder den Umstand der Abhängigkeit dazu verleiten zu lassen, unsensibel mit Blick auf die Wahrung von Körpergrenzen und dem »zwischenmenschlichen Abstand« umzugehen (Menche 2004, S. 324). Es soll unbedingt vermieden werden, dass Betagte länger als nötig in un- oder halbbekleidetem Zustand den Blicken anderer ausgesetzt sind; hier ist besonders die Aktivität des Ausscheidens zu beachten: Wer auf dem Toilettenstuhl sitzt, muss unbedingt ins Bad gebracht werden, wenn Zimmernachbarn anwesend sind.

Der unbedachte schnelle und ungefragte Griff in die Lade des Nachtkästchens oder den Kasten mag nicht böse gemeint sein, stellt aber ein »Eindringen« in die ohnehin schon kleine Privatsphäre des Bewohners dar. Verschiedene Formen der Verkindlichung des Klienten nehmen ihm oft auch einen Teil seiner Geschlechterrolle, und das Wegnehmen der Bettdecke ohne Ankündigung kann ebenfalls als Übergriff erlebt werden.

Selbstverständlich ist es nicht sinnvoll, einen demenziell Erkrankten vor jedem Griff ans Nachtkästchen um Erlaubnis zu bitten, wenn er den Sinn der Frage nicht versteht. Umgekehrt ist diese Unterlassung für einen orientierten alten Menschen mitunter unangenehm. Es gilt also auch hier abzuwägen, was angebracht ist.

Abgesehen von der Wahrung der Intimsphäre können noch andere, teils wenig aufwändige Interventionen dazu beitragen, dass Betagte sich tatsächlich – vielleicht wieder ein wenig mehr – als Mann oder Frau fühlen können:

- Gerade in der Pflege Betagter wird in der Zuteilung von Verantwortlichkeiten mit Blick auf die Körperpflege das Geschlecht viel weniger berücksichtigt als im Akutbereich: Auf einer Unfallabteilung wird die Pflege eines männlichen Klienten eher von der männlichen Pflegeperson, die Pflege einer jungen Klientin eher von der weiblichen Pflegenden geleistet als in der geriatrischen Langzeitpflege. Gerade alte Frauen leiden aber häufig darunter, von männlichen Pflegenden versorgt zu werden.
- In Abhängigkeit von den persönlichen Interessen der betagten Frauen können – gerade in der Langzeitpflege – Kosmetika wie Parfums und Lippenstifte angeboten werden.
- Männern tut es oft gut, auch im Alter (und in Abhängigkeit von persönlicher Biografie und Interessen/Fähigkeiten) als der »Mechaniker«, der »technisch Versierte« oder

jemand, der einen vielleicht risikoreichen Beruf ausgeübt hat, wahrgenommen und anerkannt zu werden. Es sind hiermit nicht Rollenklischees gemeint, aber Sensibilität im Gespräch oder in kleinen Bemerkungen sind mitunter hilfreich (z. B. kann einfach einmal betont werden, dass Fußballsendungen »Männersache« seien, Sätze wie »Wir lassen die Männer unter sich« o. Ä.). Besonders das »Versorgtwerden« durch weibliche Pflegende nämlich kann zu einer Art »Entgeschlechtlichung« führen. Erich Grond drückt das – für die familiäre Pflege – so aus: »Die Tochter als ‚starke Mutter' entsexualisiert den Vater.« (Grond 2001, S. 16).

— Im Bereich der Animation oder der Ausrichtung von Festen und Feiern erweisen sich Aktivitäten bzw. kleine Wettbewerbe als besonders beliebt, in denen von männlichen/weiblichen Bewohnern jene Tätigkeiten ausgeübt werden können, die ihnen von früher bekannt sind, etwa in Form von Wettbewerbs-Stationen wie Wäscheaufhängen oder Nageleinschlagen. Sicherlich findet in diesem Zusammenhang nicht das statt, was vielfach unter Gendergerechtigkeit firmiert, aber biografiebezogene Arbeit hat auch eine völlig andere Zielsetzung, nämlich die Aktivierung/Motivation durch Vertrautes.

— Wie auch in Zusammenhang mit der Aktivität des Essen und Trinkens empfiehlt sich an dieser Stelle der Versuch, durch weiße Tischtücher, Blumen und Kerzen (falls die Heimordnung dies erlaubt – und selbstverständlich aber unter Aufsicht, oft sind Kerzen aber nicht gestattet) am Tisch und gedämpfte Musik etwas Restaurantatmosphäre, vielleicht sogar in Form eines Candle-Light-Dinners zu schaffen.

— Tanzveranstaltungen werden sowohl von mobilen als auch im Rollstuhl mobilen Bewohnern gerne besucht; im Rahmen der Animation kann von den Frauen ein Kuchen dafür gebacken werden, Männer können beispielsweise in die Auswahl der Musik einbezogen werden.

— In Pflegeeinrichtungen stehen oft – auch bei Ehepaaren – die Betten getrennt voneinander, obwohl es keinen allzu großen Aufwand bedeutet, sie bei Bedarf zusammenzuschieben. Manchmal wird dies von den Betagten so gewünscht. Wenn aber nicht, ist ihnen geholfen, wenn sie nebeneinander liegen können, wie sie es gewohnt sind.

— Pflegende sind häufig stark von ihrer Rolle und den Erfordernissen des Pflegegeschehens eingenommen und bedenken dabei nicht, dass z. B. der »öffentliche« (d. h. im Tagraum für alle hörbare) Hinweis auf Inkontinenz oder die Frage nach dem Stuhlgang, die Aufforderung im Speisesaal, »nicht wieder so viel zu essen« etc., auch einen empfindlichen Eingriff ins Mann-Frau-Gefühl darstellen können.

? Beschreiben Sie fünf Situationen, in denen die Möglichkeit einer Bewohnerin oder eines Bewohners eines Pflegeheims, sich als Frau bzw. als Mann zu fühlen, beeinträchtigt ist, und überlegen Sie, ob die Pflege einen Beitrag dazu leisten kann, dass es nicht dazu kommt! Beschreiben Sie eine Situation, in der eine Bewohnerin oder ein Bewohner eines Pflegeheims seine Geschlechterrolle besonders gut leben, sich also in angenehmer Weise als Frau bzw. Mann fühlen kann! Fallen Ihnen kleine Interventionen ein, die solchen Situationen förderlich sein können?

Literatur

Eder W (2005) Sexualität in der Pflege. In: magazin.pflegenetz. Das Magazin für die Pflege 02/2006, 18–19

Grond E (2001) Sexualität im Alter. (K)ein Tabu in der Pflege. Brigitte Kunz Verlag, Hagen

Heidenblut S, Zank S (2012) Sexualität. In: Wahl H-W et al. (Hg) (2012) Angewandte Gerontologie. Interventionen für ein gutes Altern in 100 Schlüsselbegriffen. Kohlhammer, Stuttgart, 2., vollständig überarbeitete und erweiterte Auflage, S. 441–446

Menche N (Hg) (2004) Pflege heute. Lehrbuch für Pflegeberufe. Elsevier, Urban & Fischer, München, 3., vollständig überarbeitete Auflage

Wingchen J (2004) Geragogik. Von der Interventionsgerontologie zur Seniorenbildung. Lehr- und Arbeitsbuch für Pflegeberufe. Brigitte Kunz Verlag, Hannover, 5., überarbeitete Auflage

Die Rolle der Angehörigen in der Pflege älterer Menschen

Kapitel 23   Der Betagte, seine Familie und die Pflegenden – 189

Kapitel 24   Die Dritten im Bunde – der Weg zum Miteinander – 193

Der Betagte, seine Familie und die Pflegenden

Esther Matolycz

23.1   Die Bedeutung familiärer Beziehungen für den älteren Menschen und die Pflege – 190

23.2   Geänderte Gesellschaftsstrukturen: Warum man nicht vom »Abschieben« sprechen kann – 191

Literatur – 192

E. Matolycz, *Pflege von alten Menschen*,
DOI 10.1007/978-3-662-48151-6_23, © Springer-Verlag Berlin Heidelberg 2016

Die Bedeutung familiärer Beziehungen für den älteren Menschen (und auch die Pflege) wird in diesem Kapitel skizziert, es werden geänderte Gesellschaftsstrukturen thematisiert und es wird gezeigt, warum man in Zusammenhang mit institutionalisierter, geriatrischer Pflege nicht vom »Abschieben« sprechen kann.

»Gesundheitsfürsorge kann«, so der Gerontopsychologe L. van de Ven, »als eine kontinuierliche Interaktion zwischen drei Parteien angesehen werden: dem Patienten (Bewohner), der Familie und der Pflegekraft (der Organisation).« (Van de Ven 2004, S. 269). Der Autor geht noch weiter und führt im Anschluss aus, dass die Forderung, den alten Menschen allein in den Mittelpunkt pflegerischer Bemühungen zu stellen, die Gefahr in sich birgt, dass seinen Interessen letztlich gar nicht entsprochen wird.

23.1 Die Bedeutung familiärer Beziehungen für den älteren Menschen und die Pflege

Gewissermaßen zählt also auch die Familie des Betagten zur Klientel der Pflegenden, wobei immer zu bedenken ist, dass sich die Beziehungen innerhalb der Familie in jedem Fall auf das Befinden des alten Menschen auswirken. Sind sie positiv besetzt und werden als angenehm empfunden, wirkt sich das fördernd auf sein Wohlbefinden und seine Ressourcen aus. Wird diese Beziehung hingegen vorwiegend konflikthaft erlebt, kann dies zu einer Zunahme seiner Beschwerden führen.

»Lineare« (also sehr einfache und direkte) Erklärungen hierfür sind, so Van de Ven, hierbei vielleicht aber oft »zu einfach und undifferenziert«, eher könne man von einer »zirkularen Kausalität« sprechen (Van de Ven 2004, S. 270). Das bedeutet also, dass weniger Unterstützung durch die Familie zur mehr Beschwerden des Betagten führen kann, dem folgt dann evtl. wieder weniger Unterstützung und so setzt sich der Kreislauf fort.

Hier ist ganz besonders von emotionaler Unterstützung bzw. Begleitung die Rede. Diese wiederum kann die Widerstandskraft insgesamt und gerade in Zusammenhang mit auftretenden Stressfaktoren (etwa dem Eintritt ins Pflegeheim) erhöhen. Dies gilt auch und gerade dann, wenn alte Menschen Trauerarbeit (z. B. bei Verlust des Partners) zu leisten haben, und wäre deshalb besonders wichtig. Es kommt aber nicht immer dazu. Ein Grund für das Ausbleiben dieser Unterstützung ist beispielsweise, dass die soziale Isolation noch verstärkt wird, wenn Betagte Depressionen (▶ Kap. 10) entwickeln und sie deshalb mehr oder weniger bewusst von ihrem Umfeld gemieden werden.

Darüber hinaus gibt es innerhalb von Familien und ihrer Entwicklung jeweils Ereignisse, Konflikte, Beschlüsse oder Streitigkeiten, die für das Verständnis der aktuellen (Pflege-) Situation von Bedeutung sind. Vor allem sind hierbei zwei Begriffe für das gesamte Interaktionsgefüge, das Miteinander von Bedeutung, nämlich die der patenteralen und der filialen Reife. Sie sind es, die u. a. bestimmen, wie weit der alte Mensch und seine Kinder füreinander sorgen und da sein können.

Die **filiale Reife** beschreibt, wie (sehr) sich ein erwachsenes Kind um die Beziehung zu den Eltern bemüht und sich darin einsetzt. Es geht hier weniger darum, wie viel Zeit investiert wird oder was genau das Kind für die Eltern tut, sondern hat mit dem Grad des Verständnisses für deren Situation zu tun. Dauernde Verfügbarkeit steht allein also ebenso wenig für diese filiale Reife, wie geringe »Greif-« oder Erreichbarkeit dagegen spricht. Sofern sinnvolle Einschätzungen zur Situation der Eltern gegeben und angemessene Hilfestellungen erfolgen können, ist sie grundsätzlich gegeben.

Die **parenterale Reife** steht für das Engagement eines Elternteils in der Beziehung zum erwachsenen Kind. Hier ist es unschwer sich vorzustellen, dass demenziell erkrankte Elternteile unter Umständen gar kein Gefühl für die Elternrolle haben oder dass sich voll orientierte Betagte sehr wenig in die Lage ihrer Kinder versetzen können, die einer anderen Generation mit allen Lebenserfordernissen angehören (Van de Ven 2004, S. 274).

Filiale und parenterale Reife können also bei beiden Elternteilen und bei jedem ihrer Kinder in unterschiedlichem Ausmaß gegeben sein – hinzu kommt, dass es mehr oder weniger Möglichkeiten gibt (z. B. in Zusammenhang mit räumlicher Distanz), sie zur »Anwendung« kommen zu lassen. Einerseits haben Kinder in der heutigen Gesellschaft meist zu irgendeinem Zeitpunkt sozusagen das Haus verlassen, was für sich schon meist großen Einfluss auf das Erleben der Mutter- oder Vaterrolle der Eltern hat. Auch die weiteren Kontakte werden häufig stark durch das Verhältnis beeinflusst, welches das Miteinander zuvor bestimmt hat. Eltern können mehr oder weniger Distanz zulassen, erwachsene Kinder sind mehr oder eben weniger selbstständig.

Ebenso spielt eine Rolle, wie weit der Partner eines Kindes akzeptiert wird. Und schließlich hat das »Schwiegerkind« oft eine völlig andere Perspektive, aus der es das Familiengeschehen beobachtet, als die Mitglieder der »Kernfamilie« (Van de Ven 2004, S. 272). Im Großen und Ganzen geht es in Zusammenhang mit parenteraler und filialer Reife um die Grundhaltung der Familienmitglieder mit Blick auf die Fürsorge, die man einander zukommen lässt bzw. lassen kann.

Häufig berichten pflegende Kinder bzw. solche, die sich um Eltern in Pflegeeinrichtungen kümmern, davon, »nichts recht machen« zu können, während die abwesenden Geschwister, die weder Pflege- noch Betreuungsarbeit leisten, immer gelobt und vermisst würden. Dieses Phänomen hat zunächst einen leicht nachvollziehbaren Hintergrund – wer nicht da ist, kann auch nichts falsch machen und wird leicht »glorifiziert«. Darüber hinaus ist es mit den vielen kleinen Konflikten verbunden, die jedes Miteinander, besonders aber jenes in einer **asymmetrischen** Beziehungsstruktur begleitet. (Asymmetrie kennzeichnet Beziehungen, innerhalb derer nicht jeder der beiden Interaktionspartner mit den gleichen Möglichkeiten ausgestattet ist – und Bewohner von Pflegeheimen sind ihren Möglichkeiten denen gegenüber, die sie besuchen kommen, ja tatsächlich eingeschränkt.)

Zum eben Beschriebenen kommt noch der Umstand, dass erwachsene Kinder (mehr oder weniger bewusst) eine »Vorstellung von der ‚bevorzugten‘ Reihenfolge des Todes ihrer Eltern« haben. Stirbt nun der Elternteil zuerst, der besonders geliebt wird, kann das dem verbliebenen Elternteil gegenüber unterschwellige oder sich offen zeigende Gefühle einer Art unbewussten »Rache« zur Folge haben oder zu »Fluchtreaktionen« führen (Van de Ven 2004, S. 272). Auch das Erbe kann zu großen Konflikten innerhalb von Familien führen, die mehr oder weniger offenkundig und bewusst sein, ebenso aber im Hintergrund schwelen können.

23.2 Geänderte Gesellschaftsstrukturen: Warum man nicht vom »Abschieben« sprechen kann

Ältere Menschen wohnten in Verbünden von Großfamilien noch bis zum Anfang des zwanzigsten Jahrhunderts mit den jüngeren Generationen zusammen und nahmen damals auch wichtige Rollen in Zusammenhang mit verschiedenen familiären oder landwirtschaftlichen Aufgaben ein. Waren sie auf Hilfe angewiesen, war diese auch verfügbar und wurde durch den Familienverbund geleistet. Allerdings gab es damals selten »Überlebende der vierten Generation« (Van de Ven 2004, S. 273). Heute ist durch Änderungen der gesellschaftlichen Struktur bzw. der Lebensgestaltung das Leben in Großfamilien nicht mehr üblich. Die Funktionen der Familie änderten sich wesentlich und die Familienmitglieder leben weiter voneinander entfernt.

Die Versorgung kranker und pflegebedürftiger Menschen wurde im Lauf des zwanzigsten Jahrhunderts sukzessive professionalisiert und institutionalisiert. Vielfach wird davon gesprochen, Kinder würden ihre Eltern »ins Heim abschieben« oder seien »egoistisch und nur auf den eigenen Vorteil bedacht«. Hier wird den Strukturen und Bedingungen nicht ausreichend Rechnung getragen, unter denen z. B. Arbeit heute stattfindet.

Die flexibilisierte Welt fordert praktisch dauernde Einsatzbereitschaft und höchstmögliche Mobilität, zugleich müssen Frauen heute oft arbeiten, um einen bestimmten Lebensstil aufrecht erhalten zu können, selbst Kinder zu haben, gilt vielfach als »Luxus«. Man lebt in kleineren Verbünden zusammen, was aber nicht bedeutet, dass die Solidarität unter den Familienmitgliedern verschwunden wäre – sie hat lediglich ihre Erscheinungsform geändert (Angehörige sind oft rund um die Uhr per Handy erreichbar u. v. m.). Es darf nicht vergessen werden, dass weite Teile auch der pflegerischen Versorgung trotzdem von Angehörigen geleistet werden, dasselbe gilt für Hilfestellungen im Haushalt oder bei Erledigungen u. Ä. (Van de Ven 2004).

? Sprechen Sie über die Bedeutung der Familie in der Pflege Betagter und erklären Sie, warum man nicht vom »Abschieben ins Pflegeheim« sprechen kann!
Erklären Sie, worum es sich bei »filialer« und »parenteraler« Reife handelt«!

Literatur

Van de Ven, L (2004) Familiäre Problematik in der Altenpflege. In: Milisen et al. (Hg) (2004): Die Pflege alter Menschen in speziellen Lebenssituationen: modern – wissenschaftlich – praktisch. Springer, Heidelberg, 267–282

Die Dritten im Bunde – der Weg zum Miteinander

Esther Matolycz

24.1   Angehörige in der Pflege älterer Menschen und ihre Rolle beim Eintritt des Betagten in eine Einrichtung zur Pflege und Betreuung – 194

24.2   Pflegende und die Angehörigen des Betagten – 195

24.3   Der Umgang mit inneren Widerständen und weitere Praxistipps – 196

24.4   Praxistipps – 197

        Literatur – 198

E. Matolycz, *Pflege von alten Menschen*,
DOI 10.1007/978-3-662-48151-6_24, © Springer-Verlag Berlin Heidelberg 2016

Die Rolle der Angehörigen in der geriatrischen Pflege sowie besonders beim Eintritt des Betagten in eine Einrichtung zur Pflege und Betreuung wird in diesem Kapitel skizziert, es wird das Verhältnis zwischen professionell Pflegenden und Angehörigen thematisiert, dem folgen Ausführungen zum Umgang mit den sogenannten »inneren Widerständen« sowie Praxistipps.

Im Folgenden wird erklärt, was beim Eintritt in ein Pflegeheim zu beachten ist, damit es zum Miteinander, zum »Beziehungsdreieck« zwischen dem Betagten, den Pflegenden und seinen Angehörigen kommt.

24.1   Angehörige in der Pflege älterer Menschen und ihre Rolle beim Eintritt des Betagten in eine Einrichtung zur Pflege und Betreuung

Die Interaktion mit Angehörigen von Klienten sowie deren Anleitung und Begleitung spielt in der geriatrischen Pflege eine besondere Rolle. Das ist nicht nur im Bereich der Hauskrankenpflege, sondern auch in Einrichtungen zur Langzeitpflege der Fall. Kommt es nun zum Umzug in eine Pflegeeinrichtung, zum »Heimeintritt«, erweist es sich – besonders, wenn dem eine lange Phase häuslicher Pflege durch Angehörige vorausgegangen ist – als unumgänglich, diese von Anfang an so viel wie möglich (und sofern gewünscht) mit einzubeziehen.

Im folgenden Kapitel soll zunächst überlegt werden, was die Angehörigen alter Menschen, deren Rolle sich mit dem Umzug des Betagten in die Pflegeeinrichtung deutlich ändert, beschäftigen kann und wo mögliche Konfliktfelder gegeben sind und welche inneren Bilder (vor allem auch unbewusst) entstehen können: Wie sehen Angehörige die Pflegenden und umgekehrt? Das Erleben des Heimeintritts durch den alten Menschen selbst wird in ▸ Kap. 12 besprochen.

Zunächst ist es möglich, dass für die Angehörigen ein starkes Gefühl der **Erleichterung** eintritt. Über 80% der pflegenden Angehörigen geben an, auf die Betreuungstätigkeit nicht vorbereitet gewesen zu sein, 74% müssen dauernd erreichbar sein und 39% empfinden die Situation als belastend. Zugleich »stellt für 65% aller pflegenden Angehörigen [die] Unterbringung in einem Heim auf keinen Fall eine Alternative dar« (Schiff 2006, S. 14).

Sie haben in der häuslichen Pflege eines Betagten oft Aufgaben zu bewältigen, für die sie nicht ausgebildet sind, und können keine **professionelle Distanz** zur Situation und zum Betagten und seinen Verhaltensweisen einnehmen (die sich im Übrigen – auch krankheitsbedingt – immer wieder ändern können). Zusätzlich können sich aus dem Umstand, dass zu Hause ein Betagter gepflegt wird, Beziehungskrisen, Selbstzweifel, Schuldgefühle und gegenseitige Schuldzuweisungen, große räumliche Enge bei gleichzeitig fehlenden Freiräumen für die Pflegenden sowie letztlich deren **soziale Isolation** entwickeln (Ehmann und Völkel 2004, S. 184 f.).

Es ist davon auszugehen, dass pflegende Angehörige – zumindest zeitweilig – **ambivalente**, also zur gleichen Zeit vorhandene, aber völlig gegensätzliche Gefühle gegenüber dem Betagten haben, was ihnen allerdings nicht immer bewusst sein muss. Wenn das Thema auch weitgehend tabuisiert ist, kommt es doch in der häuslichen Pflege mitunter zu mehr oder weniger offenkundigen Aggressionen, die Angehörige dieser Situation und dem Betagten gegenüber entgegenbringen (Hörl und Spannring 2001).

Pflegende Angehörige können außerdem derart überfordert sein, dass sie selbst physische und/oder psychische Symptome entwickeln. Um nur einige Beispiele zu nennen: Schlafstörungen, die bereits genannten Aggressionen (mehr oder weniger manifest), Depression,

Magen-Darm-Beschwerden, Erschöpfung, Hypertonie, Hauterkrankungen, Veränderungen des Körpergewichts oder Kopfschmerzen. Ebenso kann aufgrund der Überforderung die Pflegebedürftigkeit des Betagten zunehmen, so dass pflegende Angehörige sich selbst oder auch das eigene Wohnumfeld vernachlässigen (Ehmann und Völkel 2004, S. 184 f.).

Wird der pflegebedürftige Betagte (oft erst nachdem seine Angehörigen über eine lange Phase mit der Pflege überfordert waren) schließlich doch in einer Pflegeeinrichtung untergebracht, können sich diese ambivalenten Empfindungen fortsetzen. Einerseits tritt das Gefühl der Erleichterung auf, zugleich manifestieren sich andererseits möglicherweise auch **Schuldgefühle** und Selbstvorwürfe sowie Zweifel an der Richtigkeit der Entscheidung (Schiff 2006, S. 14).

Ihre Rolle ändert sich nun stark: Zu Hause konnten sie Ablauf und Durchführung der Pflege planen und bestimmen, nun sind sie quasi »Besucher« und werden, wenn ihr Angehöriger Zimmernachbarn hat, aus dem Raum gebeten, während an ihm Pflegeinterventionen durchgeführt werden u. Ä. Möglicherweise entwickeln sie nun, da die große und zeitaufwändige Aufgabe der Pflege nicht mehr »ihre« ist, auch **Leere** oder das Gefühl, nicht mehr gebraucht zu werden.

Zugleich – und hier sind Pflegende besonders gefordert – kann es sein, dass die Angehörigen den Eindruck gewinnen, **ihre Arbeit würde nicht anerkannt** oder sei »nicht gut genug« gewesen, so dass sie letztlich unter **Versagensgefühlen** leiden. Verhaltensweisen von Angehörigen in einer solchen Situation können sein, dass sie die Pflegeeinrichtung über ein übliches Maß hinaus aufsuchen, alles, was die Pflegenden und die anderen Mitarbeiter dort tun, genauestens beobachten, ihnen oft Handlungsanweisungen geben und sie – wenn auch unbewusst – als Konkurrenten betrachten.

24.2   Pflegende und die Angehörigen des Betagten

Die Pflegenden wiederum werten das oben beschriebene Verhalten oft entweder als **Kontrolle** und/oder als **Misstrauen** oder fühlen sich ihrerseits vielleicht als diejenigen, die es dem Betagten »nicht recht machen« und seinem Bedarf an Zuwendung nicht in der Form gerecht werden können, in der dies zu Hause der Fall war.

Dazu kommt, dass der alte Mensch vielleicht selbst ängstlich und verunsichert ist und deshalb auf unterschiedliche Weise reagieren kann, wobei eine der möglichen Verhaltensweisen ebenfalls (wenn vielleicht auch unbewusst) aggressives oder besonders forderndes Verhalten ist. Selbstverständlich sind jedoch auch hier mehrere Entwicklungen denkbar, die wiederum von vielen Faktoren abhängig sind (▶ Kap. 12).

Pflegende können Angehörige als »mühsam«, »anstrengend«, »lästig« oder »besserwisserisch« empfinden und meinen, sich dagegen sowie gegen »Kontrolle« verteidigen zu müssen, und/oder sie entwickeln und transportieren – völlig gutmeinend – eine Haltung des »wir-wissen-schon-was-wir-tun«, was zwar Sicherheit vermitteln soll, dem Angehörigen letztlich aber (fälschlicherweise) das Gefühl gibt, im Weg bzw. ausgeschlossen zu sein.

Dieser kurzen Schilderung eines möglichen Szenarios lässt sich bereits entnehmen, dass sich gleich zu Beginn eine Spirale in Gang setzen kann, die mit beiderseitiger Unzufriedenheit enden kann und die oft nur mehr schwer zu durchbrechen ist. Menschen, denen die Welt einer Pflegeeinrichtung fremd ist, können auch vieles nicht zuordnen, was sie dort zu sehen oder zu hören bekommen, und es beispielsweise als Ausdruck schlechter Pflege missdeuten, wenn demenziell erkrankte Menschen rufen oder schreien.

Reagieren die Pflegenden nicht rechtzeitig, so dass Angehörige – die »Dritten im Bunde« – adäquat in die Interaktion einbezogen werden, fehlt gerade in der Anfangsphase des Miteinanders ein Angebot an intensiver Begleitung, entstehen unter Umständen Konkurrenzdenken, gegenseitiges Misstrauen, Konflikte und Missverständnisse (Schiff 2006, S. 14).

Zunächst ist es also für Pflegende wichtig zu wissen, dass

- das Angebot von **Kontakt** und **Integration** an die Angehörigen unbedingt Teil der Pflege ist,
- bestimmte Verhaltensweisen zwar als unangenehm empfunden werden können, dass sie aus der Situation, in der die Angehörigen und der Betagte sich befinden, aber zumindest verständlich sind; es mag hilfreich sein, sich immer wieder vor Augen zu führen, dass das, was als Kontrolle empfunden wird, häufig aus großen **Schuld-** und **Versagensgefühlen** erwächst, und dass das, was als (möglicherweise auch fordernd formulierte) Beschwerde ankommt, eigentlich mit **Angst** und **Unsicherheit** zu tun hat,
- Angehörige – in welchem Ausmaß sie auch immer zuvor mit der Pflege betraut waren – **Abschied** von einer Situation nehmen und sich völlig neuen Umständen ausgesetzt sehen, von denen sie oft das Gefühl haben, nur (mehr) wenig Einfluss darauf nehmen zu können,
- auch wenn sich für pflegende Angehörige mit dem Heimeintritt des alten Menschen vieles ändert, sie doch Angehörige bleiben, die sich ihrer Verantwortung meist keinesfalls enthoben fühlen (Schiff 2006, S. 16).

24.3   Der Umgang mit inneren Widerständen und weitere Praxistipps

Eine wesentliche und gute Möglichkeit, das Miteinander von Anfang an gelingen zu lassen, ist es, auf ganz bestimmte Weise mit den **inneren Widerständen** pflegender Angehöriger umzugehen. Wenn sie also ständig zu kontrollieren scheinen, den Pflegenden laufend versuchen, zu sagen, was ihrer Ansicht nach wie getan werden soll/muss, hilft es wenig, immer wieder zu beteuern, schon zu wissen, was man macht.

Besser ist es, sowohl **Zweifel** als auch **Vorschläge** (auch wenn sie wiederholt formuliert werden) aufzugreifen und die Angehörigen zugleich ins Pflegehandeln einzubeziehen. Praktisch sieht das dann etwa so aus:

- »Ja, Sie haben Recht, es ist, wie Sie sagen, sehr wichtig, dass Ihr Gatte immer um 18 Uhr ins Bett gehen kann. Wir achten zwar immer darauf, aber vielleicht achten Sie, wenn Sie hier sind, mit uns gemeinsam darauf.«
  (Anstelle von: »Ja, das haben wir Ihnen ja schon versprochen, machen Sie sich keine Sorgen.«)
- Oder: »Ja, sehen Sie, Sie kennen Ihren Gatten ja besser als wir, ich gebe Ihnen das Wochenprogramm der Animation, vielleicht kennzeichnen Sie für uns die Veranstaltungen, von denen Sie denken, dass sie für ihn geeignet sind.«
  (Anstelle von: »Ja, Frau X., wir haben Ihnen ja schon gesagt, dass Ihr Gatte sicher nicht zur Bastelgruppe gebracht wird.«)
- Oder: »Genau, es ist wichtig, dass er viel trinkt – worauf, glauben Sie, reagiert er am besten – sollen wir ein Erinnerungsschild schreiben, wie haben Sie das denn zu Hause gemacht?«
  (Anstelle von: »Natürlich, Frau X., das haben wir alles schon besprochen, glauben Sie uns nur, wir erinnern ihn schon daran.«)

Dieses Vorgehen entstammt eigentlich einem anderen Kontext, nämlich dem Umgang mit inneren Widerständen von Klienten, die eine Prozessbegleitung oder Klärungshilfe in Anspruch nehmen, wobei es sich z. B. um die Beratung von Unternehmen handeln kann (Thomann und Schulz von Thun 2003, S. 87 ff.). Ein solches Vorgehen hat ganz entscheidende Vorteile gegenüber Beteuerungen und Versuchen, die eigene Handlungskompetenz zu betonen bzw. zu rechtfertigen, da man aus dieser Spirale, hat sie einmal eingesetzt, nur mehr schwer aussteigen kann. (Diese Spirale besteht aus »Kontrolle« oder »Frage« durch den Angehörigen und in der Folge Beteuerung und/oder Rechtfertigung durch die Pflegenden und setzt sich in der Regel fort, ohne dass eine der beiden Seiten Erleichterung erfährt, Matolycz 2009 bzw. 2009a).

Dieses Verbünden mit inneren Widerständen hat mehrere Vorteile:

- Der Angehörige fühlt sich als kompetent Pflegender wahrgenommen, ihm wird etwas »zugetraut« und die Leistung, die er erbracht hat, bekommt einen Wert.
- Er kann sich tatsächlich so an der Pflege beteiligen, dass sowohl der alte Mensch als auch die Pflegenden davon profitieren können.
- Er hat nicht das Gefühl, aus allem ausgeschlossen zu sein, sondern erlebt, etwas tun zu können.

Neben dieser Umgangsweise mit Kontrolle und Misstrauen ist eine Vielzahl anderer Verhaltensweisen hilfreich, wenn es darum geht, auch die Angehörigen des Betagten gerade in der Anfangsphase zu begleiten und die Voraussetzungen dafür zu schaffen, dass es tatsächlich zu einer Zusammenarbeit kommt.

24.4 Praxistipps

- Pflegende sollen zunächst in Erfahrung bringen, wie und unter welchen Umständen die Entscheidung für den Heimeintritt getroffen wurde (es kommt vor, dass innerhalb einer Familie einige Angehörige dafür, andere wieder dagegen sind, was das kommunikative Klima meist verschärft).
- Ebenfalls wichtig für ein gelingendes Miteinander ist die Information darüber, wie begleitende Angehörige den Heimeintritt des alten Menschen vorrangig erleben.
- Es soll versucht werden, die Angehörigen – soweit sie dies wünschen und soweit sie dazu in der Lage sind – zumindest in kleinen Teilbereichen in die Pflege einzubeziehen.
- Im Zuge dessen muss geklärt werden, wer als erster Ansprechpartner zu informieren ist, wenn sich der Zustand des Klienten ändert oder er etwas benötigt, und wann und wie dieser Ansprechpartner kontaktiert werden soll. Häufig entstehen Missverständnisse und Schwierigkeiten, wenn beispielsweise nicht genau besprochen wurde, über welche Ereignisse Angehörige – auch jederzeit – informiert werden möchten bzw. ob über besondere Vorkommnisse auch spät abends oder nachts oder besser erst am nächsten Tag informiert werden soll.
- Es soll versucht werden, sich mögliche vorhandene innere Widerstände der Angehörigen gegen die Pflege in einer Einrichtung quasi zu Verbündeten zu machen.
- Sobald Beschwerden geäußert werden, ist es wichtig, zwei Dinge zu vermitteln: erstens, dass die Beschwerde auch wirklich »angekommen« ist – andernfalls wird sie sehr wahrscheinlich wiederholt bzw. versuchen die Angehörigen (wenn auch oft unbewusst) auf anderen Wegen, sich die Aufmerksamkeit der Pflegenden zu sichern. Zweitens natürlich, dass nach einer Lösung des Problems gesucht wird.

- Es erweist sich als sinnvoll, mit Angehörigen, die sehr intensiv in die Pflege und das Stationsgeschehen involviert sind, einige Zeit (etwa vier Wochen) nach dem Heimeintritt des Betagten einen Termin zu vereinbaren, an dem der Stand der Dinge besprochen wird – sofern dies gewünscht ist.
- Missverständliche Aussagen auf Flyern und Webseiten von Pflegeeinrichtungen schaden mehr, als sie nutzen. Wenn etwa angekündigt wird, dass die Pflegenden »jederzeit« Spaziergänge und Freizeitaktivitäten begleiten können, berücksichtigt das oft personelle Engpässe nicht, die sich im Tagesverlauf nie ganz vermeiden lassen – so gibt es z. B. Übergabezeiten oder Tageszeiten, in denen die körperliche Versorgung der Bewohner eines Pflegeheims im Vordergrund steht und eine Begleitung beim Spaziergang nicht so einfach möglich ist.
- Generell sind gleich von Beginn an klare und realistische Aussagen darüber wichtig, was im Rahmen der Pflege möglich und was nicht möglich ist.

❓ Wie können professionell Pflegende von den Angehörigen eines Klienten, der in ein Pflegeheim kommt, erlebt werden? Welche »inneren Bilder« können sich hier bewusst oder unbewusst aufbauen? (Denken Sie zur Beantwortung der Frage z. B. an die Begriffe Misstrauen, Kontrolle, Entlastung.)
Wie können Angehörige eines Klienten, der in eine Einrichtung zur Pflege und Betreuung kommt, von Pflegenden erlebt werden? Welche »inneren Bilder« können sich hier bewusst oder unbewusst aufbauen? (Denken Sie zur Beantwortung der Frage auch hier beispielsweise an die Begriffe Misstrauen, Kontrolle, Entlastung.) Inwieweit können Angehörige eine »Ressource« darstellen und wie und wodurch kann diese »genutzt« werden?
Nennen Sie Pflegeinterventionen, an denen Angehörige sich beteiligen können bzw. Pflegeinterventionen/Aktivitäten, die sie zur Gänze übernehmen können! Was ist dabei jeweils zu bedenken?
Nennen Sie fünf Fehler, die Pflegende mit Blick auf den Aufbau einer guten Beziehung zu den Angehörigen machen können, wenn ein Klient in eine Pflegeeinrichtung zieht!

Literatur

Ehmann M, Völkel I (2004) Pflegediagnosen in der Altenpflege. Elsevier, Urban & Fischer, München
Matolycz E (2009) Kommunikation in der Pflege. Springer, Wien 2009
Matolycz E (2009a) Vertrauen gewinnen. Gelingende Kommunikation zwischen Pflegenden und Angehörigen von Klienten der Pflege. In: Pro Care Vol 14, 06/2009, 6–8
Schiff S (2006) Umerziehungsversuche unangebracht! Begleitung Angehöriger – Herausforderung für Seniorenheime. In: magazin.pflegenetz. Das Magazin für die Pflege 03/2006, 14–16
Hörl J, Spannring R (2001) Gewalt gegen alte Menschen. In: Bundesministerium für soziale Sicherheit und Generationen (Hg) (2001): Gewalt in der Familie – Gewaltbericht 2001: Von der Enttabuisierung zur Professionalisierung. Wien, Bundesministerium für soziale Sicherheit und Generationen, 305–344
Thomann C, Schulz von Thun F (2003) Klärungshilfe 1. Handbuch für Therapeuten, Gesprächshelfer und Moderatoren in schwierigen Gesprächen. Rowohlt Taschenbuch Verlag, Reinbek bei Hamburg, Neuausgabe

Phänomene und Verhaltensmuster in der Pflege alter Menschen und wie damit umzugehen ist

Kapitel 25　　Desinteresse und Antriebslosigkeit – 201

Kapitel 26　　Agitiertheit – 207

Kapitel 27　　Vokale Störungen – 213

Kapitel 28　　Bemerkungen zum Umgang mit BPSD – 219

Kapitel 29　　Deprivation und psychischer Hospitalismus – 223

Desinteresse und Antriebslosigkeit

Esther Matolycz

25.1   Desinteresse, Antriebslosigkeit, Passivität und Apathie – 202

25.2   Beobachtung dieser Verhaltensweisen – 202

25.3   Pflegeinterventionen und Praxistipps – 203

Literatur – 205

E. Matolycz, *Pflege von alten Menschen*,
DOI 10.1007/978-3-662-48151-6_25, © Springer-Verlag Berlin Heidelberg 2016

Die Phänomene »Desinteresse«, »Antriebslosigkeit«, »Passivität« und »Apathie« werden in diesem Kapitel vorgestellt, es wird skizziert, worauf in ihrer Beobachtung zu Aufmerksamkeit zu legen ist. Dem schließen sich Pflegeinterventionen und Praxistipps an.

25.1   Desinteresse, Antriebslosigkeit, Passivität und Apathie

Apathie wird gemeinhin mit »Teilnahmslosigkeit« übersetzt. Was die Passivität betrifft, auf die wir im Rahmen der Pflege alter Menschen stoßen, liegt keine einheitliche Definition vor. Teilweise wird damit »geringe Offenheit« bezeichnet, es werden darunter aber auch u. a. Teilnahmslosigkeit oder das Fehlen von Extrovertiertheit (also einer nach außen gerichteten Haltung) verstanden (Halek und Bartholomeyczik 2006, S. 42 f.). Antriebslosigkeit und Desinteresse werden manchmal zur näheren Beschreibung der Apathie verwendet, stehen als Verhaltensweisen aber auch für sich.

Den genannten Phänomenen, denen man in der Interaktion mit alten Menschen begegnen kann, ist gemeinsam, dass sie einerseits als Folge verschiedener Erkrankungen oder als Nebenwirkung von Medikamenten, andererseits aber unabhängig davon auftreten. Erkrankungen, die stark mit Antriebslosigkeit und Passivität bzw. Apathie assoziiert sind, sind demenzielle Erkrankungen sowie die Depression. Die Pflege in diesem Zusammenhang wird eigens in ▶ Kap. 9 und ▶ Kap. 10 beschrieben.

Im Folgenden geht es um pflegerisches Tun in Zusammenhang mit oben genanntem Verhalten. Ohne die Begriffe nun genau voneinander abgrenzen zu wollen, sei hier erwähnt, dass es um Betagte geht, die stunden- oder tageweise oder über längere Intervalle und mehr oder weniger das zeigen, was auch als **Rückzugsverhalten** bezeichnet wird.

Es geht also um Betagte, die

- mangelhaft motiviert bzw. in der Lage sind, Aktivitäten zu beginnen und sie zu verfolgen,
- sich wenig am Geschehen in ihrer Umgebung beteiligen oder zu beteiligen scheinen,
- gleichgültig wirken,
- mitunter verflachte Affekte haben können (»flat affect«),
- mitunter wenig Emotionen zeigen,
- mitunter wenig Reaktion zeigen,
- wenig oder gar nicht mit anderen Menschen in Beziehung zu treten scheinen.

Diese Verhaltensweisen können nun (je nach Ursache) mit einer Einschränkung der **kognitiven** und **psychomotorischen Fähigkeiten** einhergehen, das muss aber nicht der Fall sein. Ebenso ist es möglich, dass die grundsätzliche Fähigkeit zum **Empfinden von Emotionen** sowie zur **Interaktion** mit Mitmenschen nicht oder nur eingeschränkt gegeben ist, was aber ebenfalls nicht immer der Fall ist. Passivem Verhalten kommt in der Pflege weniger Aufmerksamkeit zu als etwa Aggression, was damit zu tun hat, dass teilnahmslose Klienten von Pflegenden bzw. der Umgebung als weniger belastend und/oder »störend« erlebt werden (Halek und Bartholomeyczik 2006, S. 44).

25.2   Beobachtung dieser Verhaltensweisen

In Zusammenhang mit passivem Verhalten und Rückzug sind zunächst folgende Fragen zu stellen:

- Liegt eine Grunderkrankung vor, die dieses Verhalten bedingen kann, und erhält der Klient medizinische Therapie?

- Ist dieses Verhalten möglicherweise Nebenwirkung einer bestimmten Medikation?
- Gibt es einen auslösenden Faktor für Desinteresse, Antriebslosigkeit, Passivität und Apathie, wie z. B. Tod eines nahen Angehörigen, Verlust wichtiger Bindungen, Beziehungen und Sozialkontakte, Umzug in eine Pflegeeinrichtung, Verlust des Haustieres, schwere Kränkung oder Enttäuschung, das Gefühl, wenig beachtet oder wahrgenommen zu werden (▸ Kap. 12), Überforderung, beginnende Inkontinenz (▸ Kap. 20)?
- Hat das genannte Verhalten ein Selbstfürsorge- bzw. Selbstpflegedefizit zur Folge – und wenn ja, welches?

Diese Fragen zeigen, dass genanntes Verhalten neben krankheitsbedingten oder medikamentös bedingten Ursachen auch davon unabhängige **exogene Auslöser** bzw. Gründe haben kann – und schließlich kann leichte Passivität und die Tendenz zum Rückzug jemandes grundsätzliches **Coping** (seine Lebensbewältigungsstrategie) sein. Wesentlich ist festzustellen, ob der betagte Klient unter seinem Rückzug und seiner Passivität leidet oder ob sie ihm – zumindest zeitweilig – Erleichterung oder ein besseres Ertragen seiner aktuellen Lebenssituation verschafft. Im Fall von Trauer ist beispielsweise durchaus vorstellbar, dass jemand sich lieber zurückzieht, als sich dazu überreden zu lassen, doch an bestimmten Aktivitäten teilzunehmen etc.

Pflegerische Interventionen müssen also ursachenbezogen erfolgen und sind vom Grad des persönlichen Leidensdruckes des Betroffenen abhängig. Im Fall eines Selbstfürsorge- bzw. Selbstpflegedefizites müssen die erforderlichen Interventionen eingeleitet werden (teilweise Übernahme der Körperpflege bzw. Kontrolle, ob sie erfolgt ist, Kontrolle der Nahrungs- und Flüssigkeitszufuhr des Klienten etc.)

Das Vorgehen in Zusammenhang mit pflegerischen Interventionen, die gezielt Desinteresse, Antriebslosigkeit, Passivität und Apathie betreffen, richtet sich wiederum – neben Ursache und Leidensdruck – nach den individuellen **Ressourcen** des Klienten: Es macht einen Unterschied, ob jemand orientiert oder eingeschränkt orientiert bzw. desorientiert ist, sich ausdrücken und verständigen kann oder nicht, und schließlich spielen auch Reaktions- und (verbliebene) Interaktionsfähigkeit oder etwa Vigilanz (hier: Grad der Wachheit) eine Rolle.

Nachdem also
- Ursachen,
- Leidensdruck,
- Selbstfürsorge- bzw. Selbstpflegedefizite und
- Ressourcen

in Zusammenhang mit Desinteresse, Antriebslosigkeit, Passivität und Apathie des Klienten erhoben wurden, kann überlegt, geplant und vorsichtig ausprobiert werden, was ihm vielleicht gut tut. Hier sollen nun mögliche Interventionen vorgestellt werden, die sich aber nicht als Rezept, sondern als Anregung und Aufforderung zum kreativen Umgang mit der Situation des Klienten verstehen.

25.3 Pflegeinterventionen und Praxistipps

Grundsätzlich bieten sich – gerade im Zusammenhang mit der Pflege dieser Gruppe von Klienten – Elemente aus unterschiedlichen Pflege- und Kommunikationsmodellen an, ganz besonders das Psychobiographische Pflegemodell nach **Erwin Böhm** (wo mittels Biografiearbeit ein »Motiv« in der Seele des Betagten gesucht wird, dass ihn seine Beine bewegen lässt) (▸ Kap. 31) und **Naomi Feils Validation** (▸ Kap. 32). Gerade ihr »Stadium IV«, das des »Vegetierens«, gilt in diesem Verständnis als ein Verschließen vor der Außenwelt, das u. a. durch minimalen eigenen Antrieb gekennzeichnet ist, wobei – so die Autorin – vieles darauf hindeutet, dass auch Klienten im Stadium IV gut auf die Anwendung der Validationstechnik reagieren (Feil 1999, S. 60).

Darüber hinaus ist Cora van der Kooijs **Mäeutik** (▶ Kap. 33) zu nennen, die in allen Interventionen der Intuition der Pflegenden viel Platz einräumt – und schließlich bietet sich, gerade weil Passivität und Apathie mitunter mit verringerten verbal-kommunikativen Fähigkeiten verbunden ist bzw. die Motivation, sich durch Sprache auszudrücken, fehlt, noch besonders Christel Bienstein und Andreas Fröhlichs Konzept der **Basalen Stimulation**® an.

- Pflegende sollten sich – auch wenn es aufgrund des mangelnden »Echos« schwerfällt – immer wieder beziehungsbereit zeigen und darauf achten, nicht den Gesichtsausdruck des Betroffenen zu spiegeln, sondern eher zu lächeln (womit keine übertriebene »Fröhlichkeit« gemeint ist).
- Natürlich soll auch Nähe angeboten werden, allerdings diskret; oft ist es besser, einfach den Arm zum Einhaken und Mitgehen anzubieten und Gespräche langsam einzuleiten.
- Erich Grond rät speziell für den Umgang mit »Altersschwermütigen«, nicht an sie zu appellieren, doch endlich aktiv zu werden oder sich »zusammenzureißen«, Verluste nicht zu beschwichtigen und den Betroffenen nicht zu überreden, »in fröhliche Gesellschaft zu gehen« (Grond 2001, S. 91).
- Trotzdem kann und soll versucht werden, zurückgezogene und passive Klienten zu Aktivität und zur Kontaktaufnahme mit anderen zu motivieren. Hilfreich kann es sein, den teilnahmslosen Betagten sich setzen zu lassen und ihn nicht mit zu vielen anderen Menschen auf einmal zu konfrontieren, sondern eher schrittweise sein Interesse für einzelne Menschen, Tätigkeiten, Gegenstände oder Geräusche zu wecken.
- Der Versuch, mit Musik zu arbeiten, kann sich auch lohnen, hier muss aber unbedingt bedacht werden, dass (auch traurige) Erinnerungen ausgelöst werden können.
- Berührungen tun gut, gerade auch, wenn Worte abgewehrt werden. Sie können bei der Körperpflege besonders gut zum Einsatz kommen, was Erich Grond gerade für demenziell Erkrankte betont. Sie »(…) spüren aus der Art der Berührung, ob die Beziehung des Helfers zu ihm wohlwollend, annehmend, neutral gleichgültig oder sogar ablehnend ist«, darüber hinaus betont Grond auch die Bedeutung von Blicken, Mimik Gestik und Stimmlage, die dem Klienten ebenfalls mitteilen, wie der Helfer die Beziehung zu ihm gerade erlebt (Grond 2001, S. 94; ▶ Kap. 16 Überlegungen zur analogen Kommunikation).
- An anderer Stelle empfiehlt der Autor besonders den so genannten **Tellington Touch**, der gerade den Zugang zu demenziell Erkrankten verbessert: Durchzuführen ist er, indem kreisförmig gestrichen wird (Grond 2003, S. 94). Er betont, dass Berührungen das Gefühl des Angenommenseins vermitteln.
- Gleichzeitig soll immer die Reaktion des Klienten beobachtet werden – nicht jeder Klient will berührt werden; wenn er zurückweicht, ist davon auszugehen, dass er es im Moment ablehnt (Feil 1999, S. 81).
- Eine möglichst gute und überschaubare Struktur des Tagesablaufs gibt auch im Rückzug Orientierung und Sicherheit.
- Die Gestaltung der Umgebung ist vom Rückzugs- bzw. Passivitätsgrad des Klienten unabhängig und natürlich ist eine angenehme (nicht überladene) Umgebung wohltuend und förderlich.
- Abgesehen von der verbalen Kommunikation kann auch versucht werden, mit anregenden Düften, Geschmacksstoffen, Speisen und Getränken zu arbeiten. Sollte es Aktivitäten geben, die sich evtl. aus der **Biografie** ermitteln lassen und die dem Betroffenen immer Spaß gemacht haben, lohnt es sich auf jeden Fall, es – abgestimmt auf seine **Ressourcen**

und **Fähigkeiten** – damit zu versuchen. Der Kontakt mit einem Tier kann auch bei Klienten, die stark im Rückzug sind, einen regelrechten »Antriebsschub« auslösen.

— Manchmal werden – von wenig orientieren Klienten – auch Handlungen, die im Langzeitgedächtnis (bzw. im kristallinen Gedächtnis, ► Kap. 15) gespeichert sind, einfach durchgeführt (Kartoffelschälen) und er erfährt damit zumindest zeitweilig das Gefühl sinnvoller Betätigung, was ihm ebenfalls Sicherheit geben kann. Oft muss eine solche Tätigkeit gar nicht lange erklärt werden.

Wenn es auch Klienten gibt, die mit eher passiv-teilnahmslosem Verhalten gut zurechtzukommen scheinen bzw. solche, von denen man das zumindest annimmt, sollen sie nie ein für alle Mal als »zufrieden kategorisiert«, sondern immer wieder aufmerksam beobachtet werden. Beziehungs-, Nähe-, Kontakt- und Aktivitätsangebote sollen immer vorhanden sein und diskret und trotzdem laufend vermittelt werden.

❓ Sprechen Sie über Desinteresse, Antriebslosigkeit und Apathie in der Pflege und Betreuung Älterer: Nennen Sie mögliche Ursachen und Pflegeinterventionen!

Literatur

Feil N (1999) Validation. Ein Weg zum Verständnis verwirrter alter Menschen. Ernst Reinhardt Verlag, München, 5., überarbeitete Auflage

Grond E (2001) Altersschwermut. Ernst Reinhardt Verlag, München

Grond E (2003) Pflege Demenzkranker. Brigitte Kunz Verlag, Hannover

Halek M, Bartholomeyczik S (2006) Verstehen und Handeln. Forschungsergebnisse zur Pflege von Menschen mit Demenz und herausforderndem Verhalten. Schlütersche, Hannover

Milisen et al. (Hg) (2004) Die Pflege alter Menschen in speziellen Lebenssituationen: modern – wissenschaftlich – praktisch. Springer, Heidelberg

Agitiertheit

Esther Matolycz

26.1   Agitiertheit – 208

26.2   Modelle zur theoretischen Erklärung unangemessenen bzw. herausfordernden Verhaltens – 209

26.3   Grundsätzliche Überlegungen zum Umgang mit Agitiertheit – 210

26.4   Pflegeinterventionen bzw. Praxistipps – 211

Literatur – 212

E. Matolycz, *Pflege von alten Menschen*,
DOI 10.1007/978-3-662-48151-6_26, © Springer-Verlag Berlin Heidelberg 2016

Das Phänomen »Agitiertheit« wird in diesem Kapitel vorgestellt; dem schließen sich Modelle zur theoretischen Erklärung unangemessenen Verhaltens an. Es werden grundsätzliche Überlegungen zum Umgang mit Agitiertheit angestellt, Pflegeinterventionen bzw. Praxistipps sind angeschlossen.

Das englische Wort »agitation« steht u. a. für Zustände wie Unruhe, Erregung oder Rastlosigkeit; in der Psychologie wird dies als »Agitation« auch ähnlich definiert. Unter »Agitiertheit« versteht man ein Getriebensein in Zusammenhang mit innerer Anspannung, das verschiedene sich wiederholende Aktivitäten zur Folge hat, die nicht als produktiv gelten. Agitiertes Verhalten kann sich in unterschiedlichen Symptomen äußern, denen gemeinsam ist, dass sie zumindest teilweise als höchst belastend für Pflegende und das Umfeld des Betroffenen gelten. Anders als etwa der Passivität kommt ihnen – wohl daher – auch verhältnismäßig viel Aufmerksamkeit zu.

Was die nun folgenden Ausführungen betrifft, sind sie zum größten Teil den Forschungsergebnissen von Margareta Halek und Sabine Bartholomeyczik (Halek und Bartholomeyczik 2006) entnommen[1]. Genau genommen müssten an dieser Stelle noch zwei weitere Phänomene Platz finden: das Wandern, das Teil der motorischen Agitiertheit ist, und die vokalen Störungen, die als verbale Agitiertheit bezeichnet werden. Beide werden aber eigens besprochen: das Wandern mit seinen Teilphänomenen in ▶ Kap. 18 und die vokalen Störungen in ▶ Kap. 27.

26.1   Agitiertheit

Wenn es auch, wie die Autorinnen anmerken, viel Literatur zur Agitiertheit in Zusammenhang mit demenzieller Erkrankung gibt, besteht – wie auch bei der Verhaltensweise der Passivität – wenig Einigkeit über die Definition. Agitiertheit begegnet uns zum großen Teil in der Pflege **demenziell erkrankter** Betagter, ist aber nicht darauf beschränkt, sondern kann u. a. auch Begleiterscheinung eines **Deliriums** oder anderer Erkrankungen oder Zustände und insgesamt durch medizinische, psychologische oder die Umgebung betreffende Ursachen oder Einflussfaktoren bedingt sein.

Die Ergebnisse der von Halek und Bartholomeyczik durchgeführten Literaturanalysen zeigen, dass man der Agitiertheit u. a. folgende wesentlichen Eigenschaften zuschreibt:
- Sie kann unterschiedliche Verhaltensformen umfassen.
- Sie muss sich nicht unbedingt störend auf die Umgebung auswirken.

Zunächst wird sie als Aktivität definiert, die grob in
- motorischen oder
- verbalen/vokalen (▶ Kap. 27)

Verhaltensweisen zum Ausdruck kommt und unangemessen erscheint.

Ebenso scheint sie aus den **Bedürfnissen** oder der **Verwirrtheit** der Betroffenen zu resultieren, wobei diese Bedürfnisse von Außenstehenden nicht zu erkennen sind (Halek und Bartholomeyczik, S. 31).

---

1   Die Autorinnen beschreiben sehr differenziert, worin sich die Ergebnisse der von ihnen analysierten Studien voneinander unterscheiden. Ich habe hier versucht, das für ein Unterrichts-Lehrbuch Relevante zusammenzufassen und vorzustellen. Halek und Bartholomeyczik unterscheiden zwischen »Agitiertheit« und »Agitation« und sprechen von Letzterem; ich verwende beide Begriffe synonym.

Grundsätzlich sind wesentliche Merkmale dabei jeweils
- Exzessivität, Unangemessenheit und
- Wiederholung (Repetition) (Halek und Bartholomeyczik, S. 31).

Klienten, die dieses Verhalten zeigen, können **innere Anspannung** verspüren, die sich in Symptomen wie Unruhe und Angst und hier in Form verbaler Störungen äußern kann; ebenso in Auf- und Abgehen, Schreiten bzw. Wandern oder Aggressivität (▶ Kap. 18 bzw. ▶ Kap. 28). Darüber hinaus kann der Tag-Nacht-Rhythmus gestört sein. Mögliche beobachtbare Verhaltensweisen können entweder mit Aggressivität verbunden sein, die wiederum physisch oder verbal zum Ausdruck kommt, oder nicht von aggressiven Verhaltensweisen begleitet sein.

Ein Beispiel für nicht aggressives agitiertes Verhalten ist das so genannte **picking behaviour**, das Verhaltensformen oder Handlungen wie »Sachen verpacken, Sachen verstecken, Sachen verschieben, an Sachen reiben oder streichen« bezeichnet (Halek und Bartholomeyczik, S. 32). Weitere Möglichkeiten sind das immerwährende Fordern von Aufmerksamkeit, Jammern oder Wimmern, **Manieriertheit** (gekünstelt und unnatürlich wirkendes Verhalten wie etwa Grimassieren), An- oder Auskleiden, das Wiederholen von Sätzen oder Rechthaberei.

Aggressives Verhalten kann Kratzen, Schlagen oder Stoßen, Beißen und Treten, Fluchen, Schreien oder können Temperamentsausbrüche sein. Agitiertheit zählt zum so genannten »herausfordernden Verhalten«, für das es unterschiedliche Erklärungsansätze gibt. Wie erwähnt kann es für das Umfeld der Betroffenen mit erheblichen Belastungen einhergehen, weshalb das Verständnis für mögliche Ursachen von besonderer Bedeutung ist.

26.2 Modelle zur theoretischen Erklärung unangemessenen bzw. herausfordernden Verhaltens

Modelle zur theoretischen Erklärung unangemessenen Verhaltens sind:
- das Modell der unbefriedigten Bedürfnisse,
- das Verhaltens- oder Lernmodell und
- das Modell der Vulnerabilität (Verletzlichkeit) durch die Umgebung bzw. herabgesetzte Stresstoleranz (Halek und Bartholomeyczik 2006, S. 47).

Im **Modell der unbefriedigten Bedürfnisse** wird davon ausgegangen, dass das unangemessene Verhalten eben durch genau diese verursacht wird. Demenzielle Erkrankungen bringen – so die Annahme – mit sich, dass die Betroffenen die Fähigkeit, ihre Bedürfnisse zu befriedigen, verlieren bzw. sich diese verringert. So kommt es zu einem Ungleichgewicht zwischen dem, was jemand sein Leben lang getan hat und vielleicht weiterhin tun möchte, und dem, was ihm möglich ist (es ändern sich die körperlichen und kognitiven Fähigkeiten). Das führt dazu, dass Bedürfnisse unbefriedigt bleiben müssen, was – so die Annahme in diesem Modell – zu verschiedenen Verhaltensweisen führt. Die Betroffenen versuchen vielleicht zu kommunizieren, indem sie wiederholt dieselben Fragen stellen, oder gleichen einen Mangel an sensorischen (sinnlich wahrnehmbaren) Reizen durch verschiedene Arten der Stimulation aus.

Es ist auch möglich, dass Langeweile vorliegt oder dass das Verhalten bereits die Reaktion auf einen Mangel oder unangenehmen Zustand ist, wenn z. B. Kleidung juckt, der Sessel unbequem ist oder der Betagte Schmerzen hat. Es wird außerdem angenommen, dass Pflegende die jeweiligen Bedürfnisse häufig nur schwer erkennen und wahrnehmen können. Die Persönlichkeit des Betroffenen spielt in diesem Modell ebenfalls eine Rolle.

Das **Verhaltens- und Lernmodell** beruht auf der Annahme, dass es einen grundsätzlichen Zusammenhang zwischen dem aktuellen auffälligen Verhalten des Betagten und seiner persönlichen Lebensgeschichte gibt. Ein Verhalten und seine Verstärkung werden demnach ein Leben lang erlernt; das nun beobachtbare auffällige Verhalten hat in diesem Modell einen Bezug dazu. Soll es – so ein nächster Denkschritt – verändert werden, müssen neue Lernprozesse einsetzen können, die diese Verhaltensverstärkung ändern. In der Pflege geschehe allerdings oft gerade das Gegenteil und es würden die schwierigen, herausfordernden Verhaltensweisen verstärkt. Es sei – so die Idee dabei – besser, nicht erst einzugreifen, wenn sie aufgetreten sind, sondern schon vorher zu versuchen, Einfluss zu nehmen.

Das **Modell der Vulnerabilität** durch die Umgebung bzw. herabgesetzte Stresstoleranz basiert auf folgender Annahme: Demenzielle Erkrankungen führen dazu, dass die Betroffenen besonders empfindlich auf alles reagieren, was in der Umgebung geschieht bzw. vorfindbar ist, und dass sie zugleich wenig Stress ertragen können. Vereinfacht gesagt können bestimmte Außenreize zwar von Menschen, deren kognitive Fähigkeiten nicht beeinträchtigt sind, als angenehm empfunden werden, für demenziell Erkrankte hingegen das Gegenteil bedeuten. Das hat – so ein Grundgedanke des Modells – auch damit zu tun, dass die Betroffenen oft nicht mehr in der Lage sind, Situationen zu erfassen und entsprechend zu reagieren.

Abgesehen von diesen drei Erklärungsansätzen geht man – im Fall herausfordernden Verhaltens in Zusammenhang mit demenziellen Erkrankungen – auch von neurologischen Veränderungen aus, die zu Gehirnschädigungen führen. Dabei gilt die dadurch verursachte Verhaltensenthemmung als zentrales Moment, das zu BPSD führt. BPSD steht für »behavioural and psychological symptoms of dementia« und wird mit »verhaltensbezogenen und psychologischen Symptomen bei Demenz« übersetzt (Halek und Bartholomeyczik 2006, S. 23; ▶ Kap. 9 und ▶ Kap. 28).

26.3   Grundsätzliche Überlegungen zum Umgang mit Agitiertheit

Wie auch Halek und Bartholomeyczik am Ende ihrer Analyse betonen, kann es für Verhaltensweisen mit so vielen unterschiedlichen Einflussfaktoren, die diskutiert werden, keine »Lösung« im Sinne eines Rezeptes geben. Die Antwort auf Fragen, die sich in der Praxis stellen, kann nur in Zusammenhang mit differenzierter Betrachtung gefunden werden; es seien u. a. Beobachtungsgabe, Kreativität, Fachkenntnis, Kommunikationsfähigkeit, logisches Denken und Flexibilität nötig – und natürlich auch »Unnachgiebigkeit in der Lösungsfindung« (Halek und Bartholomeyczik 2006, S. 82). Gerade in der Pflege alter Menschen mag man versucht sein, schnell wirksame, einfach zu vermittelnde und jederzeit und von jedem anwendbare Methoden zu entwickeln bzw. finden.

Nachdem aber die Verhaltensweisen erstens unterschiedlich, zweitens durch völlig verschiedene Dinge motiviert und bedingt sind, kann es keine Lösung »nach dem Gießkannenprinzip« geben. Die folgenden Vorschläge versuchen auch gar nicht, das zu bieten, sondern verstehen sich als wenige unter vielen möglichen Ansätzen, die es sich lohnt, ins pflegerische Denken und Handeln einzubeziehen. Zunächst muss davon ausgegangen werden, dass als Ursachen bzw. Auslöser der verschiedenen Formen von Agitiertheit, also

– krankheitsbedingte, organische Veränderungen,
– Umgebungsfaktoren,
– Faktoren in der Interaktion zwischen dem Betroffenen und anderen oder
– unbefriedigte Bedürfnisse des Betroffenen selbst

in Frage kommen.

Neben der Gewährleistung adäquater medizinischer Therapie ist eine ausführliche **Pflege-anamnese**, die (besonders mit Blick auf das Verhaltens- und Lernmodell) auch die Beschäftigung mit der Biografie des Betroffenen einschließt, die Grundlage jeder pflegerischen Intervention. Die genaue Beobachtung des Klienten, die u. a. Mimik, Gestik, Kommunikationsverhalten, Körperhaltung und Lage-, Sitz- oder Stehposition, Ernährungssituation oder Ausscheidungs-situation einschließt, ist der zweite Eckpfeiler strukturierter Intervention in Zusammenhang mit Agitiertheit und natürlich auch anderen herausfordernden Verhaltensweisen.

So kann schrittweise versucht werden, zunächst von Mimik, Gestik oder Bewegungs-verhalten auf unbefriedigte Bedürfnisse bzw. Störfaktoren zu schließen: Leidet der Klient vielleicht unter Harndrang, Durst, Übelkeit, Schmerzen oder juckt ihn einfach der Pullover? Häufig kann durch Ausschalten eines einzigen solchen Einflussfaktors die Gesamtsituation wesentlich verbessert werden.

Der **Interaktion** des Betroffenen mit anderen muss die Aufmerksamkeit ebenso gelten, allerdings gibt es hier genauso wenig eine »Patentlösung«: Vorstellungen, Vorlieben und Ver-haltensweisen der Klienten sind ebenso unterschiedlich wie die der Pflegenden – manchmal glückt eine Interaktion und ein anderes Mal eben nicht.

Selbstverständlich spielt neben Sympathie und Antipathie auch das Konzept der **Übertra-gung** eine Rolle (Fürstler und Hausmann 2000). Es kommt aus der Psychoanalyse und steht dafür, dass jemand einer anderen Person unbewusst andere Eigenschaften zuschreibt als sie hat – und sich auch demgemäß verhält. Häufig handelt es sich dabei um Eigenschaften, die wichtige Bezugspersonen der (frühen) Kindheit hatten. Stark vereinfacht kann man von einer Art »unbewussten Verwechslung« sprechen. Schließlich muss das Interesse einerseits der **Um-gebung** des Betroffenen gelten, andererseits dem, was ich hier als seine innere Welt bezeichnen möchte: Wie erlebt und empfindet er das, was er rund um sich vorfindet?

Die nun folgenden Praxistipps verstehen sich nicht als Rezept, sondern als Grundlage dafür, verschiedene Möglichkeiten der Gestaltung der Umgebung, der Interaktion oder der individuellen (Handlungs-) Fähigkeit des Klienten zu versuchen. Das alles ist umso ziel-führender, wenn es in Abstimmung mit einer möglichst umfassenden biografischen und pflegerischen Informationssammlung geschieht.

26.4 Pflegeinterventionen bzw. Praxistipps

− Zunächst kann es hilfreich sein, in Zusammenhang mit Agitiertheit zu dokumentieren, wann sie auftritt. Eventuell lässt sich so ein auslösendes Moment ermitteln, das unter Um-ständen sogar recht einfach eliminiert werden kann.
− Besonders häufig ist eine **Überflutung** mit Reizen und Angeboten der Grund dafür, dass eine der vielen Formen agitierten Verhaltens auftritt. Günstig wirkt sich hingegen eine eher ruhige Atmosphäre oder Entspanntheit aus. Gemäß der Vielschichtigkeit der Ursachen, auch der Unterschiedlichkeit von Lebensgeschichten, Prägungen oder persön-lichen Vorlieben kann auch genau das Gegenteil der Fall sein und der Betagte reagiert auf Ruhe und Geräuscharmut, indem er diesem Zustand entgegensteuert.
− Darüber hinaus ist also zu beobachten, ob der Betroffene Verhaltensformen einsetzt, die einen **Mangel an Reizen** zur Ursache haben und die in irgendeiner Weise der Stimu-lierung dienen. Sinnvoll ist hier, Reizangebote zu schaffen (▶ Kap. 29). Mobile Klienten können in eine solche fördernde Umgebung gebracht werden – oder es werden ihnen dort, wo sie sich aufhalten, Reize angeboten. Im Fall von Bettlägerigkeit können sich

Greifbretter bewähren: Auf einer »Trägerfläche« sind nicht entfernbare Materialien angebracht, die getastet werden können und für ein Angebot an »Spürbarem« sorgen.

— Häufig wirken sich Gerüche positiv auf die Befindlichkeit eines agitierten Klienten aus: Lavendelduft kann (je nach Biografie) an frische Wäsche erinnern, was häufig für ein Gefühl der Behaglichkeit sorgt, da es an früher erinnert.

— Es kann hilfreich sein, die Umgebung möglichst so zu gestalten, dass sie nicht mit Reizen überflutet und somit nicht überfordert.

— Tätigkeiten, die bekannt und positiv besetzt sind (etwa: Kartoffelschälen), werden manchmal spontan »mitgemacht«, sofern das Angebot dazu besteht – das gilt übrigens auch dann, wenn die motorischen und besonders die kognitiven Fähigkeiten eingeschränkt sind.

— Berührungen (etwa der Ober- und Unterarme oder des Rückens) können als angenehm empfunden werden – besonders der von Erich Grond empfohlene Tellington Touch (kreisende Bewegungen) (Grond 2003, S. 94). Für die Pflege wird eine stets steigende Anzahl verschiedener Konzepte angeboten. Wichtig ist in jedem Fall die Beobachtung der Reaktionen, die sie erzeugen, da alles, was als Übergriff erlebt wird, sich ungünstig auswirkt.

— Das Konzept der Validation (▶ Kap. 32) bietet ebenfalls Möglichkeiten, in die Welt des Betroffenen vorzudringen und ihm das Gefühl zu geben, wertgeschätzt und zumindest verstanden zu werden.

— Was den viel strapazierten Begriff der Empathie betrifft, geht es meiner Ansicht nach letztlich um Folgendes: Dem Zustand emotionaler und affektiver Nähe sowie der Echtheit nähern wir uns, indem wir versuchen, uns die Situation des Klienten quasi »gefühlsmäßig vorzustellen«. Verstehen Pflegende den Anlass seiner Verzweiflung oder seines Verhaltens nicht, können sie sich in die Lage einer ähnlichen affektiven Befindlichkeit versetzten, indem sie sich selbst kurz in eine – eben andere – Situation »hineindenken«, die sie in ähnlicher Weise handeln, vielleicht verzweifeln ließe (Matolycz 2009, S. 99), und aus dieser Position heraus über Interventionen nachdenken.

— Und schließlich: Manchmal kann Agitiertheit nicht verändert, sondern nur akzeptiert werden. Überlegungen hierzu finden sich in ▶ Kap. 28.

? Sprechen Sie über Agitiertheit in der Pflege und Betreuung Älterer, nennen Sie mögliche Ursachen und Pflegeinterventionen!

Literatur

Fürstler G, Hausmann C (2000) Psychologie und Sozialwissenschaft für Pflegeberufe 1. Grundlagen der Psychologie, Entwicklungspsychologie, Pädagogik, Sozialhygiene. Facultas, Wien
Grond E (2003) Pflege Demenzkranker. Brigitte Kunz Verlag, Hannover
Halek M, Bartholomeyczik S (2006) Verstehen und Handeln. Forschungsergebnisse zur Pflege von Menschen mit Demenz und herausforderndem Verhalten. Schlütersche, Hannover
Matolycz E (2009) Kommunikation in der Pflege. Springer, Wien

Vokale Störungen

Esther Matolycz

27.1   Vokale Störungen in Zusammenhang mit vokalen
         Störungen – 214

27.2   Pflegeinterventionen und Praxistipps – 215

         Literatur – 217

E. Matolycz, *Pflege von alten Menschen,*
DOI 10.1007/978-3-662-48151-6_27, © Springer-Verlag Berlin Heidelberg 2016

Das Phänomen »vokale Störungen« wird in diesem Kapitel vorgestellt, es werden Pflegeinterventionen und Praxistipps zum professionellen Umgang damit skizziert.

Das vorliegende Kapitel beschäftigt sich mit einem weiteren Phänomen, das häufig in Zusammenhang mit demenziellen Erkrankungen, Persönlichkeitsstörungen oder akuten Psychosen zu beobachten und auch Teil der so genannten BPSD ist (behavioural and psychological symptoms of dementia, ► Kap. 9 und ► Kap. 28). Es handelt sich dabei um die **vokalen Störungen.** Sie sind ebenso wie das Wandern der so genannten Agitiertheit (► Kap. 26) zuzurechnen und zählen damit, wie erwähnt, zu den BPSD. Die folgenden Ausführungen basieren auf den Untersuchungen von Halek und Bartholomeyczik (2006).

27.1   Vokale Störungen in Zusammenhang mit vokalen Störungen

Vokale Störungen werden in Pflegeheimen häufig beobachtet und sind für Pflegende äußerst belastend. Sie können das Klima und Miteinander auf einer Abteilung ungünstig beeinflussen, werden zunächst als »lästig« beschrieben, lösen aber auch ihrerseits evtl. Unruhe und Angst im Umfeld aus: Pflegende, andere Bewohner oder deren Angehörige können sich durch dieses Verhalten gestört und beeinträchtigt fühlen.

Vokale Störungen (sie werden auch als »Lärm machendes Verhalten« bezeichnet; Halek und Bartholomeyczik 2006, S. 40) können bedeuten, dass der Betroffene
- (fortgesetzt) schreit oder flucht,
- singt, murmelt, brummt,
- jammert oder stöhnt,
- vor sich hin spricht (»quasselt«),
- Geräusche macht (z. B. grunzt),
- wiederholt (dieselben) Fragen stellt, um sich die Aufmerksamkeit anderer zu sichern oder
- Selbstgespräche führt oder Wörter und Sätze andauernd wiederholt.

Wesentlich ist dabei, dass diese Verhaltensweisen in einer Art geschehen,
- die sich musterhaft wiederholt,
- die von der Umgebung als störend und belastend empfunden wird oder
- die andere dazu bringt, darauf zu reagieren (etwa den Raum zu verlassen, ebenfalls laut zu werden, sich aggressiv zu verhalten, den Kontakt zu vermeiden oder andere Maßnahmen zu setzen).

Es scheint ein Zusammenhang zwischen dem Phänomen des **Sundowning** und vokalen Störungen zu bestehen. »Sundowning« meint, dass demenziell erkrankte Menschen häufig ab dem Nachmittag und später abends oder nachts zu besonderer Aktivität neigen. Allerdings sind vokale Störungen selbst schon vielschichtig; auch ihre Verläufe unterscheiden sich.
   Ursachen:
- Gehirnschädigungen, wie sie etwa bei Demenz vorliegen
- Unbefriedigte Bedürfnisse, wie auch bei der Agitiertheit (► Kap. 26)
- Die Umgebung als maßgeblicher Faktor
- Mangel an Stimulation (analog zur Agitation)
- Eingeschränkte Kommunikationsmöglichkeiten infolge von Seh- oder Hörproblemen und die sich daraus ergebende Isolation

Mit den genannten Verhaltensweisen versucht der Betroffene möglicherweise »auszubrechen«.
    Risikofaktoren:
— Schmerzen
— Zustände von Verwirrtheit
— Depression
— Sprachstörungen

27.2 Pflegeinterventionen und Praxistipps

Natürlich ist es angesichts der vielfältigen Ursachen und Erscheinungsbilder vokaler Störungen schwierig, praktische Tipps zu geben. Wie bereits in Zusammenhang mit der Agitation sei auch hier erwähnt, dass es keine klaren und eindeutigen »Lösungen« geben kann, die »immer helfen«. Manchmal ist es nicht möglich, selbst mittels noch so einfühlsamer Kommunikation und Intervention, den Betroffenen dazu zu bringen, sein vielleicht lautes, fortgesetztes Schreien aufzugeben.

Allerdings: Auch wenn dies nicht gelingt, ist es für den weiteren Verlauf nicht unerheblich, wie Pflegende darauf reagieren. Zunächst seien aber Möglichkeiten vorgestellt, die vokale Störung selbst günstig zu beeinflussen. Erst im Anschluss daran sollen Tipps für den Umgang mit »interventionsresistenten«, störenden, lärmerzeugenden Verhaltensweisen gegeben werden. Die grundsätzlichen Überlegungen im Kapitel zur Agitiertheit (▶ Kap. 26) gelten auch hier.

■ **Was kann vokale Störungen günstig beeinflussen?**
— Zunächst muss gewährleistet sein, dass vorhandene hirnorganische Veränderungen soweit möglich therapiert werden.
— Pflegerisch kann zunächst versucht werden, die Umgebung so zu gestalten, dass nicht zu viele Reize auf einmal vorkommen, da dies Unsicherheit, Angst und Aggression auslösen kann und die vokalen Störungen als Reaktion darauf begriffen werden können.
— Weiche, bequeme Kleidungsstücke und eine angenehme Sitz- oder Liegeposition sowie Schmerzfreiheit schaffen eine günstige Vorbedingung dafür, dass vokale Störungen gar nicht erst einsetzen.
— Überhaupt muss jeder Versuch, dem problematischen Verhalten beizukommen, mit der Suche nach einem möglicherweise für den Betroffenen vorhandenen »Störfaktor« beginnen.
— Ganz allgemein wirkt sich ruhiges (Pflege-)Handeln günstig aus, das von möglichst vielen – immer gleich ablaufenden – Routinen geprägt ist, da es beim Klienten so zu wenig Unsicherheit kommt.
— Düfte stellen eine Möglichkeit dar, in beruhigender Weise auf die Betroffenen Einfluss zu nehmen.
— Musik kann diesen Zweck auch erfüllen, sofern sie nicht unangenehme Erinnerungen weckt, zu laut oder zu »fordernd« ist.
— Berührungen können ein Gefühl von Sicherheit und Angenommensein transportieren, sollen aber weder zu intensiv sein noch an Stellen erfolgen, an denen sie als »zu nah« empfunden werden. Besonders gut eignen sich etwa kreisende Bewegungen – wie der schon erwähnte Tellington Touch – am Rücken, ebenso wird mit Berührungen an Ober- oder Unterarm häufig Positives in Verbindung gebracht.
— Essen oder Trinken kann ablenken, für angenehme Reize sorgen und letztlich auch ein gutes, geborgenes Gefühl vermitteln.

- Ein gezieltes Angebot von Reizen, die toleriert werden, kann für die betroffenen Klienten bereitgestellt werden, wobei anhand der Biografie zu überlegen und schließlich auszuprobieren ist, bei welchen Geräuschen, Farben, Gerüchen ect. sich die Situation bessert.
- Die Biografie des Betroffenen kann wertvolle Hinweise darauf geben, wie jemand Schwierigkeiten und Krisen bewältigt hat und was er ein Leben lang als angenehm empfunden hat. Eventuell lässt sich so ein bestimmtes Musikstück oder ein Duft finden, der sich erfolgreich einsetzen lässt.
- Oft wirkt sich die Anwesenheit von Tieren günstig auf die genannten Verhaltensweisen aus, vielleicht ist auch ein Stoff- oder Plüschtier ein angenehmer Reiz.
- Falls der Betroffene mobil ist, kann die Pflegeperson versuchen, ein paar Schritte mit ihm zu gehen bzw. ihn im Rollstuhl zu schieben und/oder einen Umgebungswechsel anzubieten.
- Werden immer wieder dieselben Fragen gestellt, ist es meist wenig sinnvoll, immer wieder dieselben Antworten zu geben, da dies für beide Seiten aufreibend ist. Besser scheint mir im Sinne des Ansatzes der Validation nach Naomi Feil (▶ Kap. 32), das vielleicht hinter der immer gleichen Frage/dem immer gleichen Satz oder Wort liegende Gefühl »aufzuspüren« und es zum Thema zu machen. Wenn jemand immer das Wort »Gartentür« wiederholt, ist es möglich, dass er damit auf sein früheres Zuhause Bezug nimmt, und man könnte danach fragen – oder z. B. Blumen oder Bäume ins Spiel bringen.
- Wenn jemand flucht oder schreit, kann ihm etwa mit einem – ebenfalls laut gesprochenen – »Ja! So ist das!« signalisiert werden, dass die Emotion, die ihn offenbar beschäftigt, beim Gegenüber angekommen ist.
- Zu viele Worte oder Sätze überfordern demenziell erkrankte Menschen oft grundsätzlich und es empfiehlt sich auch in Zusammenhang mit vokalen Störungen, nicht »dagegen anreden« zu wollen, während Ruhe sich manchmal überträgt.

Interventionen sind in Zusammenhang mit Pflegeanamnese, Biografie, ständiger Beobachtung der Reaktionen des Betroffenen und viel Geduld und Kreativität **individuell** zu setzen. Das heißt, dass sie für einen bestimmten Klienten passend sein können, wogegen ein anderer auf dasselbe vielleicht mit Unmut oder Angst reagiert.

- Was ist zu tun, wenn vokale Störungen »interventionsresistent« scheinen?
- Wichtig ist, sich bewusst zu machen, dass in Zusammenhang mit vokalen Störungen schon kleine Erfolge eine große Leistung sind: Gibt jemand ein störendes Verhalten für wenige Sekunden auf und blickt neugierig um sich, ist das schon ein Erfolg.
- Reagiert das Umfeld auf problematische Verhaltensweisen durchgängig mit Stress, vielleicht unterschwelliger oder sogar offenkundiger Aggression, verstärkt genau dies das Verhalten des Betroffenen noch.
- Wenn möglich, sollten die Pflegenden gerade beim Auftreten belastender vokaler Störungen besonders um Ruhe bemüht sein. Das ist schwierig. Es bringt andererseits auch nichts, Theater zu spielen – besser ist es, kurz aus dem Raum zu gehen oder sich von einer Kollegin ablösen zu lassen, wenn ein Verhalten gar nicht mehr erträglich ist.
- Und schließlich: Im Zweifelsfall ist das, was ich »humorvoll-wohlwollende Verzweiflung« nennen möchte, besser als unterschwellige Aggression mit freundlichem Lächeln. Das bedeutet, dass es echter und damit für den Klienten leichter erträglich ist, wenn die Pflegeperson ruft: »Also, Frau Müller, bitte aufhören, mir brummt schon der Kopf«, als wenn sie lächelt und es später zur Aggression kommt (etwa als kleiner, vielleicht unbewusster »Racheakt« für die Pflege Wasser benutzt wird, das eine Spur zu kalt ist) (Kaiser 1998).

Sprechen Sie über vokale Störungen, nennen Sie mögliche Ursachen und Strategien im Umgang damit!

Literatur

Feil N (1999) Validation. Ein Weg zum Verständnis verwirrter alter Menschen. Ernst Reinhardt Verlag, München, 5., überarbeitete Auflage

Grond E (2003) Pflege Demenzkranker. Brigitte Kunz Verlag, Hannover

Halek M, Bartholomeyczik S (2006) Verstehen und Handeln. Forschungsergebnisse zur Pflege von Menschen mit Demenz und herausforderndem Verhalten. Schlütersche, Hannover

Kaiser H (1998) Zwischen Liebe und Aggression. Zur Ethik pflegerischen Handelns. In: Blonski H (Hg) (1998): Ethik in Gerontologie und Altenpflege. Brigitte Kunz Verlag, Hagen

Bemerkungen zum Umgang mit BPSD

Esther Matolycz

28.1   Praxistipps – 221

         Literatur – 222

E. Matolycz, *Pflege von alten Menschen*,
DOI 10.1007/978-3-662-48151-6_28, © Springer-Verlag Berlin Heidelberg 2016

In diesem Kapitel wird eine mögliche Perspektive in Zusammenhang mit dem Umgang mit BPSD (= behavioural and psychological symptoms of dementia) gezeigt und es werden Praxistipps skizziert.

Im vorangegangenen Kapitel wurden verschiedene Verhaltensweisen beschrieben, die manchmal als »herausfordernd« bezeichnet werden oder die – falls demenzielle Erkrankungen zugrunde liegen – unter dem Begriff BPSD (behavioural and psychological symptoms of dementia) subsumiert sind (▶ Kap. 9). Insgesamt können dazu Agitiertheit, Herumgehen und -laufen bzw. -wandern, alle Formen von Aggressivität, ebenso Passivität und Apathie oder verbale/vokale Störungen gerechnet werden.

Es liegt auf der Hand, dass diese Verhaltensformen einen durchaus ungünstigen Einfluss auf das Klima einer Abteilung, einer Gruppe von Klienten und Pflegenden haben können. Manchmal kommt es zu Situationen, in denen entweder die Betroffenen selbst oder ihr Umfeld gefährdet sind. Hier sind Interventionen medizinischer und/oder pflegerischer bzw. pflegerisch-therapeutischer Art einzuleiten.

In den einzelnen Kapiteln wird veranschaulicht, welche das sein können. Kurz gesagt bieten sich im Rahmen der Pflege besonders die Validation bzw. die spezielle validierende Pflege, natürlich Biografiearbeit, weiter die Mäeutik sowie verschiedene Arten der sensorischen Stimulation an – und schließlich ist die Kreativität der Pflegenden gefragt. Manche der erwähnten problematischen Phänomene gefährden aber weder den Betroffenen noch sein Umfeld und scheinen zugleich in jeder Hinsicht »therapieresistent«. Trotzdem versuchen Pflegende immer wieder, auf manche Verhaltensweisen Einfluss zu nehmen – häufig unter beträchtlichem Aufwand von Energie.

■   **Was wollen nun die vorliegenden Überlegungen?**
Sie möchten sich mit der Rolle der Pflegeperson selbst in Zusammenhang mit »schwierigem« Verhalten alter Menschen beschäftigen und es soll einiges zum Umgang damit angemerkt werden. Grundsätzlich müssen Pflegende sich in Zusammenhang mit »schwierigen« Verhaltensweisen Betagter – sofern sie nicht die Betroffenen selbst oder andere Bewohner bedrohen und mit Ausübung körperlicher oder verbaler Gewalt einhergehen – tatsächlich fragen, was genau daran nun störend ist.

Ich denke hier zunächst besonders an verschiedene nicht-aggressive Verhaltensweisen (▶ Kap. 26), wie das Ausräumen von Kästen, das Ein- und Auspacken oder Verschieben von Gegenständen (picking behaviour) und vieles mehr. Es mag sein, dass Unordnung, Durcheinander, ständiges Auf- und Abgehen oder Singen für die Umgebung oft enervierend sind, viel mehr noch aber das eigene Bild einer »ordentlichen« oder »gut geführten« Abteilung in Frage stellen. Gerade in der Pflege alter Menschen gelten nicht geschnittene Fingernägel oder kleinere Verschmutzungen der Kleidung tatsächlich oft als Versagen des Teams, wird »schnell noch« die Bluse der Bewohnerin zugeknöpft oder jemand aufgefordert, doch bitte leise zu sein, vor allem, wenn »hoher« Besuch kommt. Pflegende können das Verhalten Betagter so erleben, dass es ihre eigene Rolle und ihr Empfinden für die eigene Kompetenz, den eigenen Fleiß oder die eigenen Fähigkeiten zu bedrohen scheint.

Hier ist es zunächst sinnvoll, sich vor Augen zu führen, dass das Verhalten demenziell erkrankter Klienten (und insbesondere ein immer »aufgeräumtes« Zimmer) kein Gradmesser für eine »funktionierende« Pflege alter Menschen ist. Vor allem aber gilt: Wenn wir auch verschiedene Modelle, Interventionen und (Kommunikations-)Methoden zum Umgang mit schwierigen Verhaltensweisen in der Pflege alter Menschen kennen, so scheint mir, dass man in der Pflege ebenfalls häufig der Idee der »Machbarkeit in jedem Fall« aufsitzt. Tatsache ist jedoch, dass es eben nicht immer möglich ist, Zugang zu alten Menschen mit möglicherweise wahnhaftem Erleben, demenziellen Erkrankungen und in der Folge auffälligem Verhalten zu finden.

Ob dies gelingt, ist eine Frage der Beziehungsdynamik, der Umgebung, der individuellen, momentanen Bedürfnisse und auch Ressourcen des Betroffenen, der Art der Interaktion sowie nicht letztgültig bekannter, weiterer Faktoren. Natürlich gibt es Pflegende, denen dies besser gelingt, und solche, die sich damit schwerer tun. Dies allein sagt aber noch nichts über die prinzipiell immer gegebene Möglichkeit der Beeinflussbarkeit herausfordernden Verhaltens durch Pflegende aus. Schon gar nicht funktioniert dies nach dem Motto: Wenn ich Modell X oder Intervention Y nur gut genug anwende oder nur freundlich genug bin bzw. möglichst viele Bedürfnisse des Klienten erfülle, wird er sich schon beruhigen bzw. so verhalten, wie wir uns das wünschen (wahlweise: wird er Wohlbefinden zeigen). »Therapie« bzw. »interventions-resistentes« auffälliges Verhalten ist somit nicht unbedingt ein Zeichen der Unzulänglichkeit Pflegender.

Wesentlich für das Erleben der Betagten ist vielmehr, wie weit Pflegende eine gelassene, zugleich wohlwollende Haltung transportieren können. Damit ist nicht nur – womöglich »standardmäßige« – Freundlichkeit gefragt, sondern es geht darum, ob die betroffen Betagten tatsächlich spüren können, dass jemand sich auf sie einlässt. Das kann auch einmal durch kleine Scherze, ab und an vielleicht durch oben genannte, halb gespielte, »humorvoll-wohlwollende« Verzweiflung (▸ Kap. 27) oder kreative, vielleicht unkonventionelle Interventionen geschehen.

Gleichförmige Freundlichkeit allein kann unter Umständen Aggressionen hervorrufen, sofern die Pflegenden darin nicht »echt« sind (Matolycz 2009, S. 100 ff.). Es bedarf also immer auch einer Entlastung der Pflegenden. Sie brauchen beispielsweise die Möglichkeit, sich zeitweilig aus Situationen, die für sie nicht erträglich sind, zurückzuziehen. Und: Sie sollen sich vom Anspruch befreien, problematisches Verhalten durch besonders »gutes« Pflegehandeln oder »Freundlichkeit« allein auflösen zu können. In Zusammenhang mit vielen der beschriebenen Verhaltensweisen ist bislang nicht klar, wodurch diese tatsächlich ausgelöst werden, und noch weniger, wie nun genau zu intervenieren ist, damit sie eingestellt werden.

28.1 Praxistipps

- In Zusammenhang mit »störendem« Verhalten sollte man sich immer bewusst machen, dass das, was einen stört, oft etwas über die eigenen Erwartungen an das Verhalten alter Menschen sowie über das, was einen selbst ärgert – vielleicht verletzt oder bedroht – aussagt.
- Es ist sinnvoll, im Pflegeteam über vielleicht »althergebrachte« Erwartungen an »gute« Pflege oder »gute« Pflegepersonen nachzudenken. Oft kommt diesbezüglicher Druck auch von »außen« (Angehörige) oder von »oben« (Kontrollen). Hilfreich ist, sich zumindest selbst von falschen Idealen der »sauberen« (im Sinne einer immer »mustergültig aufgeräumten« Abteilung) zu distanzieren und sich klar zu machen, dass auch die Menschen darin weder immer so aussehen noch sich so bewegen müssen, wie es auf Prospekten von Pflegeeinrichtungen gern dargestellt wird. Das gilt besonders für Abteilungen mit einer großen Anzahl an demenziell erkrankten Bewohnern.
- Es muss – auch wenn in einer Einrichtung ein bestimmtes Pflege- oder Interaktionsmodell zu Anwendung kommt und man darin sehr engagiert ist – eines klar sein: Das beste Modell, die freundlichste und geduldigste Pflegeperson, die beste und genaueste

Biografiearbeit garantieren nicht, dass sich der Betagte mit auffälligem Verhalten plötzlich »ändert«.

— Natürlich soll das nicht zu Gleichgültigkeit führen und natürlich dürfen weitere Bemühungen nicht unterbleiben. Wesentlich ist aber, sich Folgendes klar zu machen: Auffälliges Verhalten eines Klienten, das quasi »therapie-» oder »interventionsresistent« ist, dokumentiert nicht zwingend das Scheitern oder Versagen der Pflegenden. Es hat vielmehr unterschiedliche Ursachen und auch das Gelingen einer Interaktion ist von vielen verschiedenen Faktoren abhängig, wobei es häufig noch nicht einmal Einigkeit darüber gibt, welchen nun wann die größte Bedeutung zukommt.

❓ Legen Sie die Bemerkungen zu BPSD so um, dass sie für pflegende Angehörige, die einen davon betroffenen Klienten zu Hause betreuen, von Interesse sein können, und überlegen Sie, was ihnen dazu im Bedarfsfall erklärt werden kann!

Literatur

Matolycz E (2009) Kommunikation in der Pflege. Springer, Wien

Deprivation und psychischer Hospitalismus

Esther Matolycz

29.1   Deprivation und psychischer Hospitalismus: Formen, Ursachen und gefährdende Faktoren in der geriatrischen Langzeitpflege – 224

29.2   Symptome, Habituation und Autostimulation – 225

29.3   Pflegeinterventionen und Praxistipps zur Deprivationsprophylaxe – 226

Literatur – 227

E. Matolycz, *Pflege von alten Menschen*,
DOI 10.1007/978-3-662-48151-6_29, © Springer-Verlag Berlin Heidelberg 2016

Deprivation und psychischer Hospitalismus werden in diesem Kapitel hinsichtlich ihrer Formen, Ursachen und gefährdender Faktoren in der geriatrischen Langzeitpflege skizziert. Es werden ihre Symptome und weiter die Begriffe »Habituation« und »Autostimulation« vorgestellt. Pflegeinterventionen und Praxistipps zur Deprivationsprophylaxe sind angeschlossen.

Im vorliegenden Kapitel soll erklärt werden, was unter Deprivation und psychischem Hospitalismus zu verstehen ist, weshalb diese Begriffe für die Pflege alter Menschen von Bedeutung sind und welche Symptome sich dabei zeigen können. Schließlich wird in Form von Praxistipps gezeigt, wie sich diese Zustände samt ihren Folgen verhindern lassen. Das gegenständliche Kapitel steht in engem Zusammenhang mit jenem zum Eintritt Betagter ins Pflegeheim (▶ Kap. 12), da dort auch besprochen wird, wie dem Verlust sozialer Rollen entgegengewirkt werden kann.

29.1   Deprivation und psychischer Hospitalismus: Formen, Ursachen und gefährdende Faktoren in der geriatrischen Langzeitpflege

Grundsätzlich ist unter dem Begriff **Deprivation** (de-privare = lat. berauben) der Entzug von Erwünschtem oder Benötigtem zu verstehen, so dass ein Mangel daran entsteht. Deprivation kann in Zusammenhang mit physischen oder psychischen Bedürfnissen entstehen, man spricht dann von
- **sensorischer** Deprivation, die auf die Sinneswahrnehmungen (Sehen, Hören, Fühlen etc.) bezogen ist,
- **sozialer** Deprivation (bei der vor allem Bezugspersonen fehlen) oder
- **kognitiver** Deprivation, die sich auf den Mangel an kognitiven Reizen[1] bezieht.

Die Gefahr der Deprivation ist in Zusammenhang mit einer Umgebung gegeben, die durch weitgehende **Reizarmut** gekennzeichnet ist. Ein geringes Reizangebot mit Mangel etwa an Licht, Geräuschen und visuellen Stimuli (etwa beim Eingeschlossensein) hat beim Menschen bereits nach wenigen Tagen schwere Störungen des Erlebens und Verhaltens zur Folge, die sich beispielsweise in Halluzinationen äußern können.

Auch in Zusammenhang mit Krankenhaus- und Heimaufenthalten und vor allem mit dem Einzug in ein Pflegeheim ist das Risiko der Deprivation gegeben, da sie unter Bedingungen einer Unterbringung in einer solchen Einrichtung häufig vorzufinden ist. Fallweise wird deshalb auch der Begriff des psychischen Hospitalismus gleichbedeutend mit dem Begriff der Deprivation verwendet, manchmal ist auch vom Deprivationssyndrom die Rede. Grundsätzlich meint »psychischer Hospitalismus« alle Schäden und Mängel eines Individuums, die in Zusammenhang mit einem Aufenthalt in einem Krankenhaus oder einer Pflegeeinrichtung und der damit verbundenen Kontaktarmut stehen – egal, ob diese Schäden und Mängel physischer oder psychischer Natur sind.

Dies kann vor allem bei Kindern schwere Entwicklungsschäden verursachen, die teilweise reversibel sind. Bei Erwachsenen hängt es von mehreren Faktoren ab, ob sich – etwa im Zuge eines langandauernden Krankenhausaufenthaltes – einzelne oder mehrere Symptome einer Deprivation entwickeln und wie stark sie ausgeprägt sind. Zum einen ist die psychische Situa-

---

1   Im Kontext mit unterschiedlichen Reizen wird häufig auch der Begriff des *Stimulus* (Pl. *Stimuli)* verwendet.

tion ausschlaggebend, zum anderen die Gestaltungsmöglichkeiten mit Blick auf Kontakte und eben die Umgebung (die z. B. auf Intensivstationen naturgemäß gering sind).

Als besonders gefährdet gelten:
- Klienten der (geriatrischen) Langzeitpflege,
- Klienten mit psychischen Erkrankungen und
- Klienten, die in ihrer Sinneswahrnehmung ohnehin schon eingeschränkt sind (etwa durch Schwerhörigkeit).

Möchte man für einen Klienten das Risiko einer Deprivation einschätzen, muss also überlegt werden
- … wie es um seine prinzipielle Fähigkeit zu Kommunikation, Interaktion und Kontaktaufnahme steht,
- … welche Möglichkeiten sozialer (An-)Bindung für ihn gegeben sind und
- … wie sich seine psychische Gesamtsituation darstellt. Krisen (wie etwa ein Heimeintritt) stellen eine deutliche Erhöhung der Vulnerabilität (Verletzlichkeit, Anfälligkeit) dar.

In der geriatrischen Langzeitpflege besonders gefährdende Faktoren sind die oft gleichförmige, räumliche Anordnung (lange Gänge, wenig oder einheitliche Farben), irritierende Beleuchtung (Licht auch in der Nacht), kaum wechselnde Temperaturen (tagsüber und nachts annähernd gleich), wenig Mobilisation und Animationsangebote (vor allem für bettlägerige Klienten), Superweichlagerung (der Betroffene verliert die Körperwahrnehmung), mangelhafte Strukturierung des Tagesablaufs oder zu wenig Kommunikation.

29.2 Symptome, Habituation und Autostimulation

Die Symptome einer Deprivation beim Betagten können höchst unterschiedlich aussehen. Möglich sind beispielsweise
- eine (weitere) Abnahme des Orientierungsvermögens bis hin zu Halluzinationen,
- die Entwicklung einer Inkontinenz,
- Rückzug und Passivität bis zur Apathie (= völlige Teilnahmslosigkeit),
- Regression (= der Rückfall in eine frühere, bereits abgeschlossene Entwicklungsstufe), evtl. Schmieren oder Spielen mit Ausscheidungen,
- stereotype (= gleichförmige) Bewegungen, evtl. Nesteln (siehe unten) an Kleidungsstücken,
- Vernachlässigung des eigenen Körpers oder
- Zustände der Unruhe.

Man nimmt an, dass von Reiz-, Kommunikations-, Interaktions- oder Bewegungsarmut Betroffene unbewusst versuchen, diesem empfundenen Mangel entgegenzuwirken. Als Reaktion der **Habituation** (hier: Gewöhnung) an die Reizarmut und Isolation verschafft sich das Gehirn sozusagen »selbst« Eindrücke, und die Betroffenen »sehen« z. B. kleine Tiere oder Flecken. Besonders in Zusammenhang mit sensorischer Deprivation können sich als weitere Symptome verschiedene Versuche der **Autostimulation** (Selbststimulation) zeigen, womit die Betroffenen unbewusst versuchen, sich Reize zuzuführen:
- Die **motorische Autostimulation** kann sich im Nesteln an Inkontinenzeinlagen oder der Kleidung zeigen, ebenso ist es möglich, dass die Betroffenen wippen und etwa den Oberkörper nach vorn und hinten beugen.

- Die **akustische Autostimulation** äußert sich häufig in Form lauten Rufens oder »Hörens« von Stimmen oder Geräuschen.
- Die **optische Autostimulation** kann sich darin zeigen, dass nicht vorhandene Personen oder Tiere gesehen bzw. Gegenstände oder Personen »verkannt« werden (auf dem Teller sind »Würmer« etc.)

29.3   Pflegeinterventionen und Praxistipps zur Deprivationsprophylaxe

Durch vorbeugende Maßnahmen kann der Entstehung einer Deprivation entgegengewirkt werden. Wenn ein Bewohner in ein Pflegeheim einzieht, können sich – auch stressbedingt – auffällige Verhaltensweisen und Pflegeprobleme zeigen. Gerade in dieser Zeit sind Angebote von großer Bedeutung, die helfen, einen Mangel an sensorischen, sozialen oder kognitiven Reizen zu verhindern, da viele der anfänglichen Probleme reversibel sind.

- Dem Betagten soll so weit als irgend möglich das Gefühl von Selbstständigkeit und Selbsttätigkeit gegeben werden (bei geringer Mobilität: zwischen zwei Kleidungsstücken »vom Bett aus« aussuchen lassen).
- Es ist wichtig, dass der Klient das Gefühl hat, dass das, was er sagt, ankommt, also Reaktionen erzeugt, und dass er nicht »ins Leere« ruft.
- Es soll darauf geachtet werden, dass Seh- und Hörhilfsmittel benutzt und Gehhilfen verwendet werden, da dies den Aktionsradios des Betagten in mehrfacher Hinsicht erhöht.
- Gemäß den oben erwähnten gefährdenden Faktoren in der geriatrischen Langzeitpflege kann darauf geachtet werden, dass möglichst viele Orientierungs- und Strukturierungshilfen vorhanden sind (▶ Kap. 17).
- Auch das »Überfluten« mit Beziehungsangeboten kann einen Rückzug fördern; besser ist, ein oder zwei stabile Kontakte anzubieten, insgesamt gut verständlich zu sprechen und immer zu versuchen, den Klienten in möglichst viele Entscheidungen einzubeziehen.
- Betagten, die erst in eine Pflegeeinrichtung gezogen sind, muss unbedingt die Möglichkeit gegeben werden, in irgendeiner Form die ihnen wichtigen, sozialen Rollen zumindest ansatzweise weiter ausfüllen zu können (▶ Kap. 12) – hier ist die Kreativität der Pflegenden gefragt.
- In Zusammenhang mit jeder Form eingeschränkter Wahrnehmung soll darauf geachtet werden, dass »verwertbare« »Ersatzreize« gesetzt werden; im Fall von Bettlägerigkeit etwa ein Fernsehapparat, Bilder in Augenhöhe des Klienten (und nicht der Besucher).
- Gerade das Konzept der Basalen Stimulation® hat in Zusammenhang mit eingeschränkter (verbaler) Erreichbarkeit von Betroffenen besondere Bedeutung und kann zielführend eingesetzt werden, da damit alle sensorischen Ebenen angesprochen werden können. Dasselbe gilt für andere Konzepte, in denen die Sinne der Betroffenen mit Reizen angeflutet werden.

❓ Erklären Sie, worum es sich beim psychischen Hospitalismus handelt und nennen Sie vorbeugende Maßnahmen!
Wann und warum ist die Durchführung einer Deprivationsprophylaxe notwendig?

Literatur

Ekert B, Ekert C (2005) Psychologie für Pflegeberufe. Thieme, Stuttgart

Follmann U (2004) Deprivationsprophylaxe. In: Lauber A, Schmalstieg P (2004): Prävention und Rehabilitation, Reihe: verstehen&pflegen Band 4, Thieme, Stuttgart, 382–391

Höwler E (2007) Gerontopsychiatrische Pflege. Lehr- und Arbeitsbuch für die Altenpflege. Brigitte Kunz Verlag, Hannover, 3., aktualisierte Auflage

Köther I (Hg) (2005) Altenpflege. Zeitgemäß und zukunftsweisend. Thieme, Stuttgart

Menche N (Hg) (2004) Pflege heute. Lehrbuch für Pflegeberufe. Elsevier, Urban & Fischer, München, 3., vollständig überarbeitete Auflage

Laplanche J, Pontalis J-B (1980) Das Vokabular der Psychoanalyse. Erster Band. Suhrkamp, Frankfurt am Main, 4. Auflage

Pflege- und Behandlungsstrategien bzw. Interventionen

Kapitel 30   Realitätsorientierungstraining ROT – 231

Kapitel 31   Das Psychobiographische Pflegemodell nach Erwin Böhm – 235

Kapitel 32   Validation und spezielle validierende Pflege – 241

Kapitel 33   Mäeutik – 247

Realitätsorientierungstraining ROT

Esther Matolycz

30.1   Wurzeln, Ziele, Zielgruppen und Gefahren des ROT – 232

30.2   Methodik des ROT – 233

30.3   Verhältnis des ROT zu anderen Modellen – 233

Literatur – 234

E. Matolycz, *Pflege von alten Menschen*,
DOI 10.1007/978-3-662-48151-6_30, © Springer-Verlag Berlin Heidelberg 2016

Wurzeln, Ziele, Zielgruppen und Gefahren des ROT werden in diesem Kapitel vorgestellt, es wird seine Methodik und sein Verhältnis zu anderen Modellen im Umfeld der geriatrischen Pflege und Betreuung (Psychobiografisches Pflegemodell nach Böhm, Validation) skizziert.

30.1   Wurzeln, Ziele, Zielgruppen und Gefahren des ROT

Das Realitätsorientierungstraining (ROT) stammt aus den USA und wurde dort von den Psychiatern Folsom und Taulbee entworfen. Zeitlich ist seine Entwicklung und Etablierung in den 60er- und 70er-Jahren des zwanzigsten Jahrhunderts einzuordnen. Heute verbindet man es zunächst mit der geriatrischen Langzeitpflege (ROT-Tafel, ▶ Abschn. 30.2), grundsätzlich kann es jedoch überall zur Anwendung kommen.

Seine Absicht ist, wie der Name schon sagt, an der Realität zu orientieren. Es kann dabei grundsätzlich die Orientierung zu Zeit, Ort, Situation und auch Person (▶ Kap. 17) erfolgen, häufig wird allerdings versucht, zu **Zeit** und **Ort** zu orientieren. Damit werden unterschiedliche Ziele verfolgt, etwa die langfristige Steigerung des Selbstwertgefühls der Klienten, die insgesamt bessere Orientierung im jeweiligen Lebensumfeld – günstigenfalls verbunden mit einer Reduktion des Risikos von Verletzungen und/oder Stürzen –, die Verhinderung (weiterer) sozialen Rückzugs, die Verlangsamung kognitiver Verluste und Abbauprozesse, die Verbesserung des Kommunikationsvermögens und insgesamt der Erhalt und die Förderung von Ressourcen.

Zunächst eignet sich das ROT besonders gut
— … für demenziell erkrankte Klienten in den Anfangsstadien
— … zur Anwendung in Zusammenhang mit dem Einzug in eine Pflegeeinrichtung
— … zur Anwendung in Zusammenhang mit der Vermeidung oder bei Vorliegen von sensorischer Deprivation (▶ Kap. 29)
— … bei Zuständen von Desorientierung, die als Nebenwirkung von Medikamenten oder als Begleiterscheinung anderer Erkrankungen auftreten

Nicht oder nur sehr bedingt geeignet ist es für Klienten, die sich in fortgeschrittenen Stadien demenzieller Erkrankungen befinden. In diesem Zusammenhang seien auch die Gefahren des ROT bzw. Kritikpunkte aufgeführt: Seine Anwendung kann (nicht nur, wenn sie »falsch« erfolgt) zu Frustrationserlebnissen beim Klienten führen; das gilt sowohl für Überforderung als auch dafür, dass Klienten sich unterfordert fühlen. In Zusammenhang mit dem Classroom-ROT (▶ Abschn. 30.2) können unangenehme Erinnerungen an die Schulzeit wachgerufen werden, was insbesondere in Zusammenhang mit situativer Desorientierung der Fall ist.

Die Konfrontation mit der Realität wird vom alten Menschen nicht immer gewünscht. Folgt man den Überlegungen Naomi Feils (▶ Kap. 32), ist Verwirrtheit zumindest teilweise ein Zustand, der unbewusst herbeigeführt wird, weil es ja gerade die Realität ist, die nicht ertragen wird. Insofern scheint eine absichtsvoll herbeigeführte Orientierung daran in diesen Fällen nur bedingt wünschenswert.

Schließlich ist – bei allen Vorteilen, die gelingendes ROT bieten kann – immer auch zu überlegen, ob andere Methoden (etwa Erwin Böhms »Motiv in der Seele«; ▶ Kap. 31) geeigneter wären, jemanden quasi auch auf »Umwegen« zu orientieren – und auch, ob dies evtl. so zu versuchen wäre, dass *nicht* der Vorgang des Lernens bzw. Übens im Vordergrund steht. Was von welchem Bewohner/Betagten besser angenommen wird, hängt aber wieder vom Grad der Compliance und seiner gesamten Orientiertheit, nicht zuletzt von seinen persönlichen Vorlieben ab.

30.2 Methodik des ROT

Prinzipiell gibt es zwei Settings, innerhalb derer ROT stattfinden kann.

Das so genannte **Classroom-ROT** findet in Gruppen (zur Arbeit mit Gruppen ▶ Kap. 7) statt, wobei günstigerweise nur mit bis zu sechs Klienten gemeinsam Übungen durchgeführt werden *und* wobei die Klienten über annähernd vergleichbare Potenziale an kognitiven Ressourcen verfügen sollen. Im Rahmen der Übungen können etwa Namen, Zahlen, Begriffe aus dem Alltagsleben Thema sein (vorzugsweise solche, die Bezug zu bekannten Dingen und Situationen haben). Denkbar ist prinzipiell alles, was Interesse erzeugt und den Beteiligten Spaß macht. Besonders sinnvoll sind natürlich Inhalte, die die Alltagskompetenzen erhöhen. Günstig ist, wenn das ROT zugleich von jeweils einer Pflegeperson und einer eigens im Gedächtnistraining geschulten Person (Gedächtnistrainer, Pädagoge, Psychologe u. Ä.) durchgeführt wird. Das Classroom-ROT muss genau geplant und gut strukturiert abgehalten werden; ein klarer, sich wiederholender Ablauf ist für sich genommen schon Teil des Konzepts. Derart angebotenes ROT kann von Betagten als positive Motivation (das gute Gefühl, im »richtigen« Maß gefordert zu werden) und angenehmes soziales Erlebnis wahrgenommen werden.

Das so genannte **24-Stunden-ROT** findet grundsätzlich während des gesamten Tages statt. Es setzt sich aus orientierender Kommunikation und weiteren orientierenden Angeboten zusammen (etwa: ROT-Tafel). Orientierende Kommunikation geschieht im Rahmen des 24-Stunden-ROT sozusagen »beiläufig«, indem zu verschiedenen (passenden) Gelegenheiten und ohne, dass der Klient »verkindlicht« wird, etwa Zeit, Datum, Jahreszeiten oder saisonale Feste erwähnt und zugeordnet werden. Falsche Nennungen seitens des Betagten können korrigiert werden, wobei natürlich einfühlend vorzugehen ist. Weitere orientierende Angebote sind solche, die dazu geeignet sind, den Tagesablauf zu strukturieren, wozu sich etwa große Uhren, Abreißkalender oder Tonsignale (Gong) zu den Mahlzeiten eignen. Zur Orientierung mit Blick auf die Räumlichkeit eignen sich Handläufe, große Schilder (evtl. mit Symbolen) oder Farbleitsysteme (▶ Kap. 17).

Die **ROT-Tafel** hängt üblicherweise an einem gut einsehbaren Ort der Pflegeeinrichtung. Darauf sind (in Form austauschbarer Schilder) Worte und Symbole zur laufenden Jahreszahl, -zeit, dem aktuellen Monat, Wochentag und Datum zu finden. Häufig kann der Tafel noch entnommen werden, welche Pflegenden am jeweiligen Tag Dienst haben, oft sind Fotos zu sehen. Die Tafel eignet sich sowohl zur »Besprechung« im Rahmen des Classroom-ROT als auch zur Einbindung in die orientierende Kommunikation im Rahmen des 24-Stunden-ROT.

30.3 Verhältnis des ROT zu anderen Modellen

Prinzipiell steht das ROT im Gegensatz zu den Anliegen der Validation, die desorientierte Betagte nur sehr bedingt orientieren möchte; allerdings wird auch dort zwischen den einzelnen Stadien unterschieden. Mit dem Böhm-Modell kann das ROT insofern gut kombiniert werden, als Alltagsgegenstände Thema sein können, die im Leben des Betagten vielleicht bedeutsam waren (Waschrumpel etc.). Was das mäeutische Modell betrifft (▶ Kap. 33) ist sogar ausdrücklich betont, dass – je nach Bedarf bzw. Bedürfnis des Klienten – die Einbindung derartiger Elemente erwünscht ist.

In Zusammenhang mit dem Einsatz des ROT ist auch zu bedenken, dass es – vor allem, wenn es strukturiert und regelmäßig sowie in einfühlender Weise eingesetzt wird – neben den oben genannten positiven Zielsetzungen sehr gut geeignet ist, im Betagten das Gefühl zu wecken oder zu verstärken, gefordert, gefördert und letztlich mit Blick auf die eigenen kognitiven Fähigkeiten nicht »aufgegeben« zu sein.

Das Modell ROT eignet sich grundsätzlich zur Prophylaxe der Einschränkung von Orientiertheit **und** für demenziell Erkrankte der Stadien 1 und 2. In späteren Stadien wird in der Regel nicht mehr versucht, an der Realität zu orientieren, sondern man greift auf andere Modelle (z. B. Validation, Mäeutik) zurück. Diese Modelle (▶ Kap. 32 und ▶ Kap. 33) eignen sich aber, wie auch das Psychobiografische Pflegemodell nach Böhm, für alle Stadien einer demenziellen Erkrankung.

> **?** Erstellen Sie ein einfaches Programm für ein 24-Stunden-Realitätsorientierungstraining, das für einen 80-jährigen Bewohner eines Pflegeheimes geeignet ist, der zwar nicht demenziell erkrankt, aber sehr vergesslich ist.
> Erstellen Sie ein einfaches Programm für eine halbstündige ROT-Sitzung, in der fünf bis sechs Bewohner eines Pflegeheimes zu verschiedenen Alltagsthemen (besser) orientiert werden sollen.

Literatur

Höwler E (2007) Gerontopsychiatrische Pflege. Lehr- und Arbeitsbuch für die Altenpflege. Brigitte Kunz Verlag, Hannover, 3., aktualisierte Auflage

Das Psychobiographische Pflegemodell nach Erwin Böhm

Esther Matolycz

31.1   Das Problem: Warm-Satt-Sauber-Pflege – 236

31.2   Die zentralen Forderungen Böhms – 237

31.3   Aktivierung, Re-Aktivierung, Pflegeimpulse, Seelenpflege
          und Biografiearbeit – 237

31.4   Emotionale Erreichbarkeits- oder Interaktionsstufen – 238

          Literatur – 239

E. Matolycz, *Pflege von alten Menschen*,
DOI 10.1007/978-3-662-48151-6_31, © Springer-Verlag Berlin Heidelberg 2016

Einleitend wird in diesem Kapitel das Problem der sogenannten Warm-Satt-Sauber-Pflege aufgezeichnet, dem folgt eine Darstellung der zentralen Forderungen Böhms. Es werden die Anliegen von Aktivierung, Re-Aktivierung, Pflegeimpulsen, Seelenpflege und Biografiearbeit in
Zusammenhang mit dem Modell erläutert. Kurz werden die emotionalen Erreichbarkeits- oder
Interaktionsstufen skizziert.

31.1   Das Problem: Warm-Satt-Sauber-Pflege

Das Pflegemodell nach Erwin Böhm entstand zunächst auf Basis seiner Erfahrungen und Beobachtungen, für die er den Begriff der **Warm-Satt-Sauber-Pflege** prägte. Diese Art der Pflege
steht für die bis in die 1970er- und 1980er-Jahre reichende Pflegeform, innerhalb derer die physischen Bedürfnisse von Klienten im Vordergrund standen, während soziale und psychische
Anliegen zumindest nicht Gegenstand geplanter und evaluierter Interventionen waren.

Das hatte einerseits zur Folge, dass diese Bedürfnisse nicht immer ausreichend gedeckt
wurden. Andererseits erkannte Böhm ein zweites Problem: Mit dem quasi obersten Ziel des
»sauberen« oder »satten« Betagten standen auch die entsprechenden Pflegeinterventionen
(Körperpflege, Nahrungsaufnahme) im Vordergrund, was dazu führte, dass sie häufig ohne
Beachtung der **Adaptionszeit** der Klienten und so, wie es im Rahmen der Pflegetechnik üblich
war, durchgeführt wurden.

Beides scheint Böhm problematisch, da erstens die Nichtbeachtung der Adaptionszeit
(= die Zeit, die für die Wahrnehmung und Verarbeitung eines Reizes notwendig ist und die
beim Betagten verlängert ist) zu wachsendem Pflegebedarf führt, weil die Klienten erst immer
weniger, dann gar nicht mehr auf eigene Ressourcen zurückgreifen, da der Pflegende die Intervention ja seiner eigenen Adaptionszeit folgend, also wesentlich schneller setzt. Zweitens sind
die Bedingungen, unter denen Pflege normalerweise stattfindet, nicht unbedingt mit dem verbunden, was dem Betagten vertraut ist. So kann er vielleicht (und gerade im Zustand teilweiser
oder starker Desorientierung) nichts mit Plastikwaschschüsseln, Einmalprodukten oder auch
Marmelade in kleinen Plastikbehältern anfangen, zieht sich auch aus diesem Grund verstärkt
zurück und »erlernt« so ein weiteres Stück Hilflosigkeit und physischer Abhängigkeit, dem die
Pflegenden wieder mit Kompensation begegnen.

Hilflosigkeit und Abhängigkeit können dazu führen, dass der alte Mensch sich zunächst
wertlos fühlt. Seine psychischen und sozialen Bedürfnisse (etwa das Verlangen, sich gebraucht
und »wichtig« zu fühlen) erfahren keine Befriedigung, was zu unterschiedlichen Verhaltensweisen führt (Aggression, Lethargie u. v. m.), wobei vielfach Resignation am Ende dieses Prozesses steht. Böhm hält diese Situation nicht nur für die betroffenen Betagten, sondern auch
mit Blick auf die Pflegenden für unbefriedigend. Dem setzt er nun sein Psychobiographisches
Modell entgegen, in dem die Pflege der Seele eine herausragende Rolle spielt, die mit Blick auf
die Lebensgeschichte eines Menschen geschieht, also seine Biografie (▶ Kap. 6).

Was die Alternstheorien anlangt, ist sein Modell hauptsächlich mit der **Kontinuitätsthese**
des Alterns (▶ Kap. 3) in Verbindung zu bringen, auch die **Aktivitätstheorie** ist von Bedeutung
(▶ Kap. 3). In der Kontinuitätsthese nämlich ist die Annahme zentral, dass der alte Mensch so
leben möchte, wie er es im mittleren Erwachsenenalter getan hat. In der Aktivitätstheorie des
Alterns wird davon ausgegangen, dass Tätigsein und »gelingendes« Altern und Wohlbefinden
wesentlich miteinander zu tun haben. Im Folgenden seien aber zunächst Böhms Forderungen
ausgeführt.

31.2 Die zentralen Forderungen Böhms

Wesentliche Teile seines Modells lassen sich in folgenden Forderungen zusammenfassen:
1. Betagte sollen aktiviert bzw. re-aktiviert werden
2. Um zu aktivieren und vor allem zu re-aktivieren, ist es nötig, ein Motiv in der Seele des Klienten zu finden, das ihn letztlich auch seine Beine bewegen lässt.
3. Um zu aktivieren und vor allem zu re-aktivieren, ist das Umdenken von einer verwahrenden, kompensierenden Pflege hin zu einer reaktivierenden Seelenpflege nötig.
4. Wesentliches Element der Seelenpflege (und damit der Pflege Betagter nach Böhms Ansatz) ist die Arbeit mit der Biografie des Betagten, aus der sich Impulse zur Anflutung mit für ihn interessanten Reizen ableiten lassen, ebenso das, was für ihn Normalität ist (Normalitätsprinzip). Dies geschieht, indem die biografischen Daten von den Pflegenden interpretiert werden.
5. In Böhms Modell werden sieben emotionale Erreichbarkeitsstufen beschrieben; Böhm geht davon aus, dass Betagte, wenn sie (in Zusammenhang mit demenziellen Erkrankungen) ihre kognitiven Fähigkeiten verlieren, sich auf einer dieser Stufen befinden und dass dann auch demgemäß mit ihnen interagiert werden muss.

31.3 Aktivierung, Re-Aktivierung, Pflegeimpulse, Seelenpflege und Biografiearbeit

Die **Aktivierung** Betagter wird im Modell angestrebt, da dies für sie letztlich (mehr) Unabhängigkeit (auch von den Pflegenden) erwarten lässt. Es soll also Hilfe zur Selbsthilfe gegeben werden und nicht – wie in der kompensierenden Pflege – die jeweilige Handlung von den Pflegenden übernommen werden. Dies ist aber, so Böhm, nur bei Klienten möglich, die psychisch gesund und kognitiv erreichbar sind.

Es werden **Pflegeimpulse** gesetzt, die vorwiegend darin bestehen, dass dem Betagten zur Möglichkeit zur Selbsttätigkeit (in Form von Anleitung und Begleitung) verholfen wird. Dies hat, so die Forderung, auch dann zu geschehen, wenn diese Selbsttätigkeit des Betagten lange dauert und für ihn mühsam ist. Pflegende müssen demnach lernen, so Böhm, »etwas Gutes zu bewirken und nicht etwas Gutes zu tun« (Böhm 1999a, S. 267). Damit ist gemeint, dass Pflege, die dem Betagten zu viel abnimmt, im Moment zwar angenehmer empfunden werden mag, letztlich aber nichts Gutes bewirkt.

Re-aktivierung Betagter hat im Grunde dasselbe Ziel, gestaltet sich aber komplexer. Ist der Betagte nämlich nicht mehr kognitiv erreichbar und hat er womöglich keine Einsicht in die Notwendigkeit der Selbsttätigkeit, gilt es zuerst, wie Böhm sagt, die Altersseele wieder zu beleben – dem Betagten ein Motiv zu geben, aus dem heraus er seine Beine bewegt. Auch hierzu werden **Pflegeimpulse** gesetzt, die dann zunächst die Funktion der Wiederbelebung der Altersseele haben.

Zu dieser Art der Impulse gelangt man über die Arbeit mit der Biografie des Betagten; das, was ihm ein **Antrieb** ist, soll gefunden und im Rahmen des Pflegeprozesses in Interventionen und Interaktionen eingebunden werden. Ein solcher Impuls kann in jedem Fall (und sehr einfach gesagt) etwas sein, was das Selbstwertgefühl des Betagten fördert (z. B. Zuständigkeit für ein Tier, Friseurbesuch), kann aber auch andere Triebe bedienen (Macht zu haben, »wichtig« zu sein u. Ä.).

Re-Aktivierung erfolgt immer unter Einbeziehung des **Normalitätsprinzips**, womit das gemeint ist, was für den Betagten mit Blick auf etwa Körperpflege, Ausscheidung, Nahrungsaufnahme u. v. m. »normal« ist. Pflege nach Böhm hat somit auch mit dem Angebot an »bekannten« Nahrungsmitteln, vielleicht in Kurrentschrift geschriebenen Speiseplänen, einer entsprechenden Art der Möblierung der Pflegeeinrichtung und Zimmer und Ähnlichem zu tun – kurz: Das Normalitätsprinzip kommt in ganzheitlicher Weise zum Einsatz.

Böhm unterscheidet – im Sinne der Grundlagen von Biografiearbeit (▶ Kap. 6) – deutlich zwischen **individueller, historischer und regionaler Biografie**. Die historische Biografie steht dabei für die Zeit und die Umstände, die regionale Biografie für die regionalen Besonderheiten, in bzw. unter denen jemand aufgewachsen ist. Wesentlich ist jedoch die individuelle Biografie des Betagten, wobei im Modell wichtig ist, dass es sich hierbei um keine aufzählende Aneinanderreihung von Ereignissen handelt, sondern dass sie aus den

- **Stories**, also den kleinen und großen Geschichten des Lebens besteht, die jemandem bedeutsam sind;
- ebenso spielt die **Folklore** eines Menschen eine Rolle (u. a. Gedichte, Reime oder Musikstücke, mit denen er aufgewachsen ist);
- und schließlich interessiert auch, wie jemandes **Copings** aussehen, nach welchem Muster (z. B. Rückzug, Schmeicheln, Aggression) er also belastende Situationen bewältigt hat.

Stories, Folklore und Copings ergeben den wesentlichen, den **thymopsychischen Anteil der Biografie**, der – im Gegensatz zum kognitiv bestimmten, noopsychischen Anteil – vorwiegend mit Gefühlen zu tun hat. Aus der Biografie ergeben sich auch Informationen darüber,

- was in jemandem ein **Daheimgefühl** erzeugt (z. B. Lavendelgeruch)
- und in welchem **Milieu** (Bauernhof, Arzthaushalt u. v. m.) er sich bewegt hat.
- Zentral ist auch die so genannte Zeit der **Prägung** eines Menschen (= Prägungszeit).

Dies ist vor allem deshalb der Fall, da der Betagte, so Böhm, im Laufe des Verlustes kognitiver Fähigkeiten – des »Abbaus« – letztlich in diese Zeit zurückfällt. Die Prägung selbst setzt er in den ersten 25 bis 30 Lebensjahren an. Mit Blick auf historische und individuelle Geschichte wird im Modell zwischen Prägungen, die für eine ganze Generation bedeutsam waren, und persönlichen Prägungen unterschieden.

Wesentlich ist, wie erwähnt, nicht die Aneinanderreihung möglichst vieler Daten, sondern *wie* jemand *welche* Ereignisse erlebt hat und was sich daraus für Impulssetzung und Pflegehandeln im Sinn des Psychobiographischen Pflegemodells ableiten lässt.

31.4   Emotionale Erreichbarkeits- oder Interaktionsstufen

Böhm unterscheidet:

1. **Sozialisation** (hier ist der Betagte auf der Ebene eines Erwachsenen erreichbar, dem entsprechende Kommunikation ist möglich)
2. **Mutterwitz** (hier befindet sich der Betagte quasi im Jugendlichenalter und kann mit Humor erreicht werden – und zwar auf jener Ebene, auf der man spricht, »wie einem der Schnabel gewachsen ist« (Böhm 1999a, S. 186)
3. **Seelische, soziale Grundbedürfnisse** (hier geht es darum, den Betagten auf der nächsttiefer liegenden Ebene zu erreichen: Was war ihm ein tiefes soziales oder seelisches Bedürfnis? Diese Frage wiederum lässt sich nur durch Kenntnis seiner Biografie beantworten)
4. **Prägungen** (hier meint Böhm alles, was im Leben eines Menschen tief verwurzelt, eingespielt, ritualisiert ist, eben: was ihn geprägt hat; auf Grundlage der Biografiearbeit soll

versucht werden, ihm dadurch beispielsweise das Gefühl von Vertrautheit oder Sicherheit zu geben)

5. **Höhere Antriebe** (auf dieser Ebene sind Triebwünsche von Bedeutung, die natürlich völlig unterschiedlich aussehen können: war etwa für eine ehemalige Tänzerin von großer Wichtigkeit, schön zu sein, könnte auf dieser Stufe damit gearbeitet werden)
6. **Intuition** (hier spielen Märchen, Mythen, Aberglauben der frühen Kindheit eine große Rolle und es soll versucht werden, sich dem Betagten auf dieser Ebene zu nähern)
7. **Urkommunikation** (hier ist der Betagte quasi auf der Interaktionsstufe eines Säuglings zu erreichen)

Wesentlich ist, dass nur Klienten, die sich auf einer der ersten beiden Interaktionsstufen befinden, in Böhms Verständnis *aktiviert* werden können. Ab Interaktionsstufe drei setzt die *Re-Aktivierung* ein. In jedem Fall sollen die Pflegenden mit dem Klienten entsprechend seiner Interaktionsstufe kommunizieren und interagieren und auch dieser Interaktionsstufe entsprechende Reize und Pflegeimpulse setzen – möglichst solche, die Emotionen des Betroffenen ansprechen können.

Sowohl die Auffindung von Interaktionsmustern auf den einzelnen Stufen (als auch deren Ermittlung selbst) ist Aufgabe eigens im Psychobiographischen Pflegemodell geschulter Pflegepersonen. Dasselbe gilt für die Ableitung von Pflegeimpulsen aus der Biografie. Diese wiederum ist Teil des umfassenden Prozesses der Biografie-Interpretation im Sinne einer Hypothesenbildung, in deren Rahmen zunächst »hypothetische Pflegediagnosen« formuliert (Böhm 1999a, S. 173), in der Folge Impulse gesetzt werden und schließlich evaluiert wird. Das Modell folgt also – in abgewandelter Form – den Stufen des **Pflegeprozesses**; ebenso ist die sorgfältige **Dokumentation** erforderlich. Das Modell gibt auch zahlreiche Orientierungen zur Durchführung der Biografiearbeit vom Biografiegespräch bis hin zur Evaluation der gesetzten Maßnahmen.

? Erklären Sie, was die Hauptanliegen/Eckpfeiler des Psychobiographische Pflegemodell nach Erwin Böhm sind!

Stellen Sie sich einen Tagesablauf eines Klienten in einer Einrichtung vor, in der nach dem Psychobiographischen Pflegemodell nach Erwin Böhm gepflegt wird, und überlegen Sie anhand der einzelnen Aktivitäten des Lebens, wie er z. B. aussehen könnte. Vergleichen Sie das mit dem Tagesablauf eines Klienten in einer Pflegeeinrichtung, die am Leitbild »Krankenhaus« orientiert war!

Überlegen Sie, warum es wichtig ist, dass auch die Angehörigen von Klienten einer Pflegeeinrichtung genau darüber informiert sind, mit welchen Konzepten bzw. Pflegemodellen dort gearbeitet wird. Denken Sie dabei besonders an das Psychobiographische Pflegemodell nach Erwin Böhm

Literatur

Böhm E (1999a) Psychobiographisches Pflegemodell nach Böhm. Band I: Grundlagen. Verlag Wilhelm Maudrich, Wien
Böhm E (1999) Verwirrt nicht die Verwirrten. Neue Ansätze geriatrischer Krankenpflege. Psychiatrie-Verlag, Bonn
Lehr U (2003) Psychologie des Alterns. Quelle & Meyer, Wiebelsheim
Menner H (2004) Aktivierende und Reaktivierende Pflege. In: In: Thür G (Hg): Professionelle Altenpflege. Ein praxisorientiertes Handbuch. Springer, Wien, 23–34

Validation und spezielle validierende Pflege

Esther Matolycz

32.1   Validation: Methode und zentrale Annahmen – 242

32.2   Stadien der Desorientierung in der Validation nach Naomi Feil – 242

32.3   Validationstechniken – 243

32.4   Weitere Eckpfeiler des Modells – 244

32.5   Spezielle validierende Pflege – 245

Literatur – 246

E. Matolycz, *Pflege von alten Menschen*,
DOI 10.1007/978-3-662-48151-6_32, © Springer-Verlag Berlin Heidelberg 2016

Die Idee der Validation wird in diesem Kapitel in ihren zentralen Annahmen vorgestellt. Es werden die Stadien der Desorientierung in der Validation nach Naomi Feil skizziert und einzelne Validationstechniken vorgestellt sowie weitere Eckpfeiler des Modells gezeigt. Die Validation nach Naomi Feil wird von der speziellen validierenden Pflege nach Brigitte Scharb, welche ebenfalls kurz vorgestellt wird, abgegrenzt, der Unterschied wird erklärt.

32.1   Validation: Methode und zentrale Annahmen

Bei der **Validation** handelt es sich um eine Methode, mit desorientierten, »verwirrten« alten Menschen zu kommunizieren und zu interagieren. Sie wurde von der Sozialarbeiterin Naomi Feil in den 60er- bis 80er- Jahren des zwanzigsten Jahrhunderts entwickelt. Zunächst gründet sie auf zwei zentralen Annahmen ihrer Begründerin.

Die eine ist, dass die Ursache für Desorientierung nicht (immer) allein in hirnorganischen Veränderungen liegt, sondern dass Desorientierung im hohen Alter vielfach auch als (nicht absichtsvolle, sondern unbewusste) Form der **Reaktion** auf eine vom Betagten nicht mehr zu ertragende Alltagsrealität verstanden werden kann. Es sind, so Feil, die mit dem Altern einhergehenden sozialen und körperlichen Verluste, die den Betroffenen einen Verbleib im Zustand von Bewusstheit und Orientiertheit unmöglich machen.

Die zweite Annahme ist, dass diese Desorientierung auch als Rückzug begriffen werden kann, der eine **Funktion** hat – nämlich nicht bewältigte Lebensaufgaben (im Sinne der Theorie der Lebensstadien und Lebensaufgaben nach Erik Erikson) nachträglich aufzuarbeiten. Aus diesen Annahmen leiten sich auch die Ziele der Methode ab, die vorrangig Folgende sind:

- Ein (weiterer) Rückzug in die Desorientiertheit soll verhindert und sowohl psychisches als auch körperliches Wohlbefinden gefördert und verbessert werden.
- Unausgetragene Konflikte aus der Vergangenheit sollen gelöst werden.
- Das Leben soll gerechtfertigt und insgesamt Stress reduziert werden.
- Letztlich sollen auch Ressourcen (etwa: Gehvermögen, Kommunikationsvermögen) gefördert werden.

Es ist für Betagte – so Feil – wichtig, sich geliebt und sicher zu fühlen, gebraucht zu werden und Gefühle sowohl auszudrücken als auch gehört zu werden. Mit Blick auf die Alternstheorien ist das Modell dem so genannten **qualitativen Verlaufsmodell des Alterns** zuzuordnen, demzufolge in den einzelnen Lebensphasen bestimmte Aufgaben zu bewältigen sind (▶ Kap. 3).

32.2   Stadien der Desorientierung in der Validation nach Naomi Feil

In der Validation werden vier Stadien der Desorientierung unterschieden, wobei die Interaktion dem Stadium jeweils anzugleichen ist:

- Im **Stadium I (mangelhafte/unglückliche Orientierung)** sind die Betagten mangelhaft/unglücklich orientiert, was bedeutet, dass sie teils orientiert und dabei unglücklich sind. Kognitive Fähigkeiten sind weitgehend aufrecht, es wird auch an den Rollen, die die Gesellschaft vorgibt, festgehalten. Konflikte werden häufig in einer Art »Verkleidung« durch Gegenstände geäußert, die etwas symbolisieren: So können Messer oder Gabel demnach etwa Wut verkörpern, Socken oder Schuhe z. B. ein Kind oder ein Tuch kann für Wichtiges stehen: Papiere, Backteig oder wieder Kinder.

- Die Gegenstände versteht Feil im Sinne der psychoanalytischen Entwicklungstheorie als Übergangs- oder Übertragungsobjekte. Deren mögliche Bedeutung – führt sie aus der Erfahrung in langjähriger Arbeit heraus an – sei allerdings nur in Kenntnis der individuellen Lebensgeschichte der Betroffenen zu entschlüsseln; zugleich seien die Bedeutungen kultur-, religions- und geschlechtsunabhängig.
- Im **Stadium II (Zeitverwirrtheit)** steht der Rückzug im Vordergrund, dessen unbewusstes Ziel die Leugnung der erlebten Verluste und ein Leben in der Erinnerung ist. Er wird durch den Verlust sensorischer und kognitiver Fähigkeiten mit bedingt und die Betroffenen halten sich nicht mehr an soziale Übereinkünfte. Gefühle (Liebe, Hass, Angst) und die Befriedigung von Bedürfnissen (Zuwendung, Geliebtsein, Nahrung) sind zentral: Häufig sind die Betroffenen angstvoll (Dunkelheit, Trennung), können ihre Gefühlsregungen schlecht beherrschen und reagieren gut auf Berührungen. Auch hier werden Symbole verwendet, um sich auszudrücken, wobei das Sprachvermögen aber gegeben ist.
- Das **Stadium III (sich wiederholende Bewegungen)** stellt sich als weiterer Rückzug dar, wobei letztlich Denk- und Sprachvermögen verloren gehen. Anstelle der Gegenstände treten Körperteile als Symbole, die Betagten drücken sich mit Hilfe ihres Körpers aus oder geben Geräusche von sich. Der Kontrollverlust schreitet weiter fort. Unterdrückte oder verdrängte Gefühle fordern Raum und zeigen sich in Form heftiger Bewegungen (Auf- und Ab-Gehen, Trommeln, Schlagen u. v. m.).
- Im **Stadium IV (Vegetieren)** hat der Betagte die Bemühungen, sein Leben in irgendeiner Form zu verarbeiten, letztlich aufgegeben und sich ganz zurückgezogen. Er setzt keinerlei Aktivitäten, liegt häufig in Embryonalstellung im Bett und bewegt sich kaum wahrnehmbar, die Augen sind meist geschlossen, auch nahe Angehörige werden nicht mehr erkannt.

Validation kann nun – so die Annahme des Konzeptes – das Fortschreiten des Rückzugs von der einen zur nächsten Stufe verhindern. Dazu müssen zunächst Informationen gesammelt, dann das Stadium bestimmt und schließlich die entsprechenden Techniken eingesetzt werden.

32.3 Validationstechniken

Beispiele für solche Techniken sind:

… das so genannte **Zentrieren** (eine Atem- und Konzentrationstechnik), mit dessen Hilfe der Validationsanwender sich zunächst in die Lage versetzt, sich dem Gegenüber voll und ganz zu widmen; es steht unabhängig vom Stadium des Betroffenen, der validiert wird, jeweils am Anfang der Interaktion.

… die **Fragetechnik**, mit der versucht wird, sich der Gefühlswelt des zu Validierenden zu nähern: Man fragt nach dem *Wann, Wo, Was oder Wie* und versucht herauszufinden, was es ist, das ihn hinter dem beschäftigt, was er an Verhalten zeigt. So sucht jemand, der mit dem Bus nach Hause fahren will – sehr einfach gesagt – vielleicht eigentlich die Geborgenheitsgefühle seiner Kindheit. Fragen nach dem *Warum* sind in der Validation zu vermeiden, da sie in der Regel nicht beantwortet werden können.

… das **Umformulieren**, eine Technik, in der man Aussagen des Betroffenen unter Verwendung seiner Schlüsselworte wiederholt. Die Schlüsselworte sind jene, die ihn für besonders bedeutsam (emotional besetzt) sind und die er hervorhebt. Der Bedeutungsgehalt braucht vom Validationsanwender dazu nicht zwingend verstanden zu werden, da man im Umformulieren ja erst versucht, sich dem inneren Erleben desjenigen, der validiert wird, anzunähern.

… die Verwendung der **Polarität**: Hier wird nach Extremen gefragt. (»Stehlen sie Ihnen alles?«, »Wann ist es am stärksten?«) Auch hier erfährt der Validationsanwender etwas über das Erleben desjenigen, der validiert wird, zugleich kann diesen die Anwendung dieser Technik entlasten, da er Befürchtungen oder Erleben aussprechen kann.

… das **Spiegeln** von Gefühlen: Hier versucht der Validierende, die Gefühle des Gegenübers wahrzunehmen, seine eigene Gefühlslage dem Wahrgenommenen anzupassen und sie letztlich in irgendeiner Form zu zeigen, also zu spiegeln – das kann etwa geschehen, indem die betreffende Emotion laut ausgesprochen wird. Diese Technik dient vor allem der Entlastung. Er soll das Gefühl haben, dass das, was er auszudrücken versucht, beim Gegenüber »angekommen« ist.

… die Arbeit mit der **Mehrdeutigkeit**: Es werden Worte, die vom Validierenden nicht verstanden werden, von ihm durch unbestimmte Fürwörter ersetzt: »Denken Sie, dass er (oder: sie/es/jemand) traurig ist?« Das Wort »er« (oder: sie/es/jemand) ersetzt dabei das nicht verstandene Wort.

… das **Ansprechen vom Betagten bevorzugter Sinnesorgane**: Es wird z. B. versucht, die verbale Kommunikation jenem sensorischen »Kanal« bestmöglich anzupassen, über den die zu validierende Person am besten erreichbar scheint, indem man bestimmte Worte bevorzugt verwendet. Die Worte »Bild« oder »erinnern« sind demnach etwa »visuelle Worte« (Feil 1999, S. 69).

Unter anderem spielt auch noch der Einsatz von **Musik** oder **Berührungen** eine bedeutende Rolle.

32.4   Weitere Eckpfeiler des Modells

Diese und andere, hier nicht genannte Techniken werden – je nach Stadium, persönlicher Lebensgeschichte des älteren Menschen und Situation – verwendet und variiert. Feil betont allerdings, dass es keine allgemein gültige Methodik gibt, sondern dass der Individualität des Menschen Rechnung getragen werden muss. Insgesamt aber lässt sich festhalten, dass Validation nicht zum Ziel hat, Desorientierte zu orientieren, sondern (weiteren) Rückzug verhindern soll. Das geschieht, indem den Betroffenen die Möglichkeit gegeben wird, ihre Gefühle zu zeigen und darin wahrgenommen zu werden. Dies basiert auf der Grundannahme des Psychoanalytikers Jung, dass Gefühle, die »von einem vertrauten Zuhörer bestätigt und validiert wurden«, schwächer, »ignorierte oder geleugnete Gefühle« hingegen stärker werden (Feil 1999, S. 12).

Der Begriff Validation ist in Zusammenhang mit der Bedeutung des Wortteils »valid«, also »gültig« zu verstehen: Alles, was jemand – auch in nicht verständlicher Form – zeigt und auszudrücken versucht, wird für »gültig« und bedeutsam erklärt. Dies alles ist mit dem Versuch verbunden, den Zusammenhang zwischen **Verhalten** und **Bedürfnis** herauszufinden, damit letztlich das Bedürfnis befriedigt werden kann. In der Validation geht man – der humanistischen Psychologie folgend – von drei Grundbedürfnissen des Menschen aus:
- sich sicher, geschützt und geliebt zu fühlen
- nützlich, aktiv und tätig zu sein und eben
- spontan Gefühle ausdrücken zu können und gehört zu werden (Feil 1999, S. 75).

Ganz praktisch würde das in der Folge etwa bedeuten, einer älteren Heimbewohnerin, die ständig nach Hause fahren will, das Gefühl mütterlicher Geborgenheit zu geben, anstatt zu versuchen, ihr immer wieder zu erklären, dass kein Bus fährt. Validation wird von ausgebildeten Validationsanwenderinnen ausgeübt.

32.5   Spezielle validierende Pflege

- Was die validierende Pflege nach Brigitte Scharb ist

Das Modell der Speziellen validierenden Pflege wurde von der diplomierten Gesundheits- und Krankenschwester und Gerontopädagogin **Brigitte Scharb** entwickelt. Im Wesentlichen geht es dabei darum, dass die Validation zunächst eben kein Pflegemodell, sondern eine Methode ist, um mit verwirrten älteren Menschen zu kommunizieren und zu interagieren.

Der Schwerpunkt des Konzepts liegt in der Befriedigung psychosozialer Grundbedürfnisse Hochbetagter, und:

» Es bietet in der philosophischen Grundhaltung gelebter Toleranz (validierende Haltung) ein breites Spektrum an Anwendungsmöglichkeiten in der geriatrischen Pflegepraxis. (Scharb 2004 in Thür, S. 51)

Scharbs Modell nimmt sich – wenn man so will – gleich zweier Mankos an:
- Zum einen würde nämlich, so die Autorin, im Rahmen der geriatrischen Pflege sowohl im Bereich der Akut- als auch der Langzeitpflege auf das eigentlich Wesentlichste vergessen, nämlich die psychosozialen Grundbedürfnisse.
- Zum anderen sei die Validation eine ausgezeichnete Methode, um mit hochbetagten, desorientierten Menschen zu interagieren, habe aber als solche keinen ausreichenden Platz im gesamten Pflegeprozess; das im Zuge der Validation Erreichte (etwa Wohlbefinden des Betagten) gelte es also quasi auch dorthin zu bringen.

» Wesentlicher Bestandteil des Modells der »Speziellen validierenden Pflege« ist daher nicht das validierende Gespräch allein, sondern die systematische Erstellung eines Bedürfnismodells durch die Ermittlung von Bedürfnissen und Gewohnheiten des betagten Menschen unter Anwendung validierender Techniken. (Scharb 2005, S. 13)

- Wie die validierende Pflege nach Brigitte Scharb umgesetzt wird

Zunächst wird dafür die Biografie des älteren Menschen erfasst, danach findet eine Pflegeanamnese statt, auf deren Grundlage Pflegediagnosen erstellt (es handelt sich um solche, die in Zusammenhang mit den psychosozialen Bedürfnissen des Betroffenen von Bedeutung sind) und Pflegeziele formuliert werden. Dies alles geschieht vor dem Hintergrund seiner gegenwärtigen psychosozialen Probleme des Betagten. Auf dieser Grundlage finden die validierenden Pflegemaßnahmen statt, innerhalb derer
- Kommunikation,
- sensorische Stimulation und
- komplexe Interaktionen eine tragende Rolle spielen.

Im Rahmen der sensorischen Stimulation sollen – auf Grundlage der individuellen Biografie – Reize gesetzt werden, so dass die Sinneswahrnehmung auf verschiedenen Kanälen erfolgt (visuell = Sehen, auditiv = Hören, motorisch = Bewegungen/Abläufe, taktil = Berührungen/Angreifen, olfaktorisch/gustatorisch = Riechen/Schmecken). Die sensorische Stimulation ist auch in Zusammenhang mit anderen Konzepten (etwa der Basalen Stimulation®) von Bedeutung.

Im Rahmen der Speziellen validierenden Pflege wird also versucht, die psychischen und sozialen Bedürfnisse des älteren Menschen wahrzunehmen und entsprechende Interventionen (nämlich: validierende Pflegemaßnahmen) einzusetzen. Solche Maßnahmen können beispielsweise wertschätzende, das Selbstwertgefühl stärkende Gespräche, Bäder mit verschiedenen Badezusätzen oder das Vorspielen bestimmter Lieder sein. Wie auch in Zusammenhang mit anderen Pflegeinterventionen ist für diese Maßnahmen sorgfältige Dokumentation und natürlich Evaluation erforderlich.

❓ Erklären Sie, was die Hauptanliegen der Validation sind und nennen und erklären Sie zwei Validationstechniken!

Vergleichen Sie das Realitätsorientierungstraining ROT mit der Validation. Was ist für welche Klienten geeignet?

Nennen Sie Ziele und Vorgehen der Speziellen validierenden Pflege nach Brigitte Scharb und stellen Sie diese der Validation gegenüber! Wo liegen die Unterschiede?

Literatur

Feil N (1999) Validation. Ein Weg zum Verständnis verwirrter alter Menschen. Ernst Reinhardt Verlag, München, 5., überarbeitete Auflage

Lehr U (2003) Psychologie des Alterns. Quelle & Meyer, Wiebelsheim

Scharb B (2004) Validierende Pflege und deren praktische Umsetzung. In: Thür G (Hg): Professionelle Altenpflege. Ein praxisorientiertes Handbuch. Springer, Wien, 51–59

Scharb B (2005) Spezielle validierende Pflege. Springer, Wien, 3., überarbeitete und erweiterte Auflage

Mäeutik

Esther Matolycz

33.1   Grundsätze des mäeutischen Pflegemodells – 248

33.2   Zwei Gefühlswelten und ihre Wechselwirkung – 248

33.3   Intuitives Wissen, die Rolle der Mäeutik
        und Pflegekultur – 249

33.4   Bausteine und Schwerpunkte des Modells – 249

33.5   Methodenvielfalt und Abgrenzung zur Validation – 250

        Literatur – 251

E. Matolycz, *Pflege von alten Menschen*,
DOI 10.1007/978-3-662-48151-6_33, © Springer-Verlag Berlin Heidelberg 2016

Die Grundsätze des mäeutischen Pflegemodells werden in diesem Kapitel vorgestellt, es wird dabei Bezug genommen auf: zwei Gefühlswelten und ihre Wechselwirkung, intuitives Wissen, die Rolle der Mäeutik und Pflegekultur, weiter auf Bausteine und Schwerpunkte des Modells. Es wird erklärt, was in diesem Zusammenhang unter der Methodenvielfalt zu verstehen ist. Das Modell wird von der Validation abgegrenzt, der Unterschied erklärt.

33.1   Grundsätze des mäeutischen Pflegemodells

Die **Mäeutik** (auch: erlebensorientierte Pflege) zählt zu den neueren Ansätzen in der professionellen, pflegerischen Interaktion mit älteren Menschen. Vorwiegend widmet sie sich der Pflege demenziell Erkrankter. Die Methode wurde von der Krankenschwester und Historikerin Cora van der Kooij entwickelt.

Von Bedeutung ist, dass im Rahmen der Anwendung des Modells auch verschiedene andere Konzepte zur Anwendung gelangen können. Zunächst handelt es sich bei der Mäeutik um eine Modifikation der Validation (▶ Kap. 32); aber auch das Realitätsorientierungstraining (▶ Kap. 30), die Basale Stimulation®, die Spezielle validierende Pflege (▶ Kap. 32) u. v. m. können nicht vorrangig nach »richtiger« Anwendung von Methoden fragen soll, sondern danach, wie sich das anfühlt, was er tut und erlebt.

Mäeutische Pflege beruht auf folgenden Grundsätzen:

1. Im Rahmen der Pflege demenziell erkrankter, alter Menschen spielen zwei Gefühlswelten eine Rolle: die des Betagten **und** die der Pflegeperson. Sie stehen in Wechselwirkung zueinander.
2. Die eigenen Gefühle der Pflegenden sind wichtige Anhaltspunkte im Verstehen der Älteren. Pflegende verfügen sowohl aufgrund beruflicher als auch privater Erfahrungen über intuitives Wissen, das bewusst gemacht werden muss.
3. Die Mäeutik spricht sich für einen Paradigmenwechsel aus: von aufgabenorientierter, funktioneller Pflege hin zu einer emotionalen, individuellen Pflegekultur, in der es zu wirklichem Kontakt mit den Betagten kommt.
4. Bausteine des Modells sind Beobachtungsbogen, Charakteristik mit Umgangsempfehlungen, Pflegekarte, Pflegeplanung und erlebensorientierte Bewohnerbesprechungen, wobei neben der Bewusstmachung intuitiven Wissens und seiner Reflexion auch der Sachkenntnis große Bedeutung zukommt.
5. Die Mäeutik lässt methodische Vielfalt zu und baut grundsätzlich auf dem Konzept der Validation auf, grenzt sich in einigen Punkten aber klar davon ab.
6. Fördernd für die Umsetzbarkeit des mäeutischen Modells sind einerseits die Bezugspflege, andererseits guter Teamgeist.

33.2   Zwei Gefühlswelten und ihre Wechselwirkung

Die Pflege demenzkranker Betagter wird im Modell als anspruchsvolle Aufgabe, in der Pflegende einerseits schöne Momente, andererseits auch Gefühle von Widerwillen oder Ekel erleben, gesehen. Das Modell der erlebensorientierten Pflege geht davon aus, dass die durch sie zu erreichende verbesserte Lebensqualität der Bewohner von Pflegeeinrichtungen zu einer erhöhten Zufriedenheit der Pflegenden führt und es so zu einer positiven wechselseitigen Beeinflussung kommt; dies vor dem Hintergrund folgender Annahme:

Je intensiver die Beziehungen Pflegender zu ihren Klienten sind, desto enger werden sie auch, wodurch immer Spannungsfelder entstehen. In Zusammenhang mit der Mäeutik sollen sie als Chance genutzt werden und zwar insofern, als auch die Krisenbewältigung als hilfreiches Element erlebt werden kann: Gefühle, die auftauchen und bewusst gemacht werden, können in diesem Verständnis dazu dienen, sich besser in das Erleben des Bewohners einzufühlen. Umgekehrt fühlen die Pflegenden sich durch mehr entstehende Nähe auch persönlicher angesprochen, fühlen mit dem älteren Menschen oder trauern. Das Verhalten der Pflegenden hat – neben anderen Faktoren wie etwa der räumlichen Umgebung – wiederum Einfluss auf Befinden, Erleben und letztlich Verhalten der Bewohner.

Im Modell baut man dabei auf die Theorie von Stress, Coping und Adaption auf (nach Rose Marie Droes): Pflegende kennen – aus eigener Erfahrung – die Spannung, die infolge von Krisen entsteht, kennen Versuche, mit dem dadurch bedingten Stress umzugehen, und letztlich das stärkende Gefühl einer gelungenen Anpassung an die aktuelle Lebenssituation. Die Mäeutik versucht, diese vorhandenen Potenziale bewusst zu machen und zu nutzen, u. a. auch dafür, sich der Situation demenziell Erkrankter gefühlsmäßig zu nähern – wobei zentral ist, dass die Pflegebeziehung professionell sein und bleiben muss.

33.3 Intuitives Wissen, die Rolle der Mäeutik und Pflegekultur

Der Begriff »Mäeutik« kommt aus dem Griechischen, wurde von Sokrates verwendet und steht einerseits für die Hebammenkunst und andererseits dafür, etwas zu »erlösen« oder zu »befreien«. Im mäeutischen Pflegemodell soll das intuitive Wissen und Können der Pflegenden hervorgeholt und bewusst gemacht werden, ebenso die Intentionen, die sie hatten, als sie den Pflegeberuf ergriffen haben. Diese Bewusstmachung ist wichtig, um gezielte Reflexion der Gefühle, des Erlebens und Handelns zu ermöglichen.

Vor allem soll das wie ein »Schatz« gesucht und (wieder-) gefunden werden, was Van der Kooij als »Pflegetalent« bezeichnet und u. a. darin besteht, dass Pflegende die Fähigkeit haben, »sich ein Bild von den Gefühlen des Bewohners, ihren Wünschen und Erfahrungen zu machen und die entsprechenden Pflegehandlungen darauf abzustimmen« (Van der Kooij 2007, S. 21 und 203). Darüber hinaus ist – so die Annahme – auch ein theoretischer sprachlicher Überbau wichtig, damit Pflegende eine gemeinsame Sprache haben, die ihnen Reflexion, Austausch und gemeinsame Kreativität sowie schließlich auch die Entwicklung eines gesunden Selbstvertrauens ermöglicht.

Durch Mäeutik soll im gesamten Wohnbereich ein entspanntes Klima erreicht werden. Oberstes Ziel ist in diesem Verständnis das Wohlbefinden der Bewohner und Pflegenden, Zeitfaktoren gelten als nebensächlich. Umgekehrt sollen Pflegende in die Lage versetzt werden, die vorhandene Zeit zu »wirklichem« Kontakt mit den Klienten zu nutzen und nicht (mehr) auf Rückzugsstrategien auszuweichen, die letztlich (aufgrund der wechselseitigen Beeinflussung der Gefühlswelten) zu beiderseitiger Unzufriedenheit führen.

33.4 Bausteine und Schwerpunkte des Modells

Zentral sind in der Mäeutik das beidseitige Erleben im Hier und Jetzt und das Verhalten und die Erlebenswelt von älteren Menschen und Pflegenden. Mit der Bewusstmachung des intuitiven Wissens und der Fähigkeit zu seiner Reflexion ist es letztlich, so Cora van der Kooij, aber nicht getan. Es bedarf darüber hinaus der Sachkenntnis, womit vor allem Wissen um das Wesen demenzieller Erkrankungen gemeint ist, sowie kommunikativer Fähigkeiten und Kenntnis darüber, wie Lebenskrisen (etwa Demenzerkrankung) verarbeitet werden.

Unter Bezugnahme auf Erfahrungen, intuitives Wissen *und* Sachkenntnis soll es möglich werden, das Verhalten demenziell Erkrankter nicht mehr (allein) als etwa Aggression oder Unruhe wahrzunehmen, sondern vornehmlich den Menschen zu sehen, der sich ängstlich oder einsam fühlt. Durch Reflexion sollen schließlich kreative Lösungen entwickelt werden können. Insgesamt sucht man im mäeutischen Pflegeprozess nach einer guten Balance zwischen analytischem Vorgehen und Intuition.

- Der **Beobachtungsbogen** bietet die Möglichkeit, Wahrnehmungen zum älteren Menschen festzuhalten, wobei auch die Biografie eine Rolle spielt, ebenso etwa das Stadium der demenziellen Erkrankung. Hier tragen die Pflegenden ihre Beobachtungen ein, auch etwa, wie der Klient seine Situation (Einzug ins Pflegeheim) zu bewältigen versucht.
- Die so genannte **Charakteristik** beschreibt zunächst den Bewohner selbst und was ihn ausmacht: sein Verhalten, sein Erleben und seine Bedürfnisse. »Um die charakteristischsten Eigenschaften eines Bewohners festzuhalten, fragt man nach der Lebensgeschichte, den emotionalen Bedürfnissen und seinem aktuellen Befinden.« (Van der Kooij 2007, S. 200)
- Daraus gelangt man zur **Umgangsempfehlung**. Sie gibt u. a. Auskunft darüber, welches Verhalten dem Klienten gut tut und worauf er positiv reagiert. Wesentlich ist die Frage, was man in der Gestaltung des Alltags tun kann, um diese positiven Reaktionen hervorzurufen.
- Zur Umgangsempfehlung trägt ein weiterer wesentlicher Teil des Modells bei, die **Bewohnerbesprechung**, in der die gemachten Beobachtungen und Erfahrungen im Team reflektiert werden. Nach der Bewohnerbesprechung wird die Charakteristik (siehe oben) verfasst oder angepasst. Maßgebend dabei sind folgende Fragen:
  - »Über wen sprechen wir?« (dies beinhaltet Beobachtungen über einen Bewohner, die wertfrei sein sollen)
  - »Kenne ich den Bewohner?« (hier wird überlegt, wie der Bewohner seine Situation erlebt, wobei der Ausgangspunkt das »Hier und Jetzt« ist)
  - »Schätze Dich selbst!« (hier geht es darum, dass Pflegende bzw. Betreuende über Situationen reflektieren, in denen sie sich gut in den Bewohner einfühlten konnten)
  - »Weitere Schritte« (hier geht es nun darum, dass Pflegende und Betreuende auf Grundlage des vorigen Schrittes, in dem gute Erlebnisse mit ihrer Fähigkeit, sich einzufühlen, zum Thema wurden, kreativ werden und weitere Ideen entwickeln (Van der Kooij 2015, S. 37f)
- Auf der **Pflegekarte** sind alle Pflegehandlungen (inklusive dem Pflegebedarf und dem jeweiligen Grad an benötigter Unterstützung) sowie die Umgangsempfehlung dargestellt.
- Die mäeutische **Pflegeplanung** legt also insgesamt Wert darauf, von der Problemorientierung Abstand zu nehmen und stattdessen das aktuelle Verhalten und Erleben des Betagten und die Frage, wie damit umzugehen ist, ins Zentrum zu stellen.

33.5   Methodenvielfalt und Abgrenzung zur Validation

Nachdem in der mäeutischen Pflege das Erleben des Bewohners im Vordergrund steht und versucht wird, der Individualität Älterer so weit wie möglich Rechnung zu tragen, gibt es grundsätzlich keine Begrenzung auf ein Modell allein, sondern es kann auf Elemente aus anderen Konzepten zugegriffen werden. Die Biografieerhebung kann etwa durchaus im Verständnis Böhms stattfinden, darüber hinaus können Teile der Realitätsorientierung, der Basalen Stimulation®, der Sinnesaktivierung u. v. m. integriert werden. Wesentlich ist, dass jeweils Reflexion stattfindet und überlegt wird, wie das, was geschieht, auf den Bewohner wirkt.

Es kann – so Van der Kooij – einmal nötig sein, ein Gefühl zu validieren und sich dabei der entsprechenden Technik zu bedienen, also in die Erlebenswelt des Betagten »mitzugehen«; ein anderes Mal mag es notwendig erscheinen, sogar ein Gegengewicht zu finden und auf diese Weise unterstützend zu wirken. Es kann abgelenkt, begleitet, mitunter auch begrenzt werden. Wesentlich ist aus Sicht der mäeutischen Pflege, dass der ältere Mensch sein Selbstwertgefühl behält und sich gehalten und geborgen fühlen kann.

Gemeinsam ist Mäeutik und Validation (neben der Anwendung verschiedener Techniken) grundsätzlich auch das Verständnis über vier Stadien der Desorientierung, die einander in den Modellen prinzipiell ähneln. Mit den mäeutischen Bezeichnungen (die auf die Begrifflichkeit des niederländischen Psychologen Rien Verdult zurückgehen) soll den Pflegenden aber eine gemeinsame Sprache gegeben werden, in der das **Ich-Erleben** des Klienten zentral ist:
Es handelt sich um das
- bedrohte,
- verirrte,
- verborgene und
- versunkene Ich.

Abgrenzend zur Validation stellt sich das mäeutische Modell aber in Folgendem dar: Im Gegensatz zur Validation ist man in der mäeutischen Pflege nicht der Ansicht, dass alle demenziell Erkrankten alle Gefühle immer äußern bzw. jeder Gefühlsausdruck mit Blick auf etwa die Vergangenheitsbewältigung zu deuten sei, sondern oft seien starke, emotionale Ausbrüche Ausdruck psychiatrischer Erkrankungen des alten Menschen. In Zusammenhang damit sei besonders eine gute Zusammenarbeit der Disziplinen Medizin und Pflege und mitunter auch eher einschränkende Ansätze in der Betreuung gefragt.

Darüber hinaus grenzt die Mäeutik jenes zentrale Element der Validation ein, in dem angenommen wird, der Betagte verarbeite grundsätzlich ungelöste Konflikte aus der Vergangenheit. Niemand könne nämlich alle Lebenserfahrungen verarbeiten. Verluste, die das Altern mit sich bringt, könnten jedoch frühere Erfahrungen wieder aufrufen und »fragen um eine neue Bedeutung«. Die mäeutische Pflege spreche darum von »unvollendeter Vergangenheit«, während zugleich das »Erleben im Hier und Jetzt« bedeutsam sei. (Van der Kooij 2007, S. 24)

? Erklären Sie, was es bedeutet, dass man im mäeutischen Pflegemodell von zwei Erlebenswelten ausgeht, die einander beeinflussen!
Erklären Sie, worauf man in der so genannten »Bewohnerbesprechung« im mäeutischen Pflegemodell achtet und was ihre Ziele sind!

Literatur

Schindler U (2003) Auswirkungen im Heimalltag. In: Schindler U (Hg) (2003): Die Pflege demenziell Erkrankter neu erleben. Mäeutik im Praxisalltag. Vincentz Verlag, Hannover, 27–32

Schindler U (2003) Grundzüge erlebensorientierter Pflege. In: Schindler U (Hg) (2003): Die Pflege demenziell Erkrankter neu erleben. Mäeutik im Praxisalltag. Vincentz Verlag, Hannover, 9–20

Schindler U (2003) Die Pflege demenziell Erkrankter neu erleben. Mäeutik im Praxisalltag. Vincentz Verlag, Hannover, 2003

Van der Kooij C (2003) Die Methode des gefühlsmäßigen Wissens. In: Schindler U (Hg) (2003): Die Pflege demenziell Erkrankter neu erleben. Mäeutik im Praxisalltag. Vincentz Verlag, Hannover, 21–26

Van der Kooij C (2007) Ein Lächeln im Vorübergehen. Erlebensorientierte Altenpflege mit Hilfe der Mäeutik. Hans Huber, Bern

Van der Kooij C (2015) Die Dynamik der Mäeutik. Die Bewohnerbesprechung als Quelle gemeinsamer Professionalität. In: NovAcura. Das Fachmagazin für Pflege und Betreuung 2/2015. S. 36–38

► http://www.imoz.eu [Stand: 20.7.2015]

Gewalt in der Pflege älterer Menschen

Kapitel 34   Gewalt in der Pflege – 255

Gewalt in der Pflege

Esther Matolycz

34.1   Formen der Gewalt in der Pflege – 256

34.2   Zum Unterschied zwischen Aggression und Gewalt sowie
vermeidbarer und unvermeidbarer Gewalt – 257

34.3   Elemente der »Gewaltprophylaxe« in der
geriatrischen Pflege – 258

Literatur – 260

E. Matolycz, *Pflege von alten Menschen*,
DOI 10.1007/978-3-662-48151-6_34, © Springer-Verlag Berlin Heidelberg 2016

In diesem Kapitel werden Formen der Gewalt in der Pflege älterer Menschen gezeigt. Auf den Unterschied zwischen Aggression und Gewalt sowie zwischen vermeidbarer und unvermeidbarer Gewalt wird Bezug benommen. Es werden Elemente der »Gewaltprophylaxe« in der geriatrischen Pflege skizziert.

Das vorliegende Kapitel beschäftigt sich mit einem Pflegephänomen, dass (noch immer) stark tabuisiert ist. Hier soll sich dem Thema genähert werden, allerdings auf eine Weise, in der das nicht immer geschieht. Zunächst sollen – kurz – mögliche Formen der Gewalt in der Pflege benannt und differenziert werden, dem soll sich aber schon die Frage anschließen, ob eine »gewaltfreie« Pflege grundsätzlich möglich ist. Es wird – auf Grundlage der Ausführungen des Psychiaters und Psychotherapeuten Johannes Kemper – herauszustellen sein, dass dies nicht der Fall ist.

In der Folge sollen zunächst mögliche Ursachen dessen, was als Gewalt erlebt wird, benannt werden. Dies soll zu einer Unterscheidung zwischen vermeidbarer und nicht oder nur bedingt vermeidbarer Gewalt führen, wobei dann Ausführungen zum noch stärker tabuisierten, mitunter verdrängten Begriff der Aggressionen Pflegender folgen. Und schließlich sollen Strategien zur Verhinderung von vermeidbarer Gewalt und vor allem von Aggression gezeigt werden.

34.1   Formen der Gewalt in der Pflege

Es gibt viele Möglichkeiten, Gewalt, die im Rahmen der Pflege geschieht, zu unterscheiden. Ein gängiger Weg ist, zwischen **struktureller** und **personaler** Gewalt zu trennen. Strukturelle Gewalt geschieht überall dort, wo keine Person an dem, was letztlich gewaltvoll empfunden wird, in direkt ausübender Weise beteiligt ist.

Strukturelle Gewalt kann

- in Heimordnungen festgelegt sein, die z. B. nicht zulassen, dass das Haustier, das im Leben des älteren Menschen vielleicht das Zentrum ist, mitgenommen werden kann;
- dadurch gegeben sein, dass jemand mit Zimmernachbarn oder Mitbewohnern konfrontiert ist, deren Erkrankung oder Verhalten ihm Angst macht;
- in den Zeiten, zu denen das Essen gebracht wird, im (unzureichenden) Angebot an Speisen, im knapp bemessenen Personalschlüssel und vielem mehr liegen.

Personale Gewalt kann geschehen,

- indem ein Bewohner schneller gehen soll, als ihm das schmerz- und angstfrei möglich ist;
- indem Klienten beschimpft werden, indem mit ihnen gesprochen wird wie mit Kindern, indem ihnen etwas vorenthalten wird, das ihnen Freude macht;
- wo Verbandswechsel, Lagerungen schmerzhaft sind, wo die Wassertemperatur als unangenehm empfunden wird oder wenn zu wenig auf die Intimsphäre geachtet wird.

Beispiele für das Vorkommen von Gewalt in bestimmten Pflegesituationen:

- Respektlose Sprache, Reden »über dem Kopf des Klienten«
- Sitzen lassen oder mobilisieren gegen den Willen des Klienten
- Aufzwingen von Vorstellungen über z. B. Hygiene, die jene der Pflegenden (und nicht die des Klienten) sind
- Missachten der Intimsphäre
- Vorenthalten oder aber Aufdrängen von Speisen und Getränken

- »Nicht-Wahrnehmen« (Übergehen, »Übersehen« von Klienten)
- Anzügliche Bemerkungen durch Pflegende, Witzeleien (nach Scheydt 2015, S. 31)

34.2 Zum Unterschied zwischen Aggression und Gewalt sowie vermeidbarer und unvermeidbarer Gewalt

Anhand der genannten Beispiele zeigt sich schon, dass es sowohl durch die Strukturen von Einrichtungen (das gilt auch für die mobile Pflege), in denen Ältere sich aufhalten, als auch durch mehr oder weniger direktes Einwirken von Pflegenden zu Situationen und Handlungen kommen kann, die Klienten als gewaltvoll empfinden. Die bewusst gewählten Beispiele (denen man noch viele andere hinzufügen könnte) zeigen aber schon, dass es sich manchmal um **vermeidbare**, manchmal um **nicht oder kaum vermeidbare** Empfindungen handelt.

- Vermeidbare und unvermeidbare Gewalt

Johannes Kemper trifft eine Unterscheidung, auf deren Grundlage dieses Problem entfaltet werden soll – er unterscheidet nämlich zunächst zwischen **Aggression** und **Gewalt**:

》 Aggression liegt nur dann vor, wenn die Absicht der Schädigung bei einem Täter vorhanden ist. Gewalt wird aus Sicht des geschädigten Opfers definiert und Aggression aufgrund der Intention des Täters. Folglich geht Gewalt nur dann auf Aggression zurück, wenn der Täter den Wunsch und das Bedürfnis eines Opfers zwar kennt, aber dennoch missachtet. Die Fälle, in denen unwissentlich und damit unbeabsichtigt vernachlässigt wurde, sind zwar Fälle von Gewalt, aber nicht von Aggression. (Kemper 2000, S. 162)

Folgt man Kemper, zeigt sich, dass es eine gewaltfreie Pflege allein darum nicht geben kann, da ja aus Sicht des »Opfers«, hier also des Klienten, definiert wird, was beim ihm als Gewalt ankommt – und das zählt. Das kann von Missempfindungen bei der (unvermeidbaren) Mobilisierung über manche Ängste bei Desorientiertheit oder schlicht der Verzweiflung über die eigene Abhängigkeit vieles sein. Der unvermeidbaren Gewalt ist auch das zuzurechnen, was aus Zeitmangel geschieht: Der Klient der mobilen Pflege hat sich vielleicht den ganzen Tag auf ein kleines Gespräch mit der Pflegenden gefreut, diese muss aber ausgerechnet heute eilig weiter und hat keine Möglichkeit zur zeitlichen Flexibilität. Freilich muss versucht werden, alle Pflegesituationen so zu gestalten, dass sie vom Klienten nicht als unangenehm erlebt werden. Gänzlich machbar ist das aber nicht immer.

Festzuhalten ist also,
- Es gibt einerseits **unvermeidbare Gewalt** (genauer: Nicht immer lässt es sich vermeiden, dass der Klient etwas als »gewaltvoll« empfindet), also Situationen, die notwendig sind, zum Pflegehandeln gehören und vom Betroffenen als angstmachend oder unangenehm erlebt werden.
- Gewalt, die auf Grundlage von Aggressionen auf Seiten der Pflegenden entsteht, ist **vermeidbar.**

Genau genommen genügt es aber nicht, zwischen Aggression und »unvermeidbarer« Gewalt zu trennen. Es gibt auch noch die Situationen, in denen es
- ohne Absicht, Gewalt auszüben oder zu schädigen, doch dazu kommt, obwohl es vermeidbar wäre – meist sind dann mangelnde Achtsamkeit oder Einfühlsamkeit die Ursache.

Zunächst ist zu fragen, was in Zusammenhang mit der unvermeidbaren Gewalt zu tun ist. Die Antwort ist im Grunde dieselbe wie jene, die mit Blick auf jene vermeidbare Gewalt zu geben ist, die nicht aggressionsbedingt, sondern aus mangelnder Achtsam- oder Einfühlsamkeit geschieht: Je eher und je mehr Pflegende in der Lage und bereit sind, sich tatsächlich gefühlsmäßig in die Situation des Klienten zu versetzen, desto weniger kommt es zu Unachtsamkeiten, die als Gewalt empfunden werden. Das selbe Einfühlungsvermögen ist es auch, das Pflegenden ermöglicht, unvermeidbare Pflegehandlungen, die gewaltvoll erlebt werden können, zumindest quasi »schadensbegrenzend« zu setzen: Es kann eine nicht zu vermeidende, als unangenehm erlebte Pflegeintervention mit freundlichen Gesten oder Worten begleitet und damit erträglicher gemacht werden.

Anders verhält es sich mit Aggression. Wer sie nämlich verspürt, der kann und will sich in diesem Moment ja nicht einfühlen:

> » Die einen kneifen die 80-jährige Frau kurz in den Rücken, andere versalzen die Suppe, dritte verstecken die Brille, vierte waschen mit eiskaltem Wasser, fünfte hören einfach vorbei. (Kaiser 1998, S. 157)

Die Ursachen für Aggressionen von Pflegenden sind vielfältig. Sie können darin begründet sein, dass Klienten als zu wenig dankbar empfunden werden oder dass Betagte sich selbst aggressiv verhalten oder mitunter »trotzig« sind oder wirken (was wieder zu dem führen kann, was Erich Schützendorf als die Ursachen der »Schwarzen Pflege« aufführt; Schützendorf 2008, S. 64 f.; ▶ Kap. 8). Und schließlich konfrontieren alte Menschen die, die sie pflegen, häufig mit dem Gedanken an Krankheit und Gebrechlichkeit, bringen sie in Situationen, die schwer zu ertragen sind, und mitunter mag die Aggression nicht dem Betagten selbst, sondern eigentlich dem gelten, was die Pflegenden mehr oder weniger bewusst selbst ängstigt. Nicht zuletzt sind auch noch institutionelle Zwänge, Zeitmangel und generelle Überlastung zu nennen, wenn man nach den Ursachen für die Aggressionen Pflegender sucht.

Parallel zu allem Genannten wird manchmal von Pflegenden erwartet, dass sie einem Idealbild entsprechen, dem nicht genügt werden kann (und gar nicht selten stellen sie überhöhte Ansprüche an sich selbst): Die Pädagogin Katharina Gröning spricht von Idealen, die denen der Mutterliebe ähnlich sind und denen Pflegende – ohne dass es ihnen bewusst ist – versuchen können, gerecht zu werden (Gröning 2000, S. 111 f.). Eine solche Wunschvorstellung ist natürlich nicht umsetzbar und kann zu – mehr oder weniger bewussten – Gefühlen des Versagens führen. Letztlich richten sich Ängste und Zweifel der Pflegenden möglicherweise gegen den Klienten.

Was ist also zu tun?

34.3   Elemente der »Gewaltprophylaxe« in der geriatrischen Pflege

- Zunächst gilt es für Pflegende, sich klar zu machen, dass es keine »vollkommene« Pflege gibt, dass also unvermeidbare Gewalt insofern allgegenwärtig ist, als häufig Dinge geschehen müssen, die Klienten ängstigen oder ihnen unangenehm sind.
- Darüber hinaus muss aber überlegt werden, wie – auch unter Bedingungen der Zeitknappheit, in Zusammenhang mit einer großen Zahl an Klienten und teils schwierigen Pflegesituationen – der Wunsch nach und die Fähigkeit zur Einfühlsamkeit, zur gefühls-

mäßigen Nähe zum Klienten aufrechterhalten werden können, denn dadurch wird es möglich, Pflege so gewaltarm als möglich zu gestalten.

- So paradox es klingt: Gerade dazu ist zunächst nötig, auf sich selbst zu achten. Das kann bedeuten, dass im Team besprochen wird, wer welchen Klienten als besonders fordernd erlebt (was von einer zur anderen Pflegeperson oft völlig unterschiedlich wahrgenommen wird) und wie insgesamt für eine – größtmögliche – Entlastung der einzelnen Teammitglieder gesorgt werden kann.
- Es ist notwendig (und sollte in der Pflege nicht als quasi »unfein« gelten), dass Pflegepersonen auch im Dienst sozusagen kommunikationsfreie Räume haben – womit Zeitfenster gemeint sind, in denen nicht mit Klienten kommuniziert zu werden braucht. Dazu müssen die so genannten »klientenfernen« Tätigkeiten auf alle Teammitglieder verteilt werden, sofern sie dies wollen (Matolycz 2009). Derartige Zeitfenster ermöglichen es, sich auch in belastenden Situationen wieder zu »sammeln« und die nötige, professionelle Distanz (▶ Kap. 35) dazu (wieder)herzustellen.
- Ebenso sollen Pflegeteams sich nicht scheuen, Hilfe von außen in Form von Beratungen oder Supervisionen zu holen, wenn es Schwierigkeiten gibt. Überhaupt soll (etwa der Idee der Mäeutik folgend; ▶ Kap. 33) durchaus auch die eigene Befindlichkeit Thema von Dienstbesprechungen sein.

Besonders wichtig ist es, sich klar zu machen, dass Pflege an sich ambivalent ist, was bedeutet, dass gegensätzliche Empfindungen gleichzeitig vorhanden sein können. Es ist also möglich, die Klienten zu schätzen, sich ihnen auf professionelle Weise verbunden zu fühlen und bestmögliche Pflege leisten zu wollen, während zugleich auch Ärger, mitunter Wut oder Ablehnung empfunden werden können. Pflegende müssen daher – wenn man so will – »und« sagen können: Es ist möglich, dass derart entgegengesetzte Gefühle zur gleichen Zeit da sind. Dies darf nicht als Zeichen mangelnder Eignung für den Pflegeberuf empfunden werden, sondern ist – mit Blick auf das, was in der geriatrischen Pflege mitunter geleistet wird – nicht vermeidbar. Wichtig ist allerdings, diese Empfindungen zuzulassen und bewusst mit ihnen umzugehen, und zwar ohne dass der Klient dabei zu Schaden kommt.

Es kann entlastend sein, sich zurückzuziehen und der empfundenen Ablehnung Raum zu geben sowie mit Kollegen zu besprechen, was man fühlt. Diese Haltung und eben der Raum, der auch der anderen, der ambivalenten Seite der Pflegebeziehung gegeben wird, verhindert, dass sich verdrängte und abgewehrte Empfindungen quasi »auf Umwegen« beim Klienten rächen.

? Überlegen Sie, welche bewussten oder unbewussten Motivationen jemanden dazu bewegen können, einen Pflegeberuf zu ergreifen! Gibt es Motive, die mit Blick auf das Thema »Aggression bzw. Gewalt in der Pflege« besonders »gefährlich« sind?

Was bedeutet der Begriff »Ambivalenz«, was hat er mit dem Problem der Gewalt in der Pflege zu tun und inwiefern kann er als »Gewaltprophylaxe« verstanden werden?

Nennen Sie Formen von Gewalt in der Pflege und jeweils drei Beispiele dazu! Wie könnte sie in diesen Beispielen vermieden werden?

Diskutieren Sie in der Gruppe: Wo könnte es zu Gewalt in der Pflege alter Menschen kommen, die zwar vom Klienten erlebt wird, den Pflegenden aber gar nicht bewusst ist? Nennen Sie Beispiele und schlagen Sie einen Lösungsweg vor!

Literatur

Gröning K (2000) Entweihung und Scham. Grenzsituationen in der Pflege alter Menschen. Mabuse Verlag, Frankfurt am Main

Kaiser H (1998) Zwischen Liebe und Aggression. Zur Ethik pflegerischen Handelns. In: Blonski H (Hg) (1998): Ethik in Gerontologie und Altenpflege. Brigitte Kunz Verlag, Hagen

Kemper J (2000) Alternde und ihre jüngeren Helfer. Vom Wandel therapeutischer Wirklichkeit. Ernst Reinhardt Verlag, München

Matolycz E (2007) Gewaltfrei geht es nicht: Pflege, Not und Wendigkeit. In: magazin.pflegenetz 2007/04, 30–31

Matolycz E (2009) Kommunikation in der Pflege. Wien, Springer

Meyer M (1998) Gewalt gegen alte Menschen in Pflegeeinrichtungen. Verlag Hans Huber, Bern

Scheydt, S (2015) Gewalt als Machtmissbrauch in der stationären Pflege. Theoretischer Hintergrund und Ansätze zu praktisch umsetzbaren Prävention. – In: NovAcura. Das Fachmagazin für Pflege und Betreuung 2/2015. S. 30–38

Professionelles Rollenverständnis

Kapitel 35   Ein professionelles Rollenverständnis in der
geriatrischen Pflege – 263

Ein professionelles Rollenverständnis in der geriatrischen Pflege

Esther Matolycz

E. Matolycz, *Pflege von alten Menschen*,
DOI 10.1007/978-3-662-48151-6_35, © Springer-Verlag Berlin Heidelberg 2016

Vor dem Hintergrund eines Pflegeverständnisses, in dem professionelle, geriatrische Pflege auch als Hilfe zu Krisenbewältigung gesehen ist, werden zwei unterschiedliche Beziehungstypen vorgestellt. Es wird gezeigt, dass Pflegende in der Lage sein müssen, bewusst zwischen ihnen zu wechseln.

Geriatrische Pflege (und freilich meint das immer auch Betreuung) kann unter einem ganz bestimmten Blickwinkel als Form der Bewältigung bestimmter Krisen verstanden werden. Dieser Blickwinkel hat mit einer bestimmten Art, **professionelles** Handeln zu betrachten, zu tun. Zunächst findet Pflege und Betreuung alter Menschen auch in nicht professioneller Weise und nicht institutionalisierter Form statt (also nicht durch dafür ausgebildete Personen, nicht in einer dafür vorgesehenen Einrichtung, das ist z. B. dann der Fall, wenn sie innerhalb der Familie durch Angehörige geleistet wird).

Andererseits gibt es dabei die Notwendigkeit der so genannten **stellvertretenden Bewältigung**: Dies kommt dann und dort zum Tragen, wo die Familie, beziehungsweise Angehörige, Freunde oder Nachbarn in der Unterstützung, Betreuung und Pflege an ihre Grenzen gelangen und die weitere Übernahme durch Institutionen bzw. Settings, in denen Experten tätig sind, gefragt ist. Ausgebildete Pflegende und Betreuende, die sich um die Belange alter Menschen kümmern, sind also mit Problemen, die außerhalb nicht oder nicht mehr gelöst werden können, beschäftigt und wurden ganz explizit mit dieser Aufgabe betraut.

Dies ist etwa dann der Fall, wenn »autonomes Handeln in altersbedingte Krisen gerät und der alte Mensch genötigt wird, seine lebenspraktische Autonomie zeitweise oder dauerhaft, teilweise oder nahezu vollständig an eine andere Person zu delegieren, die stellvertretend für ihn krisenhaft gewordene Praxisprobleme bewältigt« (Raven 2009, S. 162). Es geht also darum, dass geriatrisch Pflegende ganz oder zeitweise krisenbewältigend tätig sind, und zwar gewissermaßen stellvertretend für den Klienten oder die Klientin, die dazu allein nicht in der Lage sind. Dazu bedarf es eines ganz bestimmten Modus der Beziehung zwischen beiden.

Zunächst ist, so der Pädagoge U. Raven (in Anlehnung an Oevermann), die Interaktion, das Miteinander zwischen Helfern und betagten Klienten »von zwei widersprüchlichen Komponenten geprägt, dem Modus der diffus-familialen sozialen Beziehungen und dem der rollenförmig spezifischen Beziehungen« (Raven 2009, S. 165). Was bedeuten nun aber diese Begriffe?

- **Rollenbeziehungen**: Die so genannten rollenförmig-spezifischen Beziehungen oder, einfacher, die Rollenbeziehungen sind nicht an die Inhaber von Rollen als Person gebunden, sondern es geht um die Aufgabe, die der Rollenträger erfüllen soll. Zum Beispiel wäre das die Durchführung des Wundmanagements, der Mobilisation oder der Unterstützung bei der Nahrungsaufnahme oder die Planung von Pflegemaßnahmen.
- **»Familiale« Beziehungen**: »Diffus-familiale« – einfacher ausgedrückt so genannte familiale Beziehungen – hingegen zeichnen sich dadurch aus, dass es um mehr als die Erfüllung einer bestimmten Aufgabe geht. Sie finden sich zwischen Partnern, Eltern und Kindern – eben grundsätzlich einmal in Familien. Sehr stark vereinfacht geht es dabei um zwischenmenschliche Beziehungen, die gerade in der geriatrischen Pflege wichtig sind.

Für die Pflege und Betreuung gilt nun, dass einerseits ganz bestimmte Aufgaben zu erfüllen sind (hier wären Teile der Rollenbeziehung gefragt), andererseits aber die Klientinnen und Klienten eben durchaus als Menschen in ihrer Ganzheit wahrgenommen werden wollen. Hier wiederum wären Teile der »familialen« Beziehung gefragt, denn die stellvertretende Bewältigung von Krisen älterer Menschen erfordern einen Beziehungstypus, der eben nicht allein auf die quasi technische Ausführung bestimmter Tätigkeiten (etwa: Verabreichung eines Medikamentes) abzielt.

Der Pädagoge U. Raven beschreibt dies so: Es »verfehlt die Reduktion der Beziehung zwischen hilfsbedürftigen alten Menschen und hilfegewährender Pflegekraft auf ein funktionales Verhältnis zwischen Rollenträgern die grundlegende Problematik lebenspraktischer Krisen im Alter« (Raven 2009, S. 168), dies würde zu einer menschenunwürdig gestalteten Beziehungspraxis führen. Es genügt also nicht, allein das zu tun, was aus fachpflegerischer Sicht angebracht ist, sondern es bedarf auch der – zumindest zeitweiligen – Intensivierung der Beziehung in Richtung eines engeren, näheren Modus, also der familialen Beziehung.

Umgekehrt ist aber eine pflegerische Beziehung, die allein diesem näheren, eben diffus-familialen Modus folgt, nicht erstrebenswert und letztlich niemandem hilfreich, da es – zugunsten beider Interaktionspartner (und vor allem auch zugunsten der Professionalität) – Grenzen und Distanz geben muss. Überhaupt darf der Begriff »familial« nicht dazu verleiten, zu denken, diese Art von Beziehung sei sozusagen unprofessionell »nahe«. Im Gegenteil geht es um ganz bewusstes Anbieten von bestimmten Beziehungselementen, wie beispielsweise einer großen Offenheit und großen Vertrauens.

Es bedarf somit beider Typen der Gestaltung von Beziehungen, damit es einerseits das geben kann, was in der Pflege als Ganzheitlichkeit bezeichnet wird und damit andererseits auch die Erfüllung oder Einhaltung der Rollen gewährleistet ist und die Beziehung nicht so eng wird, dass man in letztlich (zu) familiärer Weise miteinander umgeht.

Wesentlich ist also, dass professionell geriatrisch-Pflegende sich beider Beziehungsmodi bedienen müssen und vor allen Dingen die Fähigkeit haben müssen, zwischen ihnen zu wechseln – man könnte auch sagen, sich zwischen einer bestimmten Form der Nähe und einer bestimmten Form der Distanziertheit hin- und her zu bewegen. Das Verstehen und empathische Einfühlen selbst wird eher im »diffus-familialen« Modus möglich sein, die Reflexion des Verstandenen hingegen eher im spezifischeren, distanzierteren, rollenförmigen Muster (wenn z. B die Pflege geplant oder ein Wundzustand beurteilt wird).

Professionelles Handeln in der geriatrischen Pflege und Betreuung erfordert es also, dass beide Beziehungsmodi gekannt (bzw. bewusst gemacht!) werden müssen, und es zeichnet sich dadurch aus, dass die Pflegenden – je nach Erfordernis – in der Lage sind, zwischen ihnen hin- und her zu pendeln. Rollenförmig-spezifisch (oder rollenförmig) ist die Beziehungsgestaltung, wenn die Pflegeperson primär ihre Aufgabe und die Betrachtung des pflegerischen »Behandlungs«-Erfolges im Blick hat. Diffus-familial (oder familial) gestaltet sich das Miteinander, wenn es ums Wahrnehmen und um all jenes geht, dessen Klienten im »täglichen Leben« bedürfen: Zuwendung, Berührung, Humor, jemanden, dem sie etwas anvertrauen können u. v. m.

❓ Erklären Sie, was es bedeutete, dass Pflegende auch in der stellvertretenden Bewältigung von Krisen tätig sind, und um welche »Krisen« es sich handelt!

Sprechen Sie über das professionelle Rollenverständnis in der geriatrischen Pflege und erklären Sie, worum es sich bei den Beziehungstypen der »Rollenbeziehung« und der »familialen Beziehung« handelt und warum beide von Bedeutung sind!

Literatur

Matolycz E (2013) Fallverstehen in der Pflege alter Menschen. Springer, Wien

Oevermann U (1996) Theoretische Skizze einer revidierten Theorie professionalisierten Handelns. – In: Combe A, Helsper W (Hg) Pädagogische Professionalität – Untersuchungen zum Typus pädagogischen Handelns. Suhrkamp, Frankfurt, 70–182

Raven U (2009) Zur Bewältigung der `Seneszenzkrise´ – Bedingungen einer professionalisierten Hilfe für Menschen im `Vierten Lebensalter´. In: Bartmann, S et al (Hg) »Natürlich stört das Leben ständig« – Perspektiven auf Entwicklung und Erziehung. VS Verlag für Sozialwissenschaften, Wiesbaden, 159–182

Serviceteil

Stichwortverzeichnis – 268

E. Matolycz, *Pflege von alten Menschen*,
DOI 10.1007/978-3-662-48151-6, © Springer-Verlag Berlin Heidelberg 2016

Stichwortverzeichnis

24-Stunden-ROT 233

A

Abgrenzungsschwierigkeiten 107
Abhängigkeit 21, 99
Abhängigkeit, physische 236
Abschieben 191
Abstieg, sozialer
– Stufen nach Kuypers und
Bengtson 21
Adaptionszeit 93, 99, 117, 151, 178, 236
Adipositas 150
Adoleszenz-Maxi-
mum-Hypothese 15, 114
Affekt, verflachter 202
Affektlabilität 67
Affektstörung 74
Aggression 58, 67, 77, 257
Aggressivität 220
Agitiertheit 69, 74, 141, 208, 220
Agnosie 68, 151
Akathisie 68
Aktivierung 237
Aktivität 21
Aktivitätstheorie 16
Akutgeriatrie 29
Akutpflege 9, 98
Alltagsgedächtnis 116
Alter 19
– kalendarisches 20
Altern 19
– biografisches 20
– biologisches 20
– primäres 20
– sekundäres 20
– soziales 20
Alternsprozess 14, 115
Alternstheorie
– kognitive 18
– psychosoziale 14
Altersabschnitt 20
altersbeständige Fähigkeit 114
Altersdepression 76
Altersschwerhörigkeit 125
Altersseele 237
Altersstereotyp 17, 22
Alzheimer 64, 141
Anfälligkeit 21
Anflutung 237
Angehörige 92, 104, 169, 192, 194

Angehörigenberatung 31
Angst 69
Anorexie 152
Antrieb, höherer 239
Antriebslosigkeit 153, 163, 202
Antriebsstörung 68, 74
Apathie 68, 202, 220, 225
Aphasie 68
Apraxie 68, 151
Aspirationsgefahr 155
Aspirationspneumonie 156
Aspirationsprophylaxe 155, 156
Ausscheidung 154
Autostimulation 225
– akustische 226
– motorische 225
– optische 226

B

Babysprache 126
Bartholomeyczik, Sabine 141
Basale Stimulation ® 125, 158, 204
Beckenbodenmuskulatur
– Schwäche 168
Beckenbodentraining 170
Bed is bad 138
Bedürfnis, soziales 44, 236
Bedürfnis, unbefriedigtes 209
Bedürfnisse Älterer 8
Beeinträchtigung
– kognitive 141
Befragung 46
Belästigung, sexuelle 183
Belastungsinkontinenz 168
Bengtson 21
Beobachtungsbogen 250
Bereich, extramuraler 8, 104
Beschäftigungstherapie 76
Bestehlungswahn 83
Besuchsdienst 27
betreutes Wohnen 30
Betreuung, Soziale 38
Bettgitter 57
Bewältigungsmechanismus 44
Bewegung, sich wiederholende 243
Bewegungstherapie 76
Bewohnerbesprechung 250
Beziehung 124
Beziehung, familiäre 190
Beziehungsgestaltung 265
Biografie 44, 132, 150, 250

– historische 44
– noopsychisch 238
– regionale 44
– singuläre 44
– thymopsychisch 238
Biografiearbeit 44, 154, 203, 238
– Risiken 48
Biografieerhebung
– Methoden 46
biografisch orientierter Ansatz 18
Blasenfunktionsstörung,
neurogene 168
Blasentraining 170
Bobath 138
Böhm, Erwin 17, 236
BPSD 69, 220
Breikost 157, 160

C

Charakteristik 250
Checking 68, 141
Classroom-ROT 233
Compliance 46, 171
Coping 44, 238

D

Daheimgefühl 238
Defizit, kognitives 68
Defizitmodell 15, 114
Dehydration 163
Dehydrationsprophylaxe 154
Dekubitus 137, 138
Delir 82, 130
Demenz 64
– Essen und Trinken 161
– frontotemporale 65
– primäre 64
– sekundäre 65
– Symptome 68
– vaskuläre 67
– Verlauf 67
Demenz, Alzheimer-Typ 141
Depression 64, 67, 74, 131, 152, 163, 177
– agitierte 75
– endogene 75
– Formen 75
– larvierte 76
– Pflegeinterventionen 77

- psychogene 76
- reaktive 76
- Schweregrade 75
- somatogene 76
- Symptome 74
depressive Entwicklung 76
Deprivation 83, 125, 224
- kognitive 224
- sensorische 224
- soziale 224
Deprivationsprophylaxe 226
Deprivationssyndrom 224
Dermatozoenwahn 83
Desinteresse 202
Desorientiertheit 67, 100, 130
- örtlich 132
- personal 132
- situativ 132
- zeitlich 132
Desorientierung 232, 242
- Stadien 242
differenzielles Altern 19
Disengagement-Theorie 15
Disuse-Hypothese 121
Domäne 38
Dranginkontinenz 168
Droes, Rose Marie 249
Du-Anrede 125
Durchschlafstörung 76
Dysphagie 151, 155
Dysthymie 75

E

Eat by walking 162
Eigenbiografie 46
Eigenheit 108
Eingewöhnung 91
Einleben 91
Einschüchterung 56
Elternrolle 16, 191
Empathie 212, 265
Empfänger 124
endogene Depression 75
Entgeschlechtlichung 185
episodisches Gedächtnis 116
Erfahrung, traumatische 45
Ergotherapie 31, 172
Erikson, Erik 17
erlernte Hilflosigkeit 22, 91, 99
Erreichbarkeitsstufe 237
Erschöpfungsdepression 76
Erziehungsmaßnahme, gewalttätige 57
Eselsbrücke 120
Essen reichen 165
Essen, unkontrolliertes 161

ethische Prinzipien 10
Expertise 10
Exsikkose 130, 155
externale Strategie 120
extramurale Pflege 104
Exzessivität 209

F

F.O.T.T. ® 155
F.O.T.T.® 158
Fähigkeit
- altersbeständige 115
- psychomotorische 119
Failure-to-thrive-Syndrom (FTT) 153
familiale Beziehung 264
Familie 190
Feil, Naomi 242
Finger-Food 163
flat affect 202
Folklore 238
Frage
- geschlossene 48
- offene 48
Fremdbiografie 46
frontotemporale Demenz 65

G

Gastrolle 107, 109
Gedächtnis 114
- episodisches 116
- perzeptuelles 116
- prozedurales 116
- semantisches 116
Gedächtnisfunktion im Alter 118
Gedächtnisleistung 115
Gedächtnisspeicher
- inhaltliche Ebene 116
- zeitliche Ebene 115
Gedeihstörung 153
Gefühlswelt 248
gehobener Dienst für Gesundheits- und Krankenpflege 27
Generationen-Wohnen 34
Geriatrie 12
Geriatriezentren, Wiener 30
geriatrische Betreuung 38
geriatrische I´s 99
geriatrische Pflege 9, 12
Gerontologie 12
Gerontopsychiatrie 12
gerontopsychiatrische Erkrankung 82
Gerotranszendenz 18
Geschehen, multifaktorielles (Sturz) 143
Geschlechterrolle 184

Gewalt 56
- Formen 256
- personale 256
- strukturelle 256
- unvermeidbare 257
- vermeidbare 257
Gewaltprophylaxe 10, 258
Go-go 21, 141
Grade-Mix 39
Grübelzwang 74, 77
Grundbedürfnis
- seelisch-soziales 238
Grundumsatz 151
Gruppe
- geschlossene 52
- halboffene 52
- offene 52
Gruppengröße 52
Gruppenzusammensetzung 53

H

Habituation 225
Halek, Margareta 141
Hang over 100, 178
Harninkontinenz
- bei alten Menschen 168
- Formen 168
Hausbetreuungsgesetz 28
Hauskrankenpflege 8, 27, 194
Hauskrankenpflege, medizinische 27
Heimeintritt 92, 194
Heimhilfe 26
herausforderndes Verhalten 220
Hilflosigkeit, erlernte 22, 91
Hilflosigkeitsstadium 67
Hochschwelligkeit 53
Hörvermögen, beeinträchtigtes 125
Hospitalisierung 100
Hospitalismus, psychischer 100, 224
Hyposomnie 177

I

Ich-Erleben 251
Imbiss-Station 162
Immobilität 99, 136
Impairment 98
Inappetenz 152
Individualisierung 46
informelle Pflege 104
Inhalt 124
- höherschwelliger 53
- niederschwelliger 53
Inkompetenz 21
Inkontinenz 67, 139, 168, 177

– Erleben 169
– erlernte 169
– erlernte, Praxistipps 172
– funktionale 169
– funktionale, Praxistipps 171
– psychosoziale Faktoren 169
– psychosoziale Faktoren, Praxistipps 172
Inkontinenzversorgung 170
Insomnie 177
institutionalisierte Pflege 9
Intelligenz 114
Intelligenz, fluide 119
Intelligenz, kristalline 119
Interaktion 56
Interaktionsstufe 45, 239
interdisziplinäre Fallbesprechung 39
interdisziplinäres Team 29
Interdisziplinarität 39
internale Strategie 120
Intervention, pflegerische 69
Intimsphäre 184
Intuition 239, 250
inzidentelles Lernen 118
Isolation 77, 125, 138, 163
Isolation, soziale 190, 194

K

Kachexie 150, 153
Kauleistung 151, 160
– beeinträchtigte 157
Kemper, Johannes 257
Kinästhetik 138
Klientenzentriertheit 108
Kognition 114, 151
kognitive Alternstheorie 18
kognitive Defizite 68
kognitive Fähigkeit 67, 114
– reduzierte 161
– Verlust 15
Kommunikation
– analoge 124
– bei Demenz 124
– digitale 124
Kommunikationsform 124
Kompetenz 10
Kompetenz, lebenspraktische 118
Kompetenzmodell 17
Komponente
– motorische 120
– prämotorische 120
Konflikt
– zwischen Pflegenden und Angehörigen 104
Kontinenz 171
Kontinenztraining 170, 171

Kontinuitätstheorie 16
Kontinuitätsthese 16
Krankenhaus 8
Krankenhausaufenthalt 98
– Pflegeinterventionen 101
Krankheitsgewinn 77
Krankheitsgewinn, primärer 99
Kurzzeitgedächtnis 115
Kurzzeitpflege nach einem Spitalsaufenthalt 30
Kuypers 21

L

Langzeitgedächtnis 115
Langzeitpflege 9, 194, 225
Langzeitpflege, geriatrische 232
Lebensaktivität
– bei Immobilität 138
Lebensalter
– drittes 21
– viertes 21
Lebensbegleitung 11
Lebenserwartung 19
Lebensgeschichte 44
Lebenslagenkonzept 18
Lebensphasen 17
lebenspraktische Kompetenz 118
Lebensqualität 10, 21, 121, 248
Lehr, Ursula 8
Leidensdruck 203
Lernen im Alter 118
Lernen, inzidentelles 118
Lernfähigkeit 17
Lewy-Körperchen-Demenz 65
Lichttherapie 76

M

Mäeutik 204, 248
Malnutrition 151
Mangelernährung 130, 151, 164
Manie 74
Manieriertheit 209
medizinische Hauskrankenpflege 27
Menschenbild 11, 56
Merkhilfen 120
Miktionsprotokoll 171
Miktionszyklus 170
Milieu 238
Milieugestaltung 45
Mischinkontinenz 168
Misstrauen 82, 107, 108, 195
mitverantwortlicher Bereich 27
mobile Pflege 104

Mobilisierung 138
Mobilitäts-Assessment 139
Mobilitätseinschränkung 140
Mobilitätsmessung 139
Mobiltität 29, 136
Modell der unbefriedigten Bedürfnisse 209
Modell der Vulnerabilität 210
Morbus Pick 65
Morse Fall Scale 146
Motivation 15
Motorik 136
motorische Zeit 120
multifaktorielles Geschehen 74
multifaktorielles Geschehen (Sturz) 143
Multiinfarkt-Demenz 65
Multimorbidität 98
Mundpflege 159
Mundschleimhauterkrankung 157
Musiktherapie 76
Mutterrolle 191
Mutterwitz 238

N

Nachtcafe 141
Nahrung
– Ablehnen 161
Nahrungsverwertung, mangelhafte 164
Netzwerkstress 106
Niederschwelligkeit 53
No-go 21
NON-REM-Schlaf 176
Normalitätsprinzip 237
Nykturie 177

O

Orientiertheit 130, 146, 242
– Einschränkungen 130
Orientiertheit, gestörte 100
Orientierung 46, 232
– mangelhafte, unglückliche 242
Orientierungseinschränkung 69
– Pflegeinterventionen 132
Orientierungshilfe 133
Osteoporose 144

P

Pädagogik, schwarze 56
Paradigmenwechsel 38
Paranoia 82
Paraphrenie 82
Partnerrolle 16
Passivität 74, 77, 101, 202, 220, 225

PEG-Sonde 156, 163
Personenbetreuung 28
perzeptuelles Gedächtnis 116
Pflege der Seele 236
Pflege- und Betreuungsformen
– extramurale 26
– mobile 26
– stationäre 31
– teilstationäre 29
Pflege, erlebnisorientierte 248
Pflege, extramurale 104
Pflege, mobile 104
Pflege, spezielle validierende 245
Pflegeassistent 27
Pflegeheim
– Eintritt 172
– Eintritt ins 89, 190
Pflegeimpuls 237
Pflegeintervention 69
– Agitiertheit 211
– Anorexie 153
– Antriebslosigkeit 203
– Aspirationsgefahr 156
– beeinträchtigte Kauleistung 158
– Deprivation 226
– Essenreichen 165
– Inkontinenz 170
– mangelhafte Verwertung 164
– Schlafstörungen 178
– Selbstversorgungsdefizit 160, 162
– vokale Störungen 215
Pflegekarte 250
Pflegemodell, psychobiographisches 17
Pflegemodell, psychobiographisches
   nach Erwin Böhm 203
Pflegetalent 249
Pflegeverständnis 11, 56, 57
Physiotherapie 31
picking behaviour 209
Polarität 244
Polymorbidität 98
Post-Fall-Syndrom 143
Pottering 68, 141
Prägung 238
Prämiktionsphase 170
prämotorische Zeit 120
Präventivmaßnahme 21
Praxisorientierte Pflegediagnostik
   POP® 38
Presbyakusis 125
primäre Demenz 64
Primingsystem 116
Probewohnen 30, 92
Projektion 131
Propriorezeption 144, 171
prozedurales Gedächtnis 116
Psychobiographisches Modell 236

psychogene Depression 76
Psychose 82, 130, 214
pürierte Kost 157, 159

Q

qualitatives Verlaufsmodell 17

R

Reaktanz 91, 99, 131
Reaktionsgeschwindigkeit 120
Reaktionszeit 99
– verlängerte 136
reaktive Depression 76
Re-Aktivierung 237
Realitätskontrolle 84
Realitätsorientierungstraining
   (ROT) 232
Reflexinkontinenz 168
Regression 58, 100, 225
Reife
– filiale 190
– parenterale 191
Reinigungsdienst 28
Reizarmut 224
Relokationssyndrom 90
Re-Mobilisation 29
REM-Schlaf 176
Repetition 209
Repräsentanz 18
Resilienz 131
Ressourcen 91
Ressourcen-Modell 115
Ritual 109
– Schlaf 179
Rolle, soziale 16, 93
Rollenbeziehung 264
Rollenumkehrung 105
Rollenverständnis 263
ROT 232
ROT-Tafel 233
Rückzug 15, 44, 67, 77, 131, 163, 169, 202,
   225, 243
Rückzugsverhalten 202

S

saisonal abhängigen Depression 76
Sarkopenie 136
Scharb, Brigitte 245
Schlaf 176
Schlafapnoesyndrom 177
Schlafbedürfnis 100, 177
Schlafeffizienz 176
Schlafqualität 176

Schlafstadium 176
Schlafstörung 74, 139, 176, 177
Schlaftyp 176
Schluckstörung 67, 155
Schneider, Cornelia 18
Schnupperwohnen 92
Schulbildung 115
Schuldgefühl 78, 194
Schützendorf, Erich 9, 56
Schwäche 164
schwarze Pädagogik 56
schwarze Pflege 57
Seelenpflege 237
Sehvermögen, beeinträchtigtes 125
sekundäre Demenz 65
Selbstbild 16
Selbstständigkeit 21
Selbstversorgungsdefizit 151
– bei Demenz 161
– durch eingeschränkte körperliche
   Fähigkeiten 160
– durch soziale oder psychische
   Probleme 163
Selbstvorwurf 195
semantisches Gedächtnis 116
Sender 124
sensorische Deprivation 83
sensorisches Gedächtnis 115
Setting 26
Sexualität 182
sexuelle Belästigung 183
Sie-Anrede 125
Sinnverlust 74
Skill-Mix 39
Slow-go 21, 141
Somatisierungstendenz 77
somatogene Depression 76
Soziale Betreuung 38
soziale Rolle 16
Sozialisation 238
Sparsamkeit 107, 108
Speicher- und Ressourcen-Modell 115
Speichertheorie 115
Speicherung
– von Informationen 116
Spezielle validierende Pflege 245
Spiegeln 244
Spirale der Sturzfolgen 142
SPLATT-Sturzanamnese 146
Sprache der Pflege 125
Starr-Weiner-Report 182
Stimulation, Basale 158
Stimulation, sensorische 245
Stolperfalle 144
Stories 238
Störung, vokale 214
Störung, wahnhafte 82

Strategie, externale 133
Stress, Coping und Adaption 249
Stressinkontinenz 168
Stupor, depressiver 75
Sturz 142
Sturzfolge 142
– Spirale der 142
Sturzfolgen 99
Sturzprävention 142
Sturzprophylaxe 142
Sturzrisiko
– Ermittlung 146
Sturzursache 143
Stütze 105
Suizidgedanken 74
Sundowning 68, 214
Sundowning-Syndrom 177
Supervision 49, 183, 259

T

Tageszentrum 31
Tag-Nacht-Umkehr 68
Teilnahmslosigkeit 68
Tellington Touch 204, 212, 215
terminales Stadium 67
Tertiärgedächtnis 115
Timed ‚up and go'-Test 139
Tinetti-Score 140
Tornstams, Lars 18
Trailing 68, 141
Training 115, 120

U

Überforderung 70
Überlaufinkontinenz 168
Übertragung 211
Ultrakurzzeitgedächtnis 115
Umgangsempfehlung 250
unkontrolliertes Essen 161
Unruhe 68
Unterstützung
– Nahrungsaufnahme 165
Urgeinkontinenz 168
Urinausscheidung 170
Urkommunikation 239
Urlaubsbetreuung 30
Urvertrauen 131

V

Validation 203, 242
Validationsanwender 243

Validationstechniken 243
validierende Pflege 245
Van der Kooij, Cora 248
Vaterrolle 191
Vegetieren 243
Verarmungswahn 83
Verdauungsschwierigkeit 164
Verdrängung 67
Verfolgungswahn 83
Vergessensstadium 67
Vergesslichkeit im Alter 66
Vergiftungswahn 83
Verhalten, auffälliges 221
Verhalten, herausforderndes 220
Verhaltens- und Lernmodell 210
Verhaltensweisen 45
Verkindlichung 125, 184
Verlaufsmodell, qualitatives 17
Versagensgefühl 195, 196
Verständnis 265
Verwirrtheit 132, 208, 232
– chronische 64
Verwirrtheitsstadium 67
Vigilanz 203
Vigilanzstörung 100
vokale Störung 214
Vulnerabilität 137, 210

W

Wachstumstheorie des Alterns 18
Wachtherapie 76
Wahn 75, 81, 82
– Pflegeinterventionen 81, 83
Wahninhalt 81, 83
Wandering 141
Wandern 68, 141
Warm-Satt-Sauber-Pflege 236
Wechsler-Skala 114
Weglaufen 141
Weglauftendenz 68
Widerstand
– innerer bei Angehörigen 196
Wiederholen 120
Winterdepression 76
Wochenbettdepression 76
Wohnen, betreutes 30
Wohnform, neue 33
Wohngemeinschaft für
    Demenzkranke 33

X

Xerostomie 151, 155, 157

Z

Zahnprothese 151, 157
Zeitverwirrtheit 243
Zentrieren 243
Zusammenarbeit 53

Printed in the United States
by Baker & Taylor Publisher Services